Akademie der Landwirtschaftswissenschaften
der Deutschen Demokratischen Republik
Institut für Landwirtschaftliche Information und Dokumentation

agroselekt
reihe 4 • veterinärmedizin

Gegründet als „Landwirtschaftliches Zentralblatt"

Autorenregister 1985

Akademie-Verlag
Berlin

ilid

ISSN 0233-2809 agroselekt, veterinärmedizin, Berlin 30 (1985) Autorenregister

agroselekt — reihe 4 · veterinärmedizin

Im Plan der bibliographischen Vorhaben der Deutschen Bücherei Leipzig 1985 unter der Nr. 214 registriert.

Bezugsmöglichkeiten:

Bestellungen sind zu richten

— **in der DDR** an den Postzeitungsvertrieb unter Angabe der Kundennummer des Bestellenden oder an den AKADEMIE-VERLAG BERLIN, Leipziger Str. 3/4, PF-Nr. 1233, DDR-1086 Berlin;
— **im sozialistischen Ausland** an eine Buchhandlung für fremdsprachige Literatur oder an den zuständigen Postzeitungsvertrieb;
— **in der BRD und Berlin (West)** an eine Buchhandlung oder an die Auslieferungsstelle KUNST UND WISSEN, Erich Bieber OGH, Wilhelmstr. 4—6, D-7000 Stuttgart 1;
— **in den westeuropäischen Ländern** an eine Buchhandlung oder an die Auslieferungsstelle KUNST UND WISSEN, Erich Bieber GmbH, General Wille-Str. 4, CH-8002 Zürich;
— **im übrigen Ausland** an den Internationalen Buch- und Zeitschriftenhandel; den Buchexport, Volkseigener Außenhandelsbetrieb der Deutschen Demokratischen Republik, Postfach 160, DDR-7010 Leipzig, oder an den AKADEMIE-VERLAG BERLIN, Leipziger Str. 3/4, DDR-1086 Berlin.

agroselekt, reihe 4 · veterinärmedizin

Herausgeber: Akademie der Landwirtschaftswissenschaften der Deutschen Demokratischen Republik, Institut für Landwirtschaftliche Information und Dokumentation.

Verlag: Akademie-Verlag Berlin, Leipziger Str. 3/4, DDR-1086 Berlin; Fernruf: 2236221 oder 2236229; Telex-Nr.: 114420; Bank: Staatsbank der DDR, Berlin, Kto.-Nr.: 6836-26-20712.

Anschrift der Redaktion: Akademie der Landwirtschaftswissenschaften der Deutschen Demokratischen Republik, Institut für Landwirtschaftliche Information und Dokumentation, Krausenstr. 38/39, Postschließfach 1295, DDR-1086 Berlin; Fernruf: 2000461.

Druckgenehmigung: Ag 451/146/86.

Offsetdruck und buchbinderische Verarbeitung: VEB Druckerei „Thomas Müntzer", DDR-5820 Bad Langensalza.

Erscheinungsweise: Jährlich erscheint 1 Band mit 12 Heften sowie einem Jahres-Autoren- und Deskriptorensachregister.

Bezugspreis je Band einschließlich Register 420,— DM zuzüglich Versandspesen; Preis je Heft 35,— DM. Der gültige Jahresbezugspreis für die DDR ist der Postzeitungsliste zu entnehmen.

Bestellnummer dieses Heftes: 1030/IV-AR 85.

AN (EDV) 48033

Akademie der Landwirtschaftswissenschaften
der Deutschen Demokratischen Republik
Institut für Landwirtschaftliche Information und Dokumentation

agroselekt

reihe 4 • veterinärmedizin

Gegründet als „Landwirtschaftliches Zentralblatt"

AUTORENREGISTER
1985
(Hefte 1–12)

Akademie-Verlag
Berlin

ilid

ISSN 0233-2809 agroselekt, veterinärmedizin, Berlin **30** (1985) Autorenregister

Hinweis zum Autorenregister!

Die hinter den Autorennamen angegebenen Zahlen beziehen sich auf die Heft-Nummer (01 ... 12) und die Referenznummer (laufende Nummer im jeweiligen Heft), z. B. 06-0188. Jede Seite des Autorenregisters wird mit dem Verweis (Zitierleiste) auf Reihe, Jahrgang und Heft-Nummer abgeschlossen.

... 01-0263 01-0352 01-0353 01-0487 01-0611 02-0181 02-0217 02-0237 02-0238 02-0239 02-0240 02-0241 02-0246 02-0247 02-0249 02-0256 02-0301 03-0341 03-0355 03-0366 03-0367 03-0368 03-0540 03-0596 03-0683 04-0088 04-0395 04-0457 05-0274 05-0317 05-0408 05-0685 06-0056 06-0214 06-0216 06-0231 06-0313 06-0316 06-0317 06-0346 06-0364 07-0188 07-0283 07-0599 07-0658 08-0203 08-0261 08-0475 09-0002 09-0301 09-0474 10-0159 10-0290 10-0377 10-0611 11-0002 11-0166 11-0170 11-0178 11-0193 11-0246 11-0374 11-0381 11-0513 11-0526 11-0681 12-0101 12-0380
aalbers,j. g. 11-0196
aanes,w. a. 06-0637
aasted,b. 01-0376
abadjieff,w. b. 02-0464
abalde,m. 10-0054
abaracon,d. 10-0384
*abate,o. 03-0276 07-0625
abbas,babiker 02-0382
abbasov,t. g. 07-0649
abbott,d. p. 06-0275
abbott,e. m. 12-0580
abdel,r. h. 07-0171
abdel gawad,a. m. h. 03-0506
abdel rahim,a. t. 09-0284
abdel-gawwad,a. m. h. 05-0545
abdel-ghani,m. 09-0535
abdel-hafez,sami k. 02-0491
abdel-wahab,k. s. e. 07-0456
abdel-wahab. kouka s . e. 10-0569
abdelkader,signe videm 08-0256 08-0257
abdou,m. s. s. 05-0371
abdrakhmanov,t. 01-0296 07-0354
abduljalil,s. a. 08-0367
abdullah,a. salam 01-0591
abe,youichi 03-0168
abed,j. s. m. 04-0052
abegunde,a. 07-0460
abel,gyoergy 09-0232
abel,p. d. 01-0157
aberkulov,m. n. 05-0444
abeyawardene,s. a. 12-0133
abibova,eh. b. 04-0094
abid,h. n. 03-0568
abid,hashim n. 01-0380
abildgaard,u. 08-0100
aboul-fadle,w. s. 06-0018
abragjan,l. v. 11-0574
abrahams,v. c. 03-0067
abrahamsson,gun 08-0124
abramsom,ellen j. 05-0560
absatirov,g. g. 12-0632
abshoff,anton 02-0302
abu,masao 03-0222
abu elzein,e. m. e. 04-0458
abukhamseen,a. m. 05-0582
acha,pedro n. 04-0295
acha,prdro n. 04-0293
achajjte,ju. ju. 02-0401
achenbach,c. 09-0171
achten,f. 10-0478
aciocirlanoaie,v. 08-0605
acker,h. 11-0127
ackerman,joel i. 01-0292 01-0293
ackerman,l. j. 04-0243
ackerman,lowell 10-0547
ackermann,c. 03-0466
ackermann,d. 12-0315
ackermann,h.-w. 11-0520
ackermann,l. j. 07-0217
ackermann,o. 03-0429 03-0468
ackrell,brian a. c. 06-0174
acktun,michael 05-0640
acland,h. m. 01-0538 04-0242 09-0331
acland,helen m. 01-0228
acosta,b. 02-0257
acres,s. d. 11-0392 12-0451
ada,g. l. 01-0342
adachi,kazuo 03-0149
adachi,tohru 05-0016
adachi,toshifumi 11-0232
adachi,y. 12-0427
adair,b. m. 09-0359
adair,v. 06-0143
adam,dan r. 04-0038
adam,mohammed 10-0037
adamczyk,eryk 07-0682
adami,m. 11-0647
adamjan,l. v. 04-0306
adamo,martin l. 06-0161
adams,aaron 06-0423
adams,charles r. 02-0188
adams,d. s. 11-0478
adams,david b. 03-0514
adams,e. 11-0289
adams,h. richard 11-0673
adams,s. b. 02-0541
adams,stephen b. 12-0625
adams,william m. 04-0728
adams-brendenmuehl, c. s. 12-0342
adashi,e.y. 09-0576
addis,f. 10-0625
adelman,ira r. 03-0199
aderibigbe,a. a. 09-0263
adetunji,a. 11-0529
adeyanji,j. bayo 04-0317
adkinson,r. w. 05-0166
adler,b. 10-0364
adler,j. e. 10-0088
adler,j. h. 03-0574
adragna,norma 06-0140
adrichem boogaert,d. h. van 12-0374
adrogue,horacio j. 09-0099
aebersold,ruedi 04-0277
aeschbach,andre p. 04-0515
aeschlimann,a. 02-0374
afanas'ev,v. n. 11-0426
afchain,d. 04-0539
affleck,rita 07-0090
afrakov,v. f. 06-0488
afting,ernst-guenter 03-0106
afzelius,b. a. 11-0589
agabian,nina 05-0541
agadzhanjan,a. m. 01-0556 05-0566
agan'jazov,k. 03-0356
aganga,a. o. 05-0549
agapitova,l. v. 02-0632 04-0690
agar,n. s. 08-0252
agati,l. 08-0604
agbalika,f. 05-0160
ageeva,o. n. 11-0444
agergaard,n. 04-0613
aggarwal,j. k. 03-0010
agger,jens frederik 06-0527
agius,c. 02-0141 04-0192
agnati,l. f. 05-0058
agnew,b. j. 05-0292
aguado,l. i. 11-0122
aguilar-setien,a. 01-0543 05-0527
aguilera,r. 01-0564
aguirre,gustavo 08-0524
aguirre,gustavo d. 08-0537
aguirre,m. 01-0147
aharonovovitch,antonia 03-0486
aherne,f. x. 07-0035 12-0553
ahl,r. 05-0509
ahlers,d. 10-0254 12-0353
ahlsen,g. 02-0078
ahmad,f. 10-0082
ahmad,s. 10-0359
ahmadizadeh, massumeh 03-0633
ahmed,j. s. 09-0417 12-0576
ahmed,m. a. a. 09-0006 11-0005
ahmed,n. a. 04-0180
ahmed,s. 01-0664
ahne,w. 02-0144 05-0196 08-0155
ahrens,ulf 02-0286
ahujarai,p. l. 03-0359 03-0361
ahumada,gail g. 06-0160
aicher,b. m. 10-0455
aickin,c. claire 02-0032 03-0090 03-0116
ailenberg,m. 02-0123
ainsworth,a. t. 05-0044
ainsworth,d. m. 06-0633
aitzetmueller,kurt 02-0679
aizawa,toru 06-0195
ajjrapetov,r. 12-0446
ajlouni,ahmad q. 01-0448
akamatsu,naoki 07-0118
akanuma,yasuo 09-0118
akatsuka,akira 06-0163
akbulatov,kh. kh. 07-0622
akers,katherine 07-0329 07-0339
akers,r. michael 11-0179
akiba,kazuo 02-0474
akimov,l. a. 05-0233 11-0247 12-0247 12-0248
akimov,ju. a. 03-0163
akinboade,o. a. 11-0529 12-0475
akkermans,j. p. w. m. 04-0323
akmal,mohammad 12-0078
akopjan,z. m. 01-0604
akopov,a. a. 01-0486
akopov,a. a. 11-0574
akopov,s. eh. 05-0046
akpavie,s. o. 04-0588
aksenov,o. a. 08-0397
aksenova,i. a. 03-0639
akulin,n. a. 11-0558
akusu,m. o. 06-0340
akuzawa,ryozo 03-0682
al mezaini,s. a. 05-0582
al saqur,i. 12-0501
al-ani,f. k. 10-0570 11-0477
al-attar,majed a. 10-0465
al-khanak,h. 01-0124
al-khanak,h. m. 02-0121
al-khanak,khusein 02-0127
al-nakhli,habeeb m. 06-0380
al-omar azzawi,s. 02-0053
al-ugaily,layla h. 09-0018
al-yamani,faiza 12-0222
al'-nuri,m. a. 04-0710
al'bertjan,m. p. 11-0414
al'vares chakon ankhel' 01-0010
alam,m. g. s. 04-0322
alanko,matti 02-0274 11-0356
albert,g. 01-0423
albert,r. a. 08-0373
albert,r. e. 03-0586
albert,r. k. 07-0082
albert,roy e. 03-0240
albertine,k. h. 06-0213
albiez,e. j. 10-0508
albrecht,j. 08-0026
albro,phillip w. 01-0096
albu,i. 07-0018
albuquerque,j. f. g. 06-0009
albus,klaus 03-0037
albyt,a. t. 04-0128 09-0141
alcigir,guenay 06-0444
alcorn,daine 05-0026
alderman,d. j. 10-0207
aldersons,a. a. 09-0102
aldskogius,haakan 07-0166
alekberova,z. s. 03-0617
alekhin,e. k. 11-0662 11-0665
alekhin,v. a. 08-0580
aleksandrov,a. a. 05-0171
aleksandrov,i. 09-0339
aleksandrov,marin 08-0426
aleksandrova,elena 11-0679

alekseenko,f. m. 06-0256
alekseenok,a. ja. 04-0216
alekseev,a. n. 09-0461
alekseev,v. n. 03-0205
alekseeva,i. i. 11-0448
alekseeva,n. v. 09-0319
aleksevich,ja. i. 01-0573
aleksic,z. 04-0291
aleksieva,velichka 01-0648
aleksieva,z. m. 02-0220
aleshkina,l. d. 10-0199
aleshnja,v. v. 02-0322
alexander,d. j. 03-0447 06-0432
alexander,hannah 10-0225
alexander,t. j. l. 03-0409
alger,nelda e. 10-0442
alhenc-gelas,f. 06-0148
ali,a.m.a. 12-0033
ali,b. h. 08-0602
ali,j. 08-0053 10-0028
ali,j. b. 02-0268
ali,jameel 11-0602
ali,m. 09-0214
ali,n. m. 05-0216
ali,n. m. h. 02-0488 03-0517
ali,nadire n. 10-0016 11-0326
ali,s. syed 01-0015
ali-seid,nour 03-0657
aliano,n. a. 10-0151
aliev,a. a. 09-0631
alikaev,v. a. 02-0574
alitalo,i. 11-0699
alizadeh,h. 10-0495
allain,d. 08-0135
allamuratov,m. 04-0091
allan,e.m. 07-0415
allan,g. m. 01-0365 04-0481 04-0488 07-0428
allan,w. h. 04-0471 05-0496 07-0414
allanson,stephen 12-0168
allen,b. v. 05-0490
allen,h. 05-0311
allen,j. g. 09-0408
allen,j. m. 11-0126
allen,j. r. 01-0467 01-0477
allen,n. l. 02-0626
allen,p. m. 07-0611
allen,t. e. 10-0151
allen,w. edward 02-0276
allen,w. m. 04-0607 06-0514
allen,w. r. 07-0273
allfrey,vincent g. 02-0125
allikments,lembit h. 04-0098
allison,r. c. 09-0552
allison,ronald c. 08-0109
allien,w. r. 06-0347
almatov,k. t. 03-0088
almazov,v. a. 05-0325
almeida,silvanho 01-0034
almendral,j. m. 04-0504 05-0518 06-0453
alpatova,g. p. 11-0559
alric,r. 04-0677
alstad,a. d. 04-0372
alstermark,b. 06-0084
alstine,w. g. van 09-0392
alstyne,diane van 08-0242
alt,frederick w. 11-0292
alt,j. m. 12-0118
altamirano,fanny 06-0547
althoff,j. 10-0005
altiere,ralph j. 04-0053
altura,bella t. 12-0058
altura,burton m. 12-0058
alva,j. 03-0534
alva,r. 10-0514
alvarez,f. fernandez 12-0408
alvarez,j. g. 06-0233
alvarez,juan g. 01-0122
alvarez,maria e. 05-0461
amada,akio 02-0066
amara,susan g. 12-0081
amasaki,h. 09-0024
amatov,kh. kh. 01-0386
amaya-posada,g. 11-0382
ambrosi,g. 05-0031
ambrozene,s. 09-0286
ambury,d. h. 10-0362
ameghino,e. 11-0478
amemiya,t. 10-0013
amend,a. 12-0316
amend,d. f. 02-0131 02-0143 04-0197 05-0192 07-0183 08-0160
ametani,m. s. 02-0070 03-0036
ami,yasushi 06-0435
amin,omar m. 01-0151 12-0222
amina,n. 08-0409
aminow,d. 09-0299
amir,d. 02-0120
amirbekov,m. 07-0451 09-0398
amitina,n. n. 04-0275
amsden,a. bruce 05-0153
amstutz,h. e. 01-0311
amtorp,o. 08-0100
amtorp,ole 12-0606
amtsberg,g. 04-0359 10-0113 10-0567
anachkova,boyka 04-0034
anakina,ju. g. 07-0485
anan'ina,ju. v. 09-0324
anchikov,v. v. 07-0478
ancupova,a. s. 04-0480
andersen,allan 12-0638
andersen,b. n. 07-0092
andersen,erik 05-0268
andersen,ferron l. 05-0575
andersen,j. b. 10-0415
andersen,s. 04-0587
anderson,arlen j. 02-0350
anderson,bruce c. 01-0625 03-0221 11-0596 12-0542
anderson,d. b. 10-0267
anderson,d. p. 02-0148 08-0180
anderson,doeglas g. 02-0197
anderson,donald l. 11-0522
anderson,g. a. 02-0655
anderson,g. b. 08-0070
anderson,j. 03-0584
anderson,j. c. 01-0567
anderson,j. r. 08-0533
anderson,james c. 11-0635
anderson,l. l. 06-0143
anderson,m. j. 11-0496
anderson,malcolm 04-0669
anderson,n. 07-0503
anderson,r. m. 08-0173
anderson,t. d. 09-0392 12-0494
anderson,theron k. 11-0266
anderson,willard l. 09-0053
andersson,anne-marie 04-0080
andersson,b. 05-0270
andersson,k. 05-0058
andersson,karl-erik 04-0153 06-0097
andersson,kurt 05-0143
andersson,lena 06-0051
andersson,lennart 03-0552 06-0510
andersson,olof 05-0086
andersson,per 03-0171
andersson,s. a. 05-0105
ando,r. 05-0516
ando,shiro 03-0666
ando,yasumasa 02-0441
andoka,g. 07-0164
andoka,gaston 05-0127
andonova,marija 11-0397
andral,b. 04-0224 10-0354
andreasjan,a. s. 01-0055
andreescu,ileana 02-0337
andreev,e. v. 05-0475
andreev,g. m. 09-0262
andreev,v. 02-0126
andreev,v. m. 07-0078
andreeva,n. l. 03-0107
andresen,e. 06-0529 06-0530
andresen,p. 12-0409
andresen,t. l. 07-0463
andresen,u. 08-0304
andress,birgit 01-0426
andrew,e. m. 11-0294
andrews,d. c. 10-0075
andrews,john j. 01-0553
andrews,patrick 06-0104
andriamanga,s. 12-0356
andric,r. 04-0099
andrighetto,i. 09-0282
andrjunin,ju. i. 07-0300
androdias,a. 01-0169
andropova,s. n. 07-0615
androsik,n. n. 11-0519 11-0650
andruetto,s. 11-0213 12-0209
andrushajjte,r. e. 09-0512
anduleit,martina 10-0410
andzhaparudze,o. g. 11-0444
angba,a. 09-0393
angelov,angel k. 02-0001
angelov,angel t. 12-0448
angelov,geno 11-0398
angelova,p. 03-0102
angelova,p. a. 09-0105 10-0261
angelova,pavlina 06-0229
anghelov,d. n. 07-0042
angus,k. w. 04-0687
anil,m. h. 10-0049
anis,h. 11-0005
anisov,a. a. 07-0603
anjorand,nadine 04-0586 05-0570
anjulis,eh. 09-0275
ansari,b. a. 06-0250
ansari,jamil a. 09-0450
ansari,m. r. 07-0176
ansay,m. 04-0647
antal,t. 07-0442
antczak,d. f. (hrsg.) 05-0297
antczak,douglas f. 07-0232
anthony,bascom f. 12-0401
anthony,edythe l. p. 02-0109
antipov,v. a. 08-0557 09-0569 11-0618
antjukov,m. a. 05-0522
antoine,h. 04-0261 07-0441
anton,m. 06-0170
anton,werner 04-0341
antonas,k. n. 06-0533
antonjuk,v. 04-0181
antonjuk,v. p. 01-0297
antonjuk,v. s. 05-0163
antonov,anton 05-0310
aoki,t. 02-0145 07-0196
aoki,takashi 05-0201 08-0154 11-0215 12-0206 12-0207 12-0208
aoyama,s. 09-0337
apatenko,v. m. 02-0443 04-0024
apekina,n. s. 03-0478
apel,g. 11-0428
aperia,anita 08-0130
apfel,h. 11-0049
appel,m. 09-0367
appel,m. j. g. 10-0406
appelgren,b. 11-0047
appenteng,k. 10-0090
appert,a. 04-0698
appleby,p. 06-0301
appleby,r. c. 12-0522
appleton,c. c. 04-0567
appleyard,bill 01-0472
appleyard,w. t. 01-0475 12-0514
aprahamian,marc 07-0541
apt,a. s. 09-0215
aptzhanov,v. d. 04-0422
aquilomius,s.-m. 05-0013
arai,hisao p. 01-0152
arai,toshihiko 11-0208 11-0212
arakaki,naokatu 12-0071
arakawa,akira 01-0505 08-0538
arakawa,hirohumi 03-0032
aratan-spire,sonia 06-0509
arbeiter,k. 01-0316 08-0302
arbes,r. 03-0594
arch,j. r. s. 05-0044
archakov,a. i. 02-0063
archer,jean n. 08-0645
arcruni,g. g. 01-0056
ardelean,v. 02-0324
arem,ridha 07-0137

arendarcik,jozef 01-0247
arfors,karl-e. 12-0054
argenzio,r. a. 04-0100
arhilla,e. 09-0082
arima,yishinobu 06-0198
arion,v. ja. 06-0604
arita,jun 05-0074
arkhipova,l. s. 05-0118
arkhipova,n. s. 09-0582
arlitsch,h. s. 08-0333
armbruster,b. 05-0718
arme,c. 01-0453 07-0504 11-0544
armour,j. 01-0450 01-0558 12-0501
armstead,w. m. 05-0678
armstrong,c. h. 04-0433 10-0355 10-0434
armstrong,c. m. 02-0046
armstrong,d. g. 04-0137
armstrong,d. l. 06-0567
armstrong,d. m. 04-0042 04-0090 09-0106
armstrong,d. t. 08-0075
armstrong,p. jane 05-0471
armstrong, d. d. t. 04-0186
arnaud,christiane 05-0140
arnaud,francoise 05-0014
arnaudov,khristo 11-0453 12-0448
arnautovic,i. 04-0378
arnesen,k. 08-0523
arnett,beth d. 06-0601
arnold,d. 10-0664
arnold,k. s. 01-0521
arnold,p. 10-0526
arnold,u. 03-0553
arnrich,lotte 07-0540
aron,cl. 06-0197
aronnson,everett 11-0689
aronsohn,michael g. 05-0257
aronson,everett 04-0625 06-0272 06-0286 09-0497 11-0688
arora,n. 11-0243
arora,neelam 06-0248
arp,l. h. 05-0424
arp,lawrence h. 09-0204
arsen'ev* ju. i. 01-0061
arsent'eva,t. m. 07-0448
art,d. 04-0392 11-0388
artem'ev,v. i. 02-0340
artem'ev,v. i. 02-0342 12-0397
artemenko,l. p. 12-0249
arthur,g. h. 09-0284
arthur,helen m. 10-0227
arthur,j. e. 04-0423
arthur,m. j. 10-0390
artois,m. 05-0510
arutjunjan,r. a. 04-0081
arutjunjan,t. g. 01-0081 04-0111
arzberger,erika 02-0679
arzhybaev,m. 07-0648
arzumanjan,sh. o. 01-0259
arzymbetov,d. e. 01-0304
as,j. g. van 01-0148
asari,akira 05-0035
asch,r. h. 08-0271
aschenbrenner,elke 12-0321
ascher,p. 06-0138
ascherl,r. 09-0622
ash,k. a. 12-0411
ashirov,m. g. 04-0283
ashizawa,k. 07-0170
ashkenazy,d. 02-0552
ashton,w. l. g. 09-0539 11-0521
ask,j. a. 01-0082
askaa,j. 04-0493
askar,a. 08-0627
askmark,h. 05-0013
askonas,b. a. 09-0421
asplund,j. m. 08-0590 10-0215
asplund,j. malcolm 10-0112
assaf,s. y. 05-0060
asselin,claude 05-0530
assmus,g. 08-0277 09-0481
astudillo,v. m. 11-0447
astudillo,v.m. 08-0387
asztalos,l. 02-0414
atef,a. 10-0325
atev,a. p. 06-0468
athanasou,n. a. 12-0067
atilola,matthew a. 09-0467
atkins,elisha 03-0213
atlas,a. 04-0267
atrashok,r. i. 04-0383
atrazheva,t. ja. 04-0343
atroshi,f. 06-0156
atroshi,faik 01-0102
atta,a. h. 03-0511
aubakirov,t. i. 04-0018
aubert,m. 10-0404
aubert,m. f. a. 05-0510 11-0492
aubin,j. e. 06-0026 08-0009
aucoin,david p. 12-0382
audemard,etienne 09-0047
audurier,a. 07-0345
auerswald,j. 12-0352
augenstein,anton 04-0517
augsburger,h. 10-0025
auguet,m. 11-0100
augustijn,c. 08-0415
augustinsky,vojtech 09-0634
aumaitre,a. 01-0194
austic,r. e. 05-0418
austin,f. j. 10-0392
autefage,a. 05-0695 11-0683
avakjan,s. o. 01-0556
avakyan,a. a. 01-0303
avanzino,gian luigi 07-0133
avdeev,v. v. 02-0153
avelino,cassia carneiro 08-0347
avenriep,gunther 02-0298
aver'janova,e. v. 05-0109
avery,b. 01-0376
avidar,yaakov 10-0541
avila,r. 06-0547
avila barcelos,joao de 06-0085
avilov,v. s. 04-0492 08-0412 09-0371
avitabile,g. 11-0026
avzalov,f. z. 02-0365
awaad,m. h. h. 05-0332
awad,f. i. 06-0478
awad,y. l. 04-0519
awad-masalmeh,m. 01-0272 01-0315 08-0579 11-0620
awakura,teruhiko 11-0218 11-0220
axelrod,d. a. 11-0310
axelsen,roy a. 09-0048
axler,c. 05-0483
axmann,h. 04-0350
ayad,shirley 06-0025
ayalon,n. 05-0352
aynaud,j. m. 11-0471 11-0472 12-0449
azhipa,ja. o. 03-0163
azinova,a. 09-0299
aziz,m. a. 04-0703
aznaurjan,a. v. 05-0293
azuma,ryozo 03-0607 09-0309
azuolas,j. k. 09-0170
azzi,angelo 03-0030
baal,h. j. 10-0352
baars,j. c. 01-0570
baarson,k. a. 03-0586
baba,a. i. 01-0360 01-0492
baba,eiichirch 08-0538
baba,eiichiro 11-0638
baba,eiichiroh 01-0505
baba,timothy w. 05-0491
baba,tomomi 10-0155
baba,tsuyoshi 12-0346
babadzhanova,b. n. 05-0473
babaev,t. a. 05-0473
babaeva,m. 06-0374
babaeva,m. v. 08-0226
babajanc,a. a. 11-0648
babich,l. g. 09-0131
babichev,v. n. 07-0253
babijj,l. i. 04-0715
babiker,s. a. 02-0672
babiuk,l.a. 06-0461
babiuk,lorne a. 04-0391
babkin,a. f. 04-0409 04-0413
babushkina,v. a. 06-0604
bach,s. 12-0352
bache,k. 09-0558
bachmann,p. a. 01-0542 10-0562
bachrach,h. l. 06-0598
bachthaler,e. 10-0446
bacso,l. 08-0559
baczynski,zbigniew 05-0520
bader,h. 04-0148 05-0346
badiu,a. 02-0454
badman,r. t. 04-0540 09-0317
badoux,d. m. 04-0006
badr,hassan 06-0464
badylak,stephen f. 02-0520
baeckstroem,l. 05-0349
baeckstroem,torbjoern 12-0176
baer,th. 05-0075
baerdemaecker,g. c. de 06-0632
baetselier,p. de 12-0062
baetza,h.-j. 12-0278
bagchi,m. 10-0082
baggiolini,m. 09-0240
baggot,j. desmond 01-0591 12-0603
bagijan,g. l. 05-0559
bagirov,g. k. 04-0599
bagnall,k. m. 10-0015
bagust,t. j. 03-0475
bahaman,a. r. 09-0328
bahchvarova,janka 11-0408
bahrdarov,ivan 09-0297
baikousheva,s. p. 06-0369
baile,e. m. 07-0082
baile,elisabeth m. 01-0073
bailex,j. v. 06-0631
bailey,a. 09-0107
bailey,c. j. 06-0064
bailey,g. s. 05-0223
bailey,j. v. 08-0620
bailey,m. 01-0434
bailey,m. 08-0463
bailey,p. a. 08-0649
bailey,t. a. 02-0166
bailey,tom a. 07-0190
bailey,w. c. 02-0150
bailie,h. d. 03-0539
bailie,harry 01-0472
baille,valerie 05-0050
bain,o. 09-0447
baird,andrew 08-0052
baird,stephen m. 10-0172
bairden,k. 12-0501
bajjchev,iv. 05-0736 10-0548 10-0662
bajjkov,bajjko d. 02-0293 02-0296 02-0303 11-0379
bajjmukhambetov,k. 05-0032
bajjramova,a. s. 03-0385
bajjturina,o. sh. 01-0304
bajjzhomartov,m. s. 05-0457
bajmocsy,e. 07-0453
bajmocy,e. 03-0387
bajric,a. 07-0457
bajrovic,t. 10-0566
bajt,g. 12-0185
bakala,hilaire 10-0086
bakalska-nesheva,m. 05-0170
bakalskanesheva,m. v. 09-0105
baker,g. j. 05-0259
baker,j. b. 05-0557
baker,j. r. 09-0507
baker,john r. 03-0029
baker,m. a. 08-0058
baker,norman 10-0522
baker,p. f. 09-0114
baker,peter f. 06-0082
baker,r. 01-0238
baker,r. j. 05-0197
bakhitov,k. i. 10-0278
bakhshinjan,m. z. 05-0293
bakina,t. a. 02-0047
bakke,haavard 02-0591 02-0595
bakken,gudbrand 04-0661 04-0667 04-0671 11-0646
bakker,j. 08-0577
baklavadzhjan,o. g. 02-0083
bakthavathsalam,r. 05-0227
bakulin,i. n. 07-0356
bakulina,n. a. 01-0290
bakulov,i. a. 03-0285 12-0435
bakuradze,n. n. 02-0218
balakliec,n. i. 04-0695
balandin,i. g. 07-0228
balascak,j. 11-0355
balashev,v. n. 11-0659
balasubramanian,n. k. 07-0201
balbierz,henryk 03-0123

balbo,t. 07-0513
balboni,gianfranco 07-0620
bald,m. 08-0086
baldoni,emilia 09-0147
balduzzi,p. c. 12-0387
baldwin,ann l. 06-0017
baldwin,robert l. 06-0136
balemans,m. g. m. 01-0011
balgava,s. i. 06-0420
bali,h. s. 01-0430
balint,i. 02-0410
balintne,krizsan i. 06-0363
baljer,g. 01-0268 01-0546 10-0562
balke,j. m. e. 08-0338
ball,h. j. 08-0370
ball,l. 11-0691
ball,mary 04-0232
ball,p. j. h. 12-0359
ball,s. j. 02-0158
balla,wolfram 08-0276
ballabio,r. 01-0597 10-0251 10-0282
ballantyne,d. 03-0038
ballantyne,r. j. 11-0563
ballard,philip l. 06-0199
ballard,s. a. 10-0364
ballarini,g. 12-0609
ballasch,a. 02-0572
ballerie,francois jean pierre 02-0530
ballin,a. 02-0503
balls,m. 05-0687
balmaceda,jose p. 01-0116
balmain,allan 05-0252
balonov,m. i. 12-0009
baltimore,david 03-0248
baltrashevich,a. k. 04-0446
baltz,marilyn l. 10-0126
baluca,p. i. 02-0304
ban,m. van der 03-0449
banach,maria 02-0563
banchev,stojan 02-0575
bancroft,b. j. 07-0140
band,d. m. 11-0102
bandecchi,p. 01-0383
bandurko,l. n. 01-0047
bandyopadhyay, dibyendu 08-0139
bandyopadhyay, suchitra 08-0139
bandyopydhyay,s. k. 06-0441
banerjee,a. k. 01-0610 01-0611
banerjee,d. p. 08-0458
banfalvi,e. 07-0371
banina,s. v. 06-0240
bankov,nikola 08-0290
banks,j. n. 06-0071
banks,m. 10-0416
bannatyne,b. a. 06-0069 09-0019 10-0087
bannova,g. g. 11-0489
banovcanin,b. 12-0006
baqui,abdul 01-0454
bar,a. 08-0080
barakat,a. a. 10-0419
barakhtjan,l. p. 04-0676
baraktat,a. a. 10-0325
barancev,i. d. 02-0294
baranes,j. 11-0100
baranov,o. k. 09-0396
baranov-baranowski, stanislaw 03-0371
baranow-baranowski, stanislaw 04-0355
bararykin,dmitry a. 02-0518
baratova,l. a. 03-0418
baraylova,e. 06-0130
barbee,r. w. 09-0110
barber,d. l. 06-0506
barber,d. m. l. 08-0380
barber,s. m. 06-0631 08-0620
barber,spencer m. 10-0622
barbieri,c. 10-0071
barbour,elie k. 06-0380
barbu,i. 02-0478
barc,m.-c. 03-0407
barcelos,ada jane coelho 03-0321
barcelos,joao de avila 12-0586
barchowsky,a. 04-0110
barclay,sandra m. 02-0665
barclay,william p. 02-0665
bardon,t. 06-0133
bardoni,a. 06-0597
barenton,bruno 07-0158
barer,gwenda r. 07-0037
barfield,ronald j. 06-0183
barfod,kristen 12-0395
barfoot,rita 02-0198
barinskijj,i. f. 03-0617 04-0507
bariteau,f. 06-0236 08-0288
bark,hylton 04-0049
barkadale,l. 11-0610
barker,d. m. 04-0598 09-0463
barker,j. 08-0192
barkyoumb,s. d. 05-0244
barlet,j.-p. 06-0508
barlet,jean-pierre 03-0308
barletta,ulises m. 06-0257
barlough,jeffrey e. 08-0404
barman,a. k. 08-0458
barna,j. 07-0591
barnard,e. a. 11-0140
barnard,penelope j. 11-0140
barnas,g. 06-0515 06-0524
barnas,g. m. 06-0620
barnea,ada 07-0330
barnett,k. c. 04-0633
barnum,d. a. 04-0402 04-0403 05-0439
barnwell,j. w. 03-0505
barr,s. c. 09-0514
barrales,d. w. 11-0008
barrat,j. 01-0099 10-0404 10-0642
barre,n. 09-0462
barreno,b. g. 10-0409
barrett,cynthia t. 06-0036
barrett,dannie p. 03-0221 07-0661
barrett,j. 02-0493
barrucand,louis 08-0347
barry,d. n. 04-0551
barry,r. d. 01-0345
barry,w. 11-0301
barsa-newton,mary c. 04-0632
barsanti,j. a. 06-0506
barsanti,jeanne a. 08-0512 09-0470
barsegova,l. a. 01-0101
barsukov,a. a. 05-0291
barta,o. 06-0406
bartel,b. 03-0663
barteling,s. j. 03-0437
bartels,kenneth e. 02-0659
bartelt,ruth 07-0571
barth,c. a. 03-0681
barth,d. 10-0486
barth,dieter 04-0288
barth,renate 03-0106
barth,tomislaw 07-0613
bartha,a. 07-0436
barthel,bernd 03-0201
bartholomew,barbara a. 04-0428
barthoshevich,ju. eh. 05-0289
bartlett,paul c. 09-0196
barto,koen p. 01-0040
bartok,l. 12-0181
barton,anne m. 10-0501
barton,n. j. 04-0565
bartoov,b. 02-0123
barutzki,d. 03-0537 06-0499
baryshnikov,p. i. 02-0668
barzilai,asher 10-0320
bas,p. 06-0165 11-0173
basher,h. a. 10-0326
basilova,g. i. 05-0442
baskakova,n. v. 02-0343
baskin,david s. 11-0671
basrur,p. k. 12-0263
bass,j. j. 03-0289
bassalik-chabielska,l. 11-0625
basse,a. 01-0021 02-0515
basten,a. 04-0279 11-0289
basu,aruna 02-0559
basu,s. 05-0270
bates,david l. 10-0050
bates,g. william 02-0103
bates,j. 01-0388
batiashvili,a. g. 07-0295 07-0421
batifol,veronique 07-0158
batish,v. k. 01-0186 07-0684
battanini,f. 03-0588
battelli,g. 01-0438 10-0405
bauer,b. 08-0480
bauer,c. 10-0461 10-0646
bauer,christiane 04-0520
bauer,f. 08-0435
bauer,friedrich 01-0649
bauer,j. 02-0463 05-0633
bauer,johann 06-0212
bauer,john e. 01-0182
bauer,k. 04-0421
bauer,o. n. 02-0159 11-0217 11-0219 12-0223
bauer,th. 05-0486
bauer,timothy g. 12-0535
bauersfeld,k. 02-0138
baughman,robert w. 05-0103
baulieu,etienne-emile 01-0048
baulieu,ettienne-emile 02-0108
bauman,v. k. 09-0512
bauman,victoria k. 02-0518
baumann,j. b. 02-0085 03-0095
baumann,m. 03-0413
baumann,maximilian p. 04-0411
baumgartner,a. 01-0276
baumgartner,w. 01-0485 03-0226
baumung,a. 07-0274
baxendale,a. 04-0196
bayer,j. 03-0450
bayer,roswitha 03-0334
bayfield,r. f. 08-0489
bayorh,m. a. 03-0130
bazah,nicolas g. 04-0133
bazeley,k. 10-0531
bazer,f. w. 04-0121
bazhenov,a. n. 12-0115 12-0529 12-0545
bazzy,a. r. 12-0044
bean,p. a. 12-0443
beardi,baerbel 10-0581
beardsell,p. l. 04-0561
beatty,elspeth m. 03-0152
beaudreau,g. 07-0394
beaudry,d. 09-0149
becht,j. l. 02-0541
becirevic,marija 09-0292
beck,a. 07-0639
beck,frances w. j. 09-0028
beck,jean-paul 03-0060
beck,karin 11-0624
beck,kenneth c. 06-0079
beck,n. f. g. 11-0367
becker,daniel m. 11-0057
becker,h. 10-0322
becker,m. 02-0082 02-0489
becker,max 05-0713
becker,w. 03-0265 03-0295
becker-zimmermann, karin 11-0116
beckers,h. j. 09-0177
beckers,j. f. 05-0365
beckett,ralph c. 08-0109
becze,j. 01-0249
bedford,j. michael 07-0381
bednarcikova,elena 01-0651
bednarczyk,m. f. 12-0130
bednarski,r. m. 12-0050
bednarski,richard m. 01-0045
bedrnik,p. 09-0419
bedrnik,petr 09-0580
bedrosian,ed. 02-0027 02-0545
beech,j. 07-0553
beech,jill 05-0590 08-0524
beeharry,l. l. 09-0445
beehr,s. a. 11-0541
beer,jacques o. de 04-0705
beerens,dominiek 12-0145
beersma,p. f. m. 10-0368
beery,john t. 07-0331
beeumen,j. van 09-0304
befus,a. d. 05-0307
begeot,martine 07-0032
begin-heick,n. 10-0046
beglinger,r. 02-0082
behne,d. 04-0161
behnke,j. m. 01-0435

behnke,j. m. 02-0488
behnke,m. 03-0517
behravesh,saeed 08-0064
beier,s. 03-0160
beitz,d. c. 11-0582
beitz,h. 08-0628
beja,milto 09-0260 10-0256
bejjer,t. v. 09-0426
bejleri,jasemin 06-0445 09-0370
bekemeier,heinz 06-0269
bekesi,l. 02-0133 02-0135 08-0177 12-0235
beketov,g. i. 04-0014
belak,s. 07-0407
belan,a. d. 04-0415
belchev,dimitahr 09-0414
belchev,ljuben 07-0343 08-0426 10-0540
belik,v. v. 02-0357 12-0412
belisle,b. wolfanger 08-0210
beljakov,v. a. 01-0259
belkin,v. 06-0374
bell,diana j. 11-0142
bell,f. r. 11-0084
bell,g. r. 07-0184
bell,janet b. g. 11-0058
bell,laurel 04-0031
bell,t. a. 10-0192
bellairs,ruth 03-0014
bellamy,j. e. c. 07-0627 09-0152
bellangeon,m. 04-0527
bellatti,m. a. 10-0464
bellentani,stefano 04-0078
beller,d. i. 07-0611
belling jun.,t. h. 05-0716
bellinger,dwight a. 01-0369
bellon,b. 09-0012
belobab,v. i. 01-0296
belokon',v. s. 04-0175
belokrysenko,s. s. 11-0321
belon,jean-paul 05-0041
belopopska,penka 09-0369 10-0393
belousov,m. n. 09-0582 11-0542
belousov,v. i. 09-0547
belousova,g. p. 07-0110
belousova,r. v. 09-0380
beltramino,c. 02-0026
belyaev,v. i. 10-0577
bemrick,william j. 10-0480
bena,r. ungaro 12-0019
benahmed,m. 10-0021
benammar,a. 12-0292
benavente,javier 05-0524
benazzi,c. 03-0593
benchetrit,leslie c. 08-0347
bencko,v. 02-0110
bender,william m. 11-0278
bendheim,ure 10-0388
bendixen,h. j. 06-0311
benedek,t. 05-0531
bengelsdorff,h.-j. 11-0501
bengtsson,bjoern 10-0370
benjamin,william b. 01-0042
benjaminsen,edvard 04-0603
benlamlih,s. 07-0605
benner,m. 11-0389
benner,r. 03-0253
bennett,david 05-0300
bennett,frederick m. 06-0102 09-0037
bennett,j. a. 06-0116
bennett,reginald w. 02-0345
benno,yoshimi 12-0433
benoist,jean-michel 10-0099
benoit,e. 06-0177
benoit,r. 08-0045
benson,a. a. 05-0655
benson,g. j. 01-0621 10-0534
bentele,w. 05-0356
bentley,a. 10-0303
benton,hilary p. 05-0064
bentz,h. 02-0608
benz,g. w. 10-0514
bercea,i. 02-0454
bercheva,maja 01-0431
berchtold,m. 01-0230 03-0602 05-0663 07-0595
bercken,joep van den 05-0680
berdinskikh,n. k. 09-0074
bereiter,david a. 04-0044
bereiter-hahn,juergen 10-0018
berens,randolph l. 04-0530
beretta,c. 09-0556
berezhko,v. k. 09-0436 11-0558
berezkina,s. v. 09-0637
bereznev,a. p. 08-0321
berezovskijj,v. a. 08-0043
berg,d. vom 10-0664
berg,howard c. 10-0226
berg,ivan e. 07-0484
berg,r. 06-0040 08-0011 11-0025
berg,r. 12-0028
berg,r. h. van den 01-0117 05-0684
berg,r. t. 12-0056
berg,richard a. 11-0088
bergamini,p. famigli 12-0616
bergdoll,m. s. 07-0375
bergdoll,merlin s. 10-0321
bergen,h. 09-0158
berger,g. 08-0284 11-0354
berger,gerard 10-0128
berger,rudolf 07-0432
berger,trish 06-0035
berger,w. 12-0138
bergermann,m. 11-0048
bergfeld,j. 08-0289 08-0298 10-0269 10-0270
bergfeld,jost 02-0611
bergfeld,william a. 05-0564
bergh,anders 08-0143
bergler,k.-g. 05-0702
berglund,britt 06-0522
bergmann,a. 08-0572
bergmann,helmut 07-0447
bergmann,martin 10-0002
bergmann,sybille 02-0096
bergmann,v. 02-0453 11-0499
bergqvist,agneta 06-0179
bergsjoe,t. 08-0523
bergstrom,r. c. 11-0611
berkel,theo j. c. van 01-0040
berkinbaev,o. 05-0644
berkoff,herbert a. 06-0142
berlatzky,y. 01-0051
bernadet,p. 11-0710
bernard,a. 03-0585
bernard,f. 02-0368
bernard,gordon r. 08-0063 08-0079
bernard,s. 11-0485
bernard,theophile 05-0157
bernard,y. 02-0496 04-0583
bernard-strother,susan 06-0502
bernardini,c. 12-0151
bernaudin,j. f. 09-0012
berndsen,f. 08-0415
berndt,w. 11-0106
berner,h. 05-0357
bernhard,p. 06-0354
bernstein,leslie 06-0281
bernstein,michael 07-0494
bernstein j. w. 08-0181
berridge,michael j. 10-0068
berrie,e. 07-0443
berrino,l. 02-0029
berruti,giovanna 05-0162
berry,e. s. 01-0135
berry,s. j. 06-0186
berry jun.,charles r. 10-0178
berschneider,f. 06-0050
bershova,t. m. 01-0657
bershtejjn,e. m. 04-0173
bertin,f. 06-0462
berton,jaqueline 05-0132
bertone,alicia 12-0265
bertone,alicia l. 05-0472 05-0625
bertossi,m. 07-0022
bertram,miriam a. 11-0522
bertram,t. 12-0431
bertrand,patrick gerard 03-0598
bertrand,raoul 09-0047
bertrix,lucien 08-0096
bertschinger,h. u. 01-0515 07-0584 12-0391
bertschinger,hans u. 03-0609
bes,m. 10-0319
besa,m. e. 01-0499
beskina,s. r. 03-0419
bespalov,v. i. 02-0465
bessarabov,b. f. 04-0345 04-0349 04-0351 04-0357 05-0403 08-0589
besse,m. c. 04-0019
besson,dominique 01-0640
bessonov,a. s. 07-0495
bessonow,a. 01-0455 01-0456
bessou,p. 04-0071
best,james d. 09-0573
betke,p. 03-0659
betton,g. r. 04-0680
betz,e. 11-0049 11-0050
betz,w. j. 07-0107
betz,w. j. 07-0101
beuche,w. 04-0665 05-0699
beukelen,p. van 08-0103
beusekom,w. j. van 04-0323
beutel,heinz 01-0330
beutling,dorothea 07-0677
bevan,michael j. 06-0299
bevan,s. 07-0034
beveridge,t. j. 05-0447
beverley,cordia l. 02-0622
bevill,richard f. 12-0645
bew,j. 12-0426
bex,f. 07-0320
bey,russell f. 02-0388
beyer,j. 07-0450 07-0585
bezborodov,n. 09-0273
bezdrobnyjj,ju. v. 03-0161
beznosenko,s. a. 05-0291
bezubik,bernard 09-0455
bhakdi,sucharit 12-0319
bhasin,j. l. 04-0390
bhatia,b. 03-0359 03-0361
bhatnagar,r. k. 10-0359
bhattachary,jahar 06-0077
bhattacharyya,n. k. 10-0271
bhogal,balbir s. 09-0230
bialek,j. 01-0346
bialkowski,zbigniew 02-0229
bianchi,m. 08-0250
biasi,silvia de 04-0021
biberstein,ernst l. 03-0272
bichsel,p. 03-0577 11-0569
bichurina,m. a. 09-0362
bickle,q. d. 11-0540
bickmeier,k. 04-0727
bicknell-brown,ellen 09-0046
bicks,b. 08-0547
bidier,i. 11-0035
bieber,franz a. 03-0268
bielefeldt ohmann,h. 01-0021
bielefeldt-ohmann,h. 12-0394
bieler,carla 07-0327 07-0333
bier,h. 01-0495
bigatti,g. 10-0071
bigelow,l.rolyn 07-0047
biggart,james f. 11-0700
biggs,john s. g. 12-0106
bigler,b. 04-0597
bijlenga,g. 02-0384 02-0438 04-0499
bilcea,p. 02-0545
bilezikian,john p. 02-0017
bilkei,g. 08-0584
bill,anders 05-0073 09-0137 12-0174
bill,kurt 03-0030
billig,haakan 08-0042
billing,a. e. 02-0384
billstroem,lars 04-0729
bilot,bruno 10-0518

bilton,r. j. 08-0305
binart,nadine 10-0258
binde,martin 02-0591 02-0595
bindon,b. m. 07-0249
bindschedler,o. 09-0177
bindseil,e. 04-0580
binek,m. 10-0371
binet,adrien 05-0052
binev,konstantin 04-0009
binta,m. g. 12-0510 12-0511
biocca,silvia 09-0039
biolatti,b. 07-0259 08-0280
biolatti,bartolomeo 08-0193
birath,e. 06-0012
birch-andersen,aksel 12-0314
birchard,g. f. 02-0060
bird,adrian p. 04-0063
bird,m. m. e. 01-0226
birjukov,a. 06-0467
birkeland,r. 04-0225
birkenmeyer,g. 12-0021
birkle,dale l. 04-0133
birkmeyer,k. d. 11-0581
biro,j. 05-0130
biront,p. 07-0459 10-0401
birova,viera 02-0498
birrenkott jun.,g. p. 07-0173
biserova,n. m. 03-0195
bisgard,g. e. 10-0032 12-0109 12-0110
bishop,a. e. 07-0091 08-0502
bister,klaus 09-0201 11-0456
bitay,z. 03-0467 07-0326 07-0341 07-0538
bitjukov,p. a. 11-0411
bitjukov. p. a. 10-0601
bitner anderson,mary 08-0102
bito,yukio 11-0318 11-0320 12-0305
bitsch,v. 10-0415
bitter-suermann,dieter 12-0389
bittman,eric l. 04-0144 06-0061
bixio de barletta, martha 06-0257
bixo,marie 12-0176
bixton,d. 07-0443
bizec,jean-claude 08-0129
bizub,d. 09-0347
bjoerk,ingemar 06-0155
bjoerkeland,m. 11-0009
bjoersell,k. a. 01-0494
bjorkman,ola 11-0151
bjotvedt,george 12-0560
blaauw,l. h. de 08-0599
black,i. b. 10-0088
black,jennifer 04-0424
blackall,p. j. 09-0313
blackmore,d. k. 04-0442
blackwell,j. h. 10-0171
blackwell,jenefer m. 08-0436
blaha,th. 06-0411
blaha,thomas 05-0295
blair-west,j. r. 09-0151
blajan,l. 05-0443 07-0305
blake,l. a. 07-0674
blakeley,diane m. 03-0041
blakemore,colin 04-0075
blakemore,james c. 06-0545
blakley,barry r. 01-0532
blanchard,j. m. 11-0176
blanchflower,w. j. 07-0536
blanchi,donatella 07-0133
blanco,c. e. 04-0056 07-0123
blancou,j. 01-0099 05-0510 11-0492
blaney,b. j. 09-0591
blank,m. a. 04-0118 07-0091
blank,michael s. 03-0148
blaschke-hellmessen, renate 07-0469
blaschuk,o. w. 09-0045
blasco,r. 04-0504
blaskovic,d. 07-0592
blattner,frederick r. 03-0246
blauch,joan l. 05-0272
blazer,v. s. 05-0221
bledsoe,thomas a. 08-0085
blendinger,w. 04-0222
bleyl,d. w. r. 06-0621
blinks,j. r. 08-0595
blinov,n. i. 09-0545
bliss,ernest l. 07-0464
blitterswijk,h. van 01-0117 04-0714
blizek,a. 08-0583
bliznakova,l. 08-0641
bljuger,a. f. 06-0306 07-0380
bljumin,g. z. 08-0320
blobel,guenter 05-0303
blobel,hans 06-0388 12-0318
blobel,k. 10-0634
bloch,b. 04-0493 08-0045
bloch,roger 03-0167
block,steven m. 10-0226
blockey,m. a. de b. 06-0337
bloden,s. 04-0647
blodgett,d. j. 06-0526
bloedel,james r. 09-0113
bloedow,g. 04-0170
blom,anne k. 12-0160
blom,j. y. 07-0293
blom,jens yde 08-0561
bloom,jack c. 05-0590
bloom,s. r. 04-0065 04-0068 04-0072
bloomberg,mark s. 05-0714
bloor,colin m. 07-0064
bloss,r. e. 12-0411
blow,d. m. 05-0123
blowey,r. w. 03-0599
blue,murray g. 09-0310
blum,isabella 04-0021
blum,j. k. 11-0268
blum,j. w. 08-0104
blum,juerg w. 07-0535
blumenbach,ivo 08-0184
blythe,linda l. 11-0684
board,p. g. (hrsg.) 08-0252
boatman,e. s. 05-0188
bobak,p. 06-0303
bobakova,eugenia 10-0260
bobbioni,elisabetta 03-0165
bobillier,pierre 10-0100
bobozy,o. 11-0027
bobrov,v. i. 02-0632 04-0690
bobrovich,v. r. 11-0462
boburov,nikola 04-0327
boccignone,m. 08-0650
boch,g. weiland 10-0446
boch,j. 05-0547 06-0499 07-0483 10-0455 11-0539
bocharova,v. n. 03-0114
bochenin,ju. i. 08-0317 08-0324 08-0326
bochskanl,rudolf 09-0133
bocianek,krzysztof 01-0232
bock,dieter 04-0568
bock,v. de 03-0077
bocking,a. d. 11-0143
bockman,dale e. 12-0069
bodai,balazs i. 01-0510
boddie,n. t. 06-0022
bodem,peter matthias 09-0266
bodiroga,jovanka 12-0455
bodnar,m. 07-0538
bodnarchuk,a. i. 10-0422
bodo,m. 11-0028
boeck,p. 11-0021
boegel,robert 11-0248
boeger,walter a. 07-0200
boehl,petra 03-0335
boehland,karin 06-0457
boehler,n. 09-0618
boehm,h. o. 06-0417 09-0340
boehm,k. h. 03-0483 05-0198 10-0426
boehm,n. 06-0197
boehm,r. 02-0310 05-0401
boehm,w. 06-0638
boehme,r. 05-0194
boehmer,f. d. 06-0185
boehmer,frank d. 01-0563
boehncke,e. 06-0206
boender,j. 11-0360
boer,g. f. de 03-0443 11-0454
boer,h. h. 08-0527
boer,martin de 03-0262
boer-v. d. berg, marian a. g. de 02-0234
boerner,angelika 04-0338
boerresen,bergljot 03-0323
boerrigter,h. m. 03-0443
boertz,a. k. 10-0664
boertz,anna katharina 03-0640
boetner,anette g. 08-0566 08-0567
boettcher,friedrich karl (hrsg.) 11-0264
boettcher,helge 11-0258
boettcher,tamara 03-0646
boeve,m. h. 02-0196
boeye,albert 04-0482
bogaard jun.,a. e. j. m. 08-0369
bogaard jun.,a. e. j. m. van den 07-0628 11-0406
bogacheva,t. i. 05-0109
bogaert,m. g. 07-0633
bogaerts,r. 08-0600
bogan,j. a. 06-0484 07-0497
bogard jun.,warren c. 09-0238
bogdanova,a. sh. 04-0685
bogdanova,i. m. 05-0299
bogdanova,l. f. 11-0677
bogdanova,t. b. 07-0103
bogin,eitan 10-0541
bognar,karoly 06-0464
bogoeva,m. 05-0416
bogoslovskaja,l. n. 05-0420
bogush,a. a. 11-0714
bohac,j. g. 08-0344
bohlen,peter 12-0072
bohlender,robert e. 08-0384
bohn,f. k. 01-0524 11-0346
bois,c. h. w. de 06-0353
boisen,s. 04-0613
boisvenue,r. j. 12-0508
boivie,j. 11-0009
boivin,r. 07-0087
bojadzhieva,liljana 11-0453 12-0448
bojidar,j. 12-0600
bojjko,m. i. 09-0224
bojovic,t. 10-0144
bojrab,m. joseph (hrsg .) 04-0719
bokhorov,ognjan 07-0102
bolard,jacques 10-0604
bolder,n. m. 08-0211
boldizsar,h. 01-0120
boldt,w. 01-0067
bolduan,g. 08-0519 10-0555
bollwahn,w. 01-0289 09-0523 09-0524 09-0615 10-0237
bolotov,v. d. 09-0550
bolt,d. j. 01-0243
bolte,s. 01-0205 02-0660 02-0661 08-0199 08-0604 08-0605 08-0623
bolton,t. b. 06-0125
boltz-nitulescu,g. 02-0221
bolwerk,e. l. m. 05-0134
bonagura,j. d. 08-0526
bonamy,celine 10-0233
bonath,k. 09-0473 09-0598 09-0600
bonchev,stefan 12-0055
bonczar,genowefa 07-0593
bond,(#g. c. 04-0128
bondar,n. 11-0109
bondarchuk,a. a. 05-0277
bondarev,i. a. 07-0622
bondarev,i. m. 04-0694
bondik,v. 02-0329
bondik,v. v. 01-0321 07-0316

bondioli,kenneth r. 01-0251 01-0254
bondurant,r. h. 08-0070
bone,leon w. 08-0455
bonemaison,pierre 02-0649
boneu,b. 10-0453
bongiovanni,alfred 02-0074
bonhomme,annie 01-0099
bonilla,e. 08-0423
bonora,monique 06-0065 06-0221
bonovska,magdalena 06-0241
bonsdorff,marcus von 03-0549
boon,g. d. 11-0605
boonyaratpalin,s. 12-0224
boorsma,d. m. 04-0010
boose,dorothy s. 10-0309
booth,j. m. 05-0415 10-0573
booth,nicholas h. 02-0644
booth,w. d. 06-0119 06-0200
boothby,k. 08-0433
boothroyd,john c. 08-0437
bootreau,elizabeth 12-0449
bor,p. 10-0602
borady,a. m. a. 05-0065
bordas,ch. 09-0566
bordjushkov,ju. n. 05-0276
borecki,l. 08-0237
borenfreund,ellen 02-0622
borghi,mario r. 01-0116
borgsteede,f. h. m. 12-0484
borisevich,v. b. 11-0702
borisov,ivan 04-0163 04-0404
borisova,e. a. 12-0001
borjanovic,s. 03-0322
borle,andre b. 04-0143
borlovan,l. 02-0412
born,walter 07-0535
borody,t. j. 12-0049
boronchuk,g. v. 03-0177
boronin,a. m. 05-0419 07-0223
boros,g. 07-0526
borovik,r. v. 02-0370
borowski,edward 07-0641
borowski,jerzy 01-0324 01-0325 01-0326 05-0537
borriello,s. p. 08-0364
borsi,j. 08-0522
borst,g. h. a. 05-0248
borthwick,iain a. 11-0062
boryczko,zdzislaw 02-0122
borzemska,wanda 02-0403
bosch,a. 05-0742
bosch,alain 05-0024
bosch,m. castro 12-0019
boskovic,v. 04-0642
bosler,eduard m. 08-0474
bosse,marie p. 05-0193
bossert,william h. 09-0099
bossmann,hildegard 06-0425
bossut,d. f. b. 09-0160
bost,j. 06-0115
bostandzhieva,radka 04-0491 10-0560 11-0468
bostedt,h. 02-0266 05-0385 11-0350
bostock,d. e. 05-0265
bosu,w. t. k. 10-0281 12-0263 12-0349
bosu,william t. k. 10-0243
botarel,s. 08-0033 11-0112 11-0117
botero,o. 04-0734
botev,i. n. 10-0129
both,g. w. 10-0396 12-0453
bothe,g. 09-0466
botjanovskijj,a. g. 10-0255
boton,j. r. 10-0553
bottecchia,d. 04-0165
bottermann,heinrich 01-0257
bottin,m. c. 02-0640
bottreau,e. 11-0471
botz,f. 01-0619
bouattour,a. 04-0557
boubareva,l. g. 06-0468
bouby,nadine 04-0158
boucaut,jean claude 07-0061
bouchard,louise 05-0530
boucher,michel 08-0081
boucher,r. c. 01-0065
boudrieau,randy j. 05-0707 05-0711 06-0641
bouillant,a. m. p. 12-0437
bouillon,roger 09-0061
boulekbache,habib 07-0061
bountra,c. 09-0001
bourd,saul b. 01-0273
bourdage,r. j. 10-0063
bourel,dominique 09-0229
bourke,c. a. 12-0568
bourke,j. m. 02-0655
bourlloux,p. 03-0407
bourne,p. k. 07-0180
bousquet,j. 04-0155
bousquet,pascal 03-0167
boussac-aron,yolande 04-0578
bouters,r. 10-0273
boutron,pierre 05-0014
bouvier,jean 10-0233
bouvier,m. 03-0075
bouzoulta,kamel 08-0096
bovee,kenneth c. 11-0567
bovin,r. 06-0115
bowden,george t. 05-0252
bowen,r. a. 01-0362
bowie,jeanette 10-0497
bowles,greville h. 10-0465
bowser,p. r. 02-0175
bowser,paul r. 11-0236
bowser-riley,f. 07-0607
bowtell,d. d. l. 10-0504
box,p. g. 11-0470
boxel,ria van 03-0188
boyadjieva-michailova, a. g. 01-0026 05-0170 09-0105
boyd,h. 05-0353
boyde,a. 09-0005
boyde,alan 10-0016 11-0326
boyett,mark r. 06-0123
boyne,a. f. 09-0013
bozhko,v. l. 01-0552 09-0525
bozhkov,sp. 09-0202
bozhkova,g. s. 11-0641
bozkov,dimo 09-0456
bozso,m. 07-0420
brabenetz,j. 12-0512
brachet,philippe 09-0036
braciale,v. 10-0167
brack,m. 11-0572
brackenbury,j. h. 05-0099
brackmann,m. 01-0449
brada,daniela 04-0132
bradbury,janet m. 04-0435
brading,a. f. 04-0064
brading,alison f. 02-0032 03-0090
bradley,allan 05-0273
bradley,b. d. 09-0593
bradley,j. stuart 08-0525
bradley,m. s. 07-0481
bradley,n. j. 04-0254
bradshow,j. e. 04-0125
bradwejn,jacques 10-0051
braend,m. 04-0284
braho,sadik 07-0372
brajtburg,janina 10-0604
bramlage,l. r. 09-0620
bramley,a. john 02-0596 10-0324
brand,a. 05-0339 06-0312 09-0253 12-0339
brand,ingeborg a. 05-0113
brand,s. j. 07-0092
brandes,christian 05-0232
brandis,h. 11-0528
brandl,e. 03-0679
brandon,malcolm r. 12-0123
brandt,h. p. 10-0581
brandwein,harvey 12-0313
brattey,john 06-0243 11-0224
bratus',n. i. 10-0551
braun,a. a. 04-0018
braun,dietmar g. 04-0277
braun,f. 06-0476
braun,j. 07-0611
braun,r. 02-0615 03-0254
braun,u. 01-0236 02-0270 06-0330
braund,d. g. 04-0259
braunitzer,gerhard 03-0268
braunius,w. w. 09-0418
bray,d. r. 03-0611
brazeau,paul 06-0141
brazhnikova,m. g. 11-0653
bredthauer,larry 02-0653
bree,annie 09-0220
bree,h. van 09-0272 10-0542
breemen,cornelis van 09-0030
breen,p. h. 08-0053
bregestrovski,p. 06-0138
brehm,h. 10-0003
brehm,helga von 01-0006
breitbart,h. 09-0146
breitenfeld,k. 04-0624
breith,o. 12-0409
brem,g. 11-0272 11-0361
brem,s. 02-0386 06-0410 07-0369 11-0517
bremel,robert d. 06-0198 08-0082
bremer,j. e. 04-0217
bremer,rolf 08-0182
brenes,j. 08-0591
brennan,j. j. 07-0035
bretscher,mark s. 05-0002
bretschneider,k.* 06-0419
breuer,d. 02-0489
breukink,h. j. 08-0103
breukink,h. j. 08-0560
breves,g. 08-0110
brevik,einar m. 03-0058
brewer,barbara d. 11-0429
brezina,r. 01-0308
brezina,rudolf 11-0424
bridger,j. c. 04-0654 05-0477
bridges,charles h. 06-0517
bridges,janine f. 07-0504
briere,normand 07-0039
briggs,amrgaret m. 09-0136
brigham,kenneth l. 04-0011
bright,r. m. 12-0266
brightman,alan h. 06-0601
brightwell,j. r. 07-0542
brigidi,r. 08-0650
bril',eh. e. 10-0255
briles,w. e. 09-0247
brindley,david n. 09-0072
brinker,w. o. 10-0619
brinklow,b. r. 06-0100 06-0189
brisevich,v. b. 03-0649
britova,s. v. 07-0572
britt,a. g. 11-0654
britt,d. p. 09-0507 12-0480
britt jun.,james o. 05-0540
brittle,m. p. 04-0254
britz,lothar 04-0593
brjanceva,e. a. 09-0362
brjushinin,p. l. 01-0468
broad,t. e. 11-0032
brobst,duane 10-0539
brochier,b. 05-0481
brockes,p. a. 03-0546
brodin,ernst 02-0106 05-0073
brodinova,n. s. 02-0343
brodskijj,r. a. 01-0047
brodt,pnina 02-0190
broecke,catherine van den 07-0426
broendsted,hans e. 12-0052
broerskijj,a. v. 07-0252
broes,a. 07-0441 08-0358 10-0561
brokken,e. s. 10-0472
brom,w. e. van den 07-0549
bromberg,p. a. 01-0064
bromberger-barnea,b. 09-0559
bronzi,p. 02-0172
brook,itzhak 12-0471

brookbank,j. w. 05-0374
brooker,b. e. 05-0477 09-0533
brooks,b. o. 03-0527
brooks,b. w. 04-0402 04-0403 05-0439
brooks,bradford o. 04-0543
brooks,dennis e. 08-0529
brooks,h. v. 11-0584
brooks,jack c. 01-0024
brooks,robert r. 12-0053
brooks,robert w. 10-0360
broos,h. w. 05-0500
brosens,i. 12-0634
brossard,m. 05-0589
broucek,jan 12-0114
brountzos,e. 06-0182
brouwer,j. n. 08-0026
brouwer bauck,louise 01-0400
browing,j. w. 10-0297
brown,a. g. 08-0049 08-0625
brown,alan r. 12-0180
brown,albert 11-0649
brown,arnold 12-0312
brown,c. m. 06-0633
brown,carolyn 07-0185
brown,d. 10-0494
brown,d. c. 02-0626
brown,edward m. 06-0140 08-0062
brown,f. 06-0598
brown,h. f. 09-0097 09-0116
brown,i. n. 02-0472
brown,ian r. 02-0617
brown,j. 11-0223
brown,jenaay m. 08-0286
brown,k. n. 08-0213
brown,kenneth d. 03-0041
brown,kenneth g. 09-0046
brown,murray p. 03-0647
brown,r. 11-0174
brown,s. b. 11-0231
brown,s. j. 01-0470
brown,t. a. 11-0315
browning,j. w. 08-0571
brownlee,george g. 11-0327
brownlie,j. 04-0497 06-0442
bruce,r. g. 05-0569
bruck,c. 07-0401
bruck,claudine 07-0393
bruckner,peter 03-0069 03-0166
bruder,gerda 03-0244
brueckler,j. 12-0316
brueckner,g. 05-0390
bruessow,k.-p. 06-0322 08-0289
bruessow,k.-p. 10-0269 10-0270 11-0364
brum,g. 07-0036
brun,a. 11-0471
brun,y. 10-0319
brunauer,p. 01-0062
brundin,p. 09-0108
brunette,michele g. 04-0040
brunner,f. 11-0601
bruns,j. 01-0022
brusenceva,s. a. 07-0296
bryant,c. 09-0457
bryant,d. terence w. 06-0104
brydl,e. 02-0572 06-0580
brysin,v. g. 02-0625
bryzgalova,e, a. 03-0655
bucana,cora 07-0006
buchanan,d. v. 02-0161
buchegger,andrea 06-0124
buchet,j. p. 03-0585
buchheim,wolfgang 05-0066
buchholz,christiane 04-0169
bucholtz,c. a. 12-0158
buchvarov,g. k. 08-0467
buchwalder,renate 10-0440
buck,gregory a. 05-0542
bucke,d. 04-0212
buckwalter,joseph a. 06-0042
bucsek,j. m. 02-0157
buczek,jan 02-0377
budd,joan 05-0228
budincevic,ina 09-0544
budinger,thomas f. 11-0707
buehring,h. j. 04-0272
buelow,jens 12-0606
buelow,v. von 11-0484
buengener,w. 05-0551
buenger,u. 04-0655 05-0599 07-0532
buening,g. m. 10-0437
buergelt,claus d. 02-0548 10-0496
buerger,h.-j. 10-0461
buerki,f. 09-0387
buescher,g. 11-0428
buettner,r. 01-0160
buggy,brian p. 10-0348
bugnowski,h. 03-0358
buhatel,t. silvia vesa 11-0608 12-0591
bui-yuan-nguyen 07-0276
bujari,ylli 07-0518
bukarova,v. i. 10-0274
bukhanov,v. d. 01-0321
bukharin,o. v. 04-0696
bukhsh,a. 09-0284
bukova,v. e. 07-0357
bukowiecki,ludwik j. 10-0044
bukshtynov,v. i. 07-0520
bulanowki,zbigbiew 03-0078
bulashev,a. k. 02-0077
bulatov,a. a. 03-0126
bulava,g. v. 05-0433
bulgin,marie s. 12-0542
bull,judith s. 12-0065
bull,richard c. 01-0327
bullier,j. 08-0032
bullock,a. m. 05-0230
bullock,d. w. 07-0010 08-0084
bult,h. 10-0080
bulygin,i. a. 03-0114
bumstead,janene m. 11-0506
bundle,david r. 12-0404
bunn,t. o. 09-0213
bunn,thomas o. 01-0369
buntenkoetter,s. 02-0633
buntner,barbara 08-0040
buonavoglia,c. 01-0191 01-0344
bura,m. 05-0583 08-0440
burba,g. l. 10-0450 10-0451
burba,l. 02-0407 05-0489
burba,l. g. 09-0346
burbank,d. 09-0044
burcev,i. a. 09-0381
burcev,v. i. 04-0469
burch,d. g. s. 01-0571 04-0431 05-0411 10-0353 10-0365 12-0417
burckhardt,a. 01-0212 11-0338 11-0339
burckhardt,gerhard 11-0060
burden,hubert w. 07-0256
burdenjuk,a. f. 10-0375
burdyga,th. v. 02-0032
bureau,michel a. 08-0061
burgartz,r. 08-0632
burgdorfer,w. 02-0374
burger,a. g. 06-0436 06-0439
burger,angelika 09-0523
burger,h. r. 03-0545
burger,r. 07-0230
burger,r. e. 06-0620
burgess,gillian m. 04-0074
burgh daly,m. de 07-0016
burgin,c. 11-0145
burjak,e. i. 04-0439
burk,ronald l. 02-0522
burkat,v. p. 04-0329
burke,j. 01-0139
burkhardt,e. 08-0393
burkova,l. m. 09-0631
burlakov,v. p. 04-0721
burleigh,katherine m. 04-0157
burlet,georges de 10-0053
burmistrov,s. o. 02-0557
burn,k. j. 04-0437
burnett,e. j. 12-0126
burrell,m. h. 02-0521
burridge,keith 07-0084
burrows,george e. 08-0506
burrows,r. 02-0452
burski,b. 10-0554
burstein,haim 10-0388
burt,d. g. 07-0637
burt,j. k. 06-0505
burtovojj,s. p. 09-0550
burvenich,c. 01-0566
busch,p. 03-0026
busch,w. 05-0269 07-0264 08-0283 08-0296 10-0279
busch,walter 02-0280 06-0343
buschmans,elisabeth 04-0135
buser,pierre 05-0070
bush,m. 08-0575
bushdiev,m. s. 04-0689
bushkov,v. g. 01-0641
busija,david w. 02-0050
bussereau,f. 02-0439
bussiere,j. 06-0236 08-0288
buswell,j. f. 01-0317 11-0639
but'janov,d. d. 01-0555
butchaiah,g. 03-0458
butko,m. p. 07-0295 07-0299 07-0421 08-0319 08-0320
butkus,i. 09-0517
butler,i. von 05-0718
butler,t. m. 09-0081
butler,william h. 11-0187
butterwith,simon c. 09-0072
buttke,thomas m. 09-0218
buurman,j. 02-0253
buxton,b. a. 12-0439
buxton,d. 02-0437
buys,jannie 01-0110
buysscher,e. v. de 12-0288
buzhievskaja,t. i. 01-0391
buzlama,v. s. 05-0591 05-0597
buzmakova,r. a. 11-0558
bychkova,m. v. 11-0489
byers,s. w. 03-0325 03-0327
byford,m. j. 03-0289
bygdeman,m. 11-0180
bykhanov,v. 02-0329
bykova,n. d. 05-0498
bylund,david b. 07-0056
byrnes,d. j. 12-0049
byshevskijj,a. sh. 11-0329
byszewska-szpocinska, ewa 04-0570
bywater,r. j. 03-0629
cabalum,t. 06-0196
cabana,claude 07-0668
cabanero,j. j. lozano 11-0197
cabarat,j. 05-0570
cabaret,j. 04-0586 12-0503
cacka,a. a. 02-0322
cadnapaphornchai,p. 11-0109
caffin,j. p. 05-0649
cagnasso,a. 03-0276
cahill,i. p. 05-0338
cai,wen-qin 03-0020
cai,y. n. 09-0476
caille,dominique 06-0105
cairns,john 05-0159
cajander,s. 01-0014
cakala,stanislaw 01-0557
calberg-bacq,c.-m. 03-0477
calderwood mays, maron b. 09-0496
caldwell,j. h. 07-0101 07-0107
cali,a. 12-0220
calinescu,e. 01-0222
calingasan,noel y. 12-0031
calissano,pietro 09-0039
call,e. p. 05-0378
callewaert,g. 01-0046
calligaro,alberto 07-0133
callinan,a. p. l. 10-0477
callis,j. j. 06-0598
calnek,b. w. 11-0507
calverley,p. m. a. 04-0097
camay,howard 08-0474
cameron,j. s. 07-0128
cameron,v. 09-0063
camguilhem,r. 10-0430
camous,sylvaine 11-0358
camp,j. c. 02-0258
campbell,a. j. 01-0097

campbell,david a. 08-0437
campbell,g. r. 02-0007
campbell,gordon a. 05-0037
campbell,i. 04-0687
campbell,karen l. 08-0546
campbell,kevin p. 06-0048
campbell,martha l. 03-0647
campbell,r. s. f. 06-0473
campbell,robert l. 11-0052
campbell,william e. 12-0563
campean,c. 05-0010
campean,n. 05-0010
campell,j. n. 10-0344
campell,leon 06-0568
campell,margaret a. 09-0140
campion,d. r. 02-0279
campion,dennis r. 08-0002
campione-piccardo,j. 11-0500
campo,f. 01-0438
campo,m. s. 07-0458
campos,rodolfo h. 05-0482
campos,v. j. m. 06-0010
camus,e. 05-0553
candolo,h. 02-0255
canessa,a. 02-0479
canfield,p. j. 11-0034
cankov,d. 05-0717
cannata,m. a. 04-0023
cannon,joseph g. 06-0381
canov,canko 04-0289
cant,b. r. 09-0049
canteneur,m. 06-0635
cantin,m. (ed) 06-0046
capaci,bernice l. 08-0468
capaldo,sergio 08-0193
capasso,olga 03-0445
capdevila,j. 09-0142
capelli,jean-loup pascal 07-0559
capen,c. c. 12-0035
capes hasselt,sabina van 04-0003
capieau,e. 09-0272
caple,i. w. 09-0170
capron,a. 02-0480 04-0539
carakostas,michael c. 11-0437
caray,albert m. 08-0645
carayon,jacques 08-0479
carazo,jose m. 01-0379
carbonero,p. 06-0453
carcassi,a. m. 07-0130
carcidze,m. a. 03-0225
cardenas-ramirez,l. 04-0574
carding,simon r. 08-0044
cardoso,roberto maciel 01-0034
cargill,c. 06-0333
carikov,i. n. 10-0294
carini,marina 03-0507
carlson,c. s. 11-0017
carlson,r. b. 01-0473
carlsten,j. 11-0589
carlstroem,kjell 06-0179
carlton,w. w. 11-0605
carman,m. g. 01-0286
carman,r. j. 08-0364
carmeliet,e. 01-0046 11-0081
carmichael,gary j. 12-0230
carmichael,l. e. 03-0618
carmichael,stephen w. 01-0024
carnegie,j. a. 03-0113
carnero,r. 02-0434 07-0431 10-0400
carol-dumitriu,emilia 02-0454
carpenedo,francesca 02-0022
carpenter,g. a. 03-0362
carpenter,j. l. 11-0267
carpenter,james 03-0575 04-0621
carpenter,james l. 05-0257
carpi-medina,paola 04-0079
carr,d. h. 11-0146
carr,john p. 05-0373
carra,j. 01-0299
carrascosa,jose l. 01-0379
carraway,r. e. 12-0147
carreau,s. 12-0029 12-0032
carrera,e. 01-0462
carrigan,m. j. 08-0383
carrillo,elisa c. 05-0482
carroll,simon m. 11-0560
carroscosa,angel l. 01-0379
carson,r. s. 09-0159
carsten,mary e. 06-0060
carstensen,edwin l. 01-0032
cartee,robert e. 06-0536
carter,a. m. 07-0131
cartwright,sheila 10-0416
caruso,a. 11-0028
carvalho,m. egidia 07-0471
carven,neil 11-0635
carver,eugene a. 10-0162
casagrande,f. 07-0178
casal,i. 10-0409
casaro,a. 11-0586
casazza,joseph p. 04-0126
case,r. m. 04-0101
casey,sharon w. 12-0296
casnocha,e. 04-0473
caspi,d. 10-0126
cassidy,c. 11-0181
cassity,n. 07-0626
castagna,monique 03-0060
castanova,vincent 08-0251
castellano,m. cecilia 01-0403
castells,v. collazo 12-0262
castenholz,a. 08-0013
castracane,v. daniel 01-0115
castro,anthony e. 07-0435
castro,gilbert a. 12-0493
castro,juan f. a. 01-0034
castryck,f. 06-0583 09-0325
catalin,d. 05-0092
catchpole,janet 04-0526
cate,a. r. ten 08-0009
caterson,bruce 03-0013 03-0029
cathiard,anne-marie 09-0167
cattaneo,antonino 09-0039
catty,d. 06-0301
caubet,luis mugguel ferrer 07-0554
causon,r. 06-0561
caussement,w. 10-0628
cauvin,e. 07-0148
cavanagh,d. 04-0478
cavoski,d. 05-0719
cawley,a. 06-0535
cawley,g. d. 09-0085
cawthorne,m. a 05-0044
cawthorne,r. j. g. 07-0493
caywood,dennis d. 11-0687
cazenave,p. a. 12-0292
cazzola,m. 02-0029
ceaurriz,j. de 02-0640
cecio,a. 11-0026
cehdehndorzh,l. 02-0272
cela,myzafer 05-0360
celander,daniel 04-0460
celis-salgado,p. 04-0574
celli,l. 11-0614
ceneva,g. ja. 04-0405
cenini p. 04-0211
center,sharon a. 01-0502 01-0623
centurier,c. 06-0480
centurier,c. 10-0524
cepelak,j. 10-0647
cepica,a. 11-0617
cerda,j. 11-0145
ceretto,f. 06-0205
cermak,k. 01-0639
cernescu,h. 02-0027
cernik,k. 04-0490 11-0497
cerny,g. 10-0654
cerny,h. 05-0009
ceroni,vangjel 05-0360
cerrie,blair m. 08-0097
chacko,a. j. 05-0211
chadaeva,m. n. 05-0118
chadjuk,i. i. 04-0614
chadli,m. 09-0499
chadwick,a. 02-0107 08-0138
chaffaux,s. 07-0277
chaffin,w. lajean 04-0514
chaillot,b. 03-0277
chakahrov,rumen 05-0669
chakrabarti,saroj 01-0607
chakrabarty,krishanu 02-0559
chakroborty,p. k. 02-0258
chalifoux,andre 02-0648
challis,j. r. g. 04-0155
chalmers,w. s. k. 12-0311 12-0582
chalyjj,g. a. 02-0346
chambaz,e. m. 12-0060
chambaz,edmond m. 02-0100
chambers,c. m. (hrsg.) 12-0617
chambers,carolina a. 06-0025
chambers,p. l. 12-0617
chambers,t. j. 12-0067
chambon,y. 07-0050
chaminade,m. 11-0065
chamings,r. j. 05-0415
champion,anne e. 03-0039
champlin,f. r. 10-0316
chan,meanthan 04-0040
chan,p. k.-c. 01-0608
chan,r. 11-0392
chan kim van 02-0202 03-0395
chance,r. e. 01-0108
chand,ramesh 06-0253
chander,harisch 01-0186
chander,harish 07-0684
chandler,francis w. 10-0425
chandler,j. e. 05-0166
chandra,g. 01-0005
chandra,manik 08-0508
chang,h. k. 09-0625
chang,h. k. 10-0031
chang,hsi-chi 05-0505
chang,jerjang 01-0369
chang,s. h. 05-0624
changeux,jean-pierre 12-0099
channing,c. p. 09-0161 09-0162
chansouria,j. p. n. 10-0022
chantal,j. 05-0525 07-0364
chanter,n. 04-0654
chao-yi,li 10-0052
chapdelaine,pierre 08-0113
chapman,a. 04-0559
chapman,h. d. 07-0589 10-0463
chapman,h. m. 05-0253
chapman,m. r. 01-0461
chapman,paul w. 04-0619
chapman,r. a. 01-0091
chapman jun.,h. l. 09-0245
charan,k. 01-0540
charan,normal b. 11-0007
charan,s. 11-0295
charles 03-0293
charles,t. m. 09-0013
charlet-renard,ch. 11-0078
charlier,g. 07-0467 07-0590 09-0368 10-0401 10-0433
charlier,p. 02-0447 12-0598
charocopos,fotis 08-0037
chasey,d. 01-0364 04-0476
chatagnon,g. 07-0347
chatelain,eliane 10-0008
chatelain,jacqueline 05-0050
chatelin,y. m. 02-0667
chatfield,r. c. 07-0608
chatterjee,d. k. 07-0479
chaud,m. 08-0134
chaudhry,h. s. 06-0255
chauhan,f. s. 07-0175
chauve,cl. 10-0515
chauvin,m. a. 07-0164
chauvin,marie-agnes 05-0127
chavushjan,v. a. 01-0055
chayen,ann 01-0440
chayoth,reuben 07-0137
chebotarev,v. f. 09-0216
checiu,maria 06-0098
cheeke,peter r. 06-0386
cheevers,w. p. 08-0391

chefranova,ju. a. 11-0377
cheignon,madeleine 10-0086
chejjdo,m. a. 05-0306
chekal,m. a. 11-0105
cheli,r. 10-0625
chemouilli,phillippe 12-0099
chen,grace c. c. 12-0312
chen,hans h. c. 05-0258
chen,kuofen 06-0032
chen,lung-chi 08-0548
chen,m.-h. 01-0051
chen,martin f. 02-0132
chen,s. n. 10-0179 11-0211
chen,tien-mi 12-0388
chenciner,nicole 02-0455
cheng,k.-h. 05-0017
cheng,kuo-chi 12-0063
chengappa,m. m. 05-0445
cheong,f. h. 07-0493
cheredkov,s. n. 10-0255
cheremisinov,g. a. 02-0614 05-0341
cherepakhin,v. v. 07-0005
cherepanov,v. p. 02-0244
cherepova,n. v. 06-0369 06-0389 12-0402
cheresharov,ljubomir 07-0102
cherevatenko,l. n. 02-0315
cherkasskijj,l. p. 02-0547
cherms,f. l. 01-0123
chernauskas,a. 09-0484
chernauskas,a. l. 01-0491
cherniack,neil s. 01-0094
chernick,v. 04-0152
chernigov,v. d. 01-0337
chernjavskaja,m. a. 07-0294
chernova,g. v. 07-0096
chernukha,ju. g. 09-0324
chernykh,s. i. 05-0152
chernysheva,m. d. 06-0278
chertok,r. j. 09-0044
chervonskijj,a. v. 07-0005
cheryan,myzunir 02-0073
cheshire,geraldine r. 05-0026
chetverikova,l. k. 11-0461
cheung,p. j. 04-0205
chevalier,francoise 04-0734
chevallier,j. 10-0057
chevelev,s. f. 03-0427
cheville,n. f. 07-0455 07-0462
cheville. n. f. 07-0600
chevrinais,anne-marie 09-0229
chew,dennis j. 06-0505
chhabra,m. b. 03-0541
chhatwal,g. s. 12-0323
chhatwal,gursharan s. 12-0318
chi,david s. 09-0230
chi,s. c. 10-0179
chiba,momoko 01-0086
chiba,nobuyuki 08-0368
chieli,elisabetta 06-0577
chien,yueh-hsiu 11-0057
chiera,j. w. 12-0509
chignard,m. 05-0327
chihaya,yutaka 01-0402
chikazawa,hiroraka 08-0015
chikazawa,hirotaka 12-0041
chikisheva,t. v. 09-0550
chikova,vanja 06-0241
child,sally z. 01-0032
childs,robert a. 08-0044
chillard,y. 11-0173
chilmonczyk,s. 10-0191
chin,daniel j. 07-0012
chinet,auguste 03-0076
chiodini,rodrick j. 08-0377
chipens,g. i. 12-0155
chirjat'ev,e. a. 11-0329
chirtel,s. j. 09-0110
chisu,iuliana 01-0205 08-0244 08-0245
chiu,s. y. 06-0228
chjapulis,l. 09-0491
chmara,henryk 07-0641
chmarzynski,wojciech 02-0484
chmela,j. 05-0588
chmielowska,j. 03-0045
cho,h. j. 08-0344
cho,youn 01-0522
chodkowska,danuta 07-0023
choi,h. s. 01-0062 02-0102 08-0274
cholakova,radka 09-0366
choma,jan 06-0329
chomel,r. 03-0402
chomiczewska-mazaraki, aleksandra 03-0352
choromanski,l. 01-0427
chotard,r. 08-0614
choudhary,r. j. 02-0666
choudhuri,p. c. 03-0493
chouhan,d. s. 02-0666
chow,c. m. 06-0217
chow,virginia 10-0083
chrisman,c. l. 06-0558
christ. b. 07-0015
christensen,b. i. 06-0168
christensen,d. a. 11-0357
christensen,h. dix 03-0050
christensen,n. o. 04-0580
christensen,n.-j. 11-0180
christensen,niels j. 05-0053
christensen,v. l. 02-0269
christianson,dean e. 05-0712
christner,james e. 03-0013 03-0029
christopher,j. 07-0555
christopherson,r. j. 08-0313
chroustova,e. 08-0469
chroustova,eva 02-0487
chu,alice 06-0067
chu,f. w. 11-0058
chubis,a. i. 01-0386
chuchalin,a. g. 06-0604
chukhrihjj,b. m. 05-0048
chuklov,n. f. 03-0626
chumakov,m. p. 03-0478
chumakov,v. p. 02-0526
chung,albert e. 02-0010
chung,bon-chu 03-0151
chung,shin-ho 05-0060
chung,sookja kim 01-0058
chung,young-wha 04-0022
chupakhin,v. i. 08-0323
chuvil'kin,n. m. 12-0412
chylinski,gracjan 02-0319 03-0410 06-0377
chytil,frank 02-0191
chyun,s.ng 01-0033
cibulka,j. 07-0566
ciernik,juraj 09-0197
cieslicki,michael 04-0233
cifuentes,j. m. 11-0697
cinotti,s. 12-0616
cioli,donato 04-0573
ciosek,danuta 07-0640
cipriano,rocco c. 11-0204
ciriaco,e. 07-0024
cirnu,i. v. 06-0264
cirstet,i. 11-0481
ciznar,ivan 07-0470
clancy,karen m. 01-0149
clapham,david e. 11-0125
claret,michel 05-0052
clark,b. l. 10-0376 11-0436
clark,david d. 11-0096
clark,j. derrell 02-0644
clark,justin s. 06-0222
clark,michael w. 08-0332
clark,n. w. t. 01-0440
clark,p. 07-0028 07-0029
clark,ron 12-0555
clark,w. a. 08-0424
clark,william e. 04-0707
clarke,i. j. 03-0345
clarke,j. a. 07-0016
clarke,m. c. 04-0497
clarke,m. m. w. 05-0579
clarke,r. w. 07-0129
clarkson,a. r. 03-0500
clarkson,johanna 04-0577
claus,r. 11-0182
clausen,gunnar 09-0070
clausen,torben 11-0135
clearfield,m. s. 02-0636
cleat,p. h. 10-0230
cleek,j. l. 05-0636
clegg,j. b. 04-0284
clegg,r. a. 11-0072
clemente,c. h. 07-0662
clemmons,r. m. 05-0686
cleveland,patrick h. 04-0454
clifton-hadley,f. a. 03-0409 07-0340 10-0323
cliver,d. o. 08-0389
cliver,dean o. 03-0390
close,w. h. 06-0320
closse,annemarie 08-0593
clothier,r. h. 07-0235
cloud,s. s. 03-0400
clough,geraldine 08-0019
cobanoglu,d. 03-0391
cobbold,s. p. 04-0234 12-0282
cochet,claude 02-0100
cociglio,m. 04-0677
cocker,f. m. 02-0448
cockrell,carolyn s. 06-0072
coen,e. p. 12-0150
coene,m. c. 10-0080
coenen,m. 05-0405 07-0284
coeuret,m. 08-0616
coffin,j. douglas 11-0538
coghlan,j. p. 09-0058
coghlan,john p. 05-0026
cognie,y. 12-0370
cohen,geoff r. 04-0348
cohen,i. kelman 06-0020
cohen,mitchell l. 09-0296
cohen,r.yne 08-0054
cohen,richard jonathan 04-0038
cohen,rochelle s. 01-0058
cohen,s. 02-0233 06-0091
cohn,a. 01-0376
cohn,herbert e. 08-0054
coid,c. r. 10-0230
coignoul,j. l. 07-0455
cojocel,c. 11-0106
coker,s. j. 08-0585
colahan,p. t. 07-0309
colahan,patrick c. 03-0647
colahan,patrick t. 01-0631
colcanap,m. 10-0400
cole,alison e. 07-0081
cole,c.b. 03-0140
cole,e. r. 12-0567
cole,r. j. 09-0402
colenbrander,b. 11-0016 12-0118
colenbrander,ben 07-0057
coleridge,h. m. 06-0090
coleridge,j. c. g. 06-0090
colestock,e. l. 12-0508
coley,t. c. 05-0211
colizzi,v. 05-0308
collak,dionyz 01-0493
collard,a. 04-0261
collas,r. 01-0580
colle,j.-h. 11-0296
collett,marc s. 10-0408
collier,a. j. 04-0606
collier,l. l. 12-0244
collier,michael a. 01-0264
collin,j. p. 01-0011
collinge,i. a. 12-0065
collings,d. f. 02-0387
collins,christine a. 10-0061
collins,e. a. 08-0531
collins,g. h. 01-0422
collins,g. m. 03-0064 03-0129
collins,m. s. 01-0361

collins,m. s. 03-0447
collins,p. 06-0409
collins,r. a. 07-0548
collins,r. l. 09-0164
collins,w. m. 09-0352
collis,c. s. 06-0251
collu,r. 06-0194
colombatti,vittorina 07-0425 07-0631
colorni,a. 01-0140
colov,b. 01-0445
colquhoun,d. 05-0063
colt,j. e. 08-0179
colvin,b. m. 08-0554
colvin,bill m. 05-0631
colwell,r. r. 04-0371
coman,m. 08-0563
combarnous,yves 07-0158
comming,i. a. 02-0275
commins,m. a. 07-0480
compagnucci,m. 01-0191 01-0344
concepcion,nelydia f. 12-0401
concha,c. 11-0634
concu,a. 07-0130
conder,george a. 04-0533
condie,lyman w. 01-0529
condon,seamus 01-0282
cone,d. k. 07-0199
congote,l. f. 08-0119
conn,david bruce 10-0500
conneely,j. j. 11-0230
connelly,m. r. 07-0309
conner,n. s. 06-0026
connor,j. 05-0349
connor,t. j. 04-0481 04-0488
conrad,h. r. 05-0363
conrad,robert s. 10-0316
conradi,n. g. 05-0105
conroy,d. a. 01-0147
conroy,gina 01-0147
constantiescu,ch. m. 08-0010
constantinescu,elena 12-0030
constantinescu,gh. m. 08-0012
contato,e. 08-0535
contrepois,m. 02-0330
converse,carolyn a. 10-0124
convey,e. m. 03-0328
conzen,m. 10-0614
cook,d. r. 10-0329
cook,jane k. a. 07-0423
cook,t. g. 11-0584
cook,walter g. 12-0194
cook jun.,j. r. 06-0474
cooke,kenneth r. 03-0001
cookson,a. d. 03-0176
cooper,b. j. 10-0406
cooper,barry 02-0510
cooper,i. 10-0106
cooper,j. e. 12-0588 12-0633
cooper,john k. 05-0124
cooper,leslie 09-0104
cooper,m. wayne 09-0087
cooper,robert c. 03-0643
cope,f. o. 02-0205
copeland,d. d. 02-0262
copeland,t. d. 06-0422
copland,j. a. 07-0157
copland,j. w. 04-0202 08-0461
coppock,c. e. 06-0131
coppola,a. 09-0269
coray,a. 01-0091
corba,j. 03-0536 10-0476
corbel,m. j. 10-0341
corboz,l. 04-0426 05-0485 06-0591
corchs,j. l. 05-0246
cordeiro,r. s. b. 02-0477
cordy,d. r. 06-0554
cornacchia,j. w. 08-0179
cornelissen,a. w. c. a. 01-0411
cornell,w. d. 05-0503
cornette,j. 02-0480
cornick,j. w. 12-0200 12-0201
cornila,n. 03-0007
cornillet-stoupy,j. 12-0182
cornish,timothy j. 09-0174
corona,s. 09-0142
corrales,r. j. 06-0117
corrigall,jane 08-0078
corring,t. 04-0131
corroll,r. m. 03-0533
corsalini,t. 01-0344
corti,m. 09-0034 09-0120 09-0121 11-0158
corwin,r. m. 07-0490
coryn,m. 10-0273
cosenza,s. f. 01-0509
cosenza-murphy,dano 02-0012
coshan-gauthier,r. 11-0610
cosio,f. 03-0260
cosoroaba,i. 05-0571 06-0483 06-0494 06-0501
costa,paulo melgoco a. 12-0643
costal,paulo melgaco a. 12-0642
costal,paulo melgaco de a. 12-0644
coste,m. 01-0539 02-0203
costea, v. 12-0600
costello,brian 06-0067
costerton,j. w. 03-0492 11-0392
costes,c. 02-0434 07-0431
cote,l. m. 02-0564
cote,michel g. 04-0162
cotman,carl w. 09-0508
cottell,d. c. 11-0023
cottereau,ph. 01-0300
cotton,c. l. 11-0654
cottrell,d. f. 08-0018 10-0070
cottrell,david f. 12-0124
cottrell,m. bruce 04-0640
cottrell,w. 07-0667
couch,j. a. 07-0206
couchman,john r. 03-0013
coudert,francoise 12-0130
coudert,p. 10-0108 12-0348
coufalik,v. 10-0248
coughlan,david j. 11-0202
coulombe,pierre 04-0162
coulson,christopher j. 08-0340
coulter,d. b. 06-0474
coulter,dwight b. 06-0106
counotte,g. h. m. 05-0248 05-0742
courot,m. 06-0236 12-0029 12-0032
courtay,b. 01-0547
courtice,gillian p. 10-0066
courtney,c. h. 10-0490 12-0500
courtot,daniel 02-0631
coussement,w. 06-0455 06-0583 10-0629
couteaux,rene 09-0014
couto,c. g. 01-0208 04-0247 07-0557
couturier,m. 07-0320
cova,john l. 07-0166
cowan,w. m. 04-0075
cowan,w. maxwell 12-0094
cowen,p. n. 04-0237
cox,herbert w. 10-0447
cox,hollis utah 02-0348 11-0404
cox,j. e. 09-0604
cox,john 09-0277
cox,josephine 07-0112
cox,p. j. 05-0469
coy,d. h. 07-0157
coyle,edward f. 07-0076
coynault,c. 07-0312
cozens,brenda 10-0121
crago,s.s. 10-0170
craig,p. s. 07-0515
crainiceanu,e. 01-0471 02-0500 05-0398 08-0329
cramer,j. c. 10-0366
cramer. friedrich 11-0118
crane,m. st j. 06-0576
cranston,w. i. 10-0536
creed,james e. 02-0659
cremel,gerard 02-0030
cremers,paula 04-0554
creutzfeldt,o. 10-0052
criado,m. t. 10-0305
criddle,michael j. 06-0222
crighton,w. g. 12-0396
cringanu,d. st. 03-0004
cringanu,st. 03-0004 03-0007
cripe,w. s. 09-0245
cripps,a. w. 08-0233 08-0238
crisman,r. o. 02-0279
crocker,daniel b. 07-0242
crockford,gordon 09-0238
crompton,d. w. t. 01-0462
cronshaw,james 07-0113
croskell,roger b. 10-0311
cross,alan s. 04-0380
cross,brenda a. 12-0111
cross,n. l. 03-0051
cross,robert f. 06-0482
crosse,r. 07-0637
crouch,c. f. 12-0451
crowder,m. e. 04-0142
crowe jun.,dennis t. 12-0539
crowther,robert l. 04-0460
croy,t. r. 05-0192 08-0160
cruess,r. l. 12-0141
crump,robert w. 11-0151
cruz,fernando s. 04-0530
csaba,g. 08-0177
csaba,gy 02-0133 02-0134
csaba,gy. 02-0157
csanyi,vilmos 08-0301
cseh,s. 08-0305
cseh,s. b. 11-0586
cuadrado,g. martinez 04-0029
cuatrecasas,pedro 10-0586
cuber,j.-c. 12-0090
cubile,linda 05-0137
cuchens,m. a. 04-0188
cuci,agron 08-0281
cucumanski,valentin 09-0348 09-0349
cudmore,w. w. 10-0517
culbertson,roger 09-0403
cullen,bryan r. 11-0455
cullen,j. 04-0247
culty,m. 12-0060
cumming,g. j. 01-0097
cummings,a. m. 08-0114 08-0115
cunningham,f. j. 04-0083
cunningham,m. p. 12-0510 12-0511
cunningham,noreen s. 11-0055
cunta,r. 08-0469
cunta,rostislav 02-0487
cupps,p. 07-0119
curato,a. d. 02-0028
curling,e. m. a. 05-0296
current,william l. 03-0502 10-0460
curry jun.,thomas e. 07-0256
curson,b. 01-0126 12-0184
curtis,c. r. 12-0527
curtis,r. 05-0265
curtix,jill 02-0199
cussell,deborah 05-0511
cutillo,antonio g. 06-0222
cutlip,r. c. 05-0528
cvetkov,cv. 08-0207
cvetkova,n. v. 05-0436
cvetkova,vasilka 03-0558
cvetkovic,lj. 01-0452
cwik,s. 05-0647
cygan,zygmunt 02-0377 02-0395
cyganenko,a. ja. 04-0695
cyganova,n. m. 07-0575
cymbal,a. m. 04-0270
cynader,m. 06-0092
cyrjapkin,b. s. 07-0575
czaplicki,g. 08-0460
czar,philip l. 01-0115
czekaj,hanna 05-0298
d'alesandro,philip a. 01-0412
d'hinterland,l. dussourd 09-0307
d'ieteren,g. 01-0527 10-0616
d'occhio,m. j. 06-0339
d'silva,j. 10-0197
dabkjavichjus,v. b. 02-0401
dabrowski,jan. 10-0347
dacheux,f. 01-0029
dacheux,francoise 01-0028 02-0013

dadashev,s. ja. 04-0718
daeberitz,h. 07-0255
daetz,h. 08-0446
dagett,stephen g. 11-0096
dageynais,lise 07-0426
dagorn,j. 07-0290
dahl,doris 06-0019
dahle,j. 02-0501
dahlmann,burkhardt 02-0101
dahme,e. 01-0382
dahms,thomas e. 06-0223
daigneault,p. 12-0199
daigo,m. 09-0024
daikoku,shigeo 05-0016
dailey,harry a. 11-0051
dailey,morris o. 04-0253
dakkak,a. 06-0497 09-0448 10-0489 11-0554 12-0477
dale,ola 10-0040
dalgliesh,r. j. 08-0473
dalik,vladimir 09-0520
dalla porta,m. a. 10-0268
dallaire,andre 02-0648
dalle,m. 06-0191
dalton,b. a. 12-0092 12-0127
dalziel,f. c. 12-0241
damjanovich,sandor 09-0232
damme,ch. van 04-0647
damosso,r. 08-0535
dan'shina,m. s. 02-0311
danchev,st. 05-0734
danev,jjordan 01-0545
danford,j. 02-0599
dang,d. c. 05-0019
dangschat,hilmar 11-0203
danhof,martha l. 05-0484
danicic,o. 03-0322
daniel,s. a. j. 08-0075
daniels,curt n. 02-0587
daniels,s. 07-0607
danielsen,v. 03-0597
danielsson,bengt r. g. 06-0578
danilenko,v. n. 05-0289
danilevskijj,v. m. 02-0532
danilin,e. f. 01-0612
danilov,e. p. 08-0191
danilova,o. v. 04-0092
danisevskis,p. 10-0077
dankowski,k. 11-0362
danks,j. a. 05-0001
dantzer,vibeke 02-0021 04-0299
danzo,benjamin j. 09-0163
daoust,p.-y. 10-0203
dapper,christie h. 11-0073
daptula,wieslaw 08-0511
darai,g. 07-0475
darbyshire,j. h. 04-0478
dardillat,c. 01-0080 02-0088
dargatz,d. a. 08-0196
dargel,d. 06-0544
darius,jon 04-0450
darke,p. g. g. 09-0495
darlison,mark g. 01-0274
darribere,thierry 07-0061
darshan,r. 09-0146
das,a. k. 07-0142
das,dipak k. 08-0139
dasgupta,bibhuti r. 03-0416
dash,mary c. 05-0740
dashi,abedin 07-0596
dashtseren,ts. 01-0389
dashwood,m. r. 08-0077
daskalova,anastasija 03-0509
data,j. l. 04-0110
datta,b. m. 01-0459
daugalieva,eh. kh. 01-0439
daughaday,william h. 06-0287
dauguet,c. 05-0483
davelaar,f. g. 06-0436
davey,n. j. 12-0087
davicco,marie-jeanne 03-0308 06-0191
david,c. 12-0585
david,christine 07-0563
david,jean r. 08-0483
david-pfeuty,therese 04-0124
davidenko,v. m. 12-0372 12-0613
davidenkova,e. f. 05-0668
davidovskaja,t. l. 01-0079
davie,r. 01-0475 12-0514
davies,a. 10-0074
davies,a. s. 11-0032
davies,d. c. 06-0409
davies,f. g. 12-0351
davies,jeremy 12-0547
davies,p. 01-0364
davies,r. 02-0069
davis,brian 04-0461
davis,c. e. 04-0541
davis,duane l. 08-0303
davis,g. b. 02-0384
davis,henry 01-0032
davis,i. f. 02-0277
davis,j. d. 01-0064
davis,kenneth b. 11-0238
davis,lloyd e. 01-0592
davis,p. 04-0478
davis,patrick j. 08-0219
davis,richard 08-0021
davis,warren m. 05-0662
davtjan,a. 05-0167
davtjan,m. a. 04-0111
davydov,o. n. 06-0244
dawber,r. p. r. 02-0651
dawe,d. l. 11-0223
dawen,sabine van 01-0378
dawes,g. s. 03-0121 04-0056
dawood,m. yusoff 05-0137
dawson,christopher a. 06-0145
dawson,j. r. 11-0293
dawson,m. 11-0423
day,jonathan f. 04-0550
de coster,roland 12-0145
de nardo,p. 06-0548
de vos,v. 08-0575
dea,s. 05-0178 07-0437
deak,f. 11-0450
deal jun.,e. chandler 06-0628
dean,d. a. 01-0432
dean,d. f. 08-0239
dean,roger t. 05-0108
dear,g. 05-0184 05-0200
debackere,m. 02-0556
deberry-borowiecki, bernard 02-0064
deboer,g. 11-0583 11-0585
debouck,p. 03-0459
debreczeni,i. 08-0522
debruin,gerrit 07-0106
dec,krystyna 06-0081
decandia,m. 07-0130
deckert 02-0227
decolli,leandro 06-0344
deconto,i. 02-0506
deconto,ivan 05-0610
decorte,laurence 03-0040
decramer,marc 06-0007
decun,m. 01-0471 02-0500 08-0220 08-0329
decuypere,e. 04-0060 12-0297
dedek,j. 10-0331
dedek,l. 10-0414 11-0505
dedie,k. 04-0420
dee,jon f. 05-0707 06-0641
dee,larry g. 05-0707 06-0641
deegen,e. 01-0503 02-0506 02-0531 09-0332 10-0545
deelder,a. m. 06-0486
deen,travis 09-0606
deenen,gerrit jan 12-0107
degroot,j. m. 08-0600
dehaan,r. l. 06-0609
dehay,c. 08-0032
deibel,r. h. 03-0390
deinhardt,friedrich 03-0436
dejjsembaeva,r. u. 03-0281
dejneka,jozef 01-0244 02-0593
dekanadze,a. m. 04-0354
deken,r. de 10-0478
del mar,eric 03-0591
del tacca,m. 12-0151
delaflotte,s. 11-0100
delage,c. 03-0407
delbove,p. 09-0447
delev,kiro 02-0293
deliconstantinos, george 11-0071
dellinger,j. d. 07-0598
dellmann,h.-d. 12-0557
deluyker,h. 07-0459
delverdier,m. 01-0237
demarquilly,c. 02-0554
demarta,a. 12-0198
demeester,g. 12-0043
demidova,t. n. 01-0323
demin,v. g. 06-0288
demling,j. 02-0015
demoliere,ch. 09-0566
dempsey,robert j. 06-0061
denchev,v. d. 06-0302
dencker,lennart 06-0578
deneke,carl f. 10-0307
deneva,marija 02-0577
denham,sylvia 02-0198
denis,d. 02-0080
denis-donini,s. 03-0033
denisenko,v. n. 05-0427
denisov,g. i. 02-0362
denisov,v. l. 07-0615
denney,gerald h. 06-0048
dennis,r. 03-0580
denton,d. a. 09-0058
denyer,m. s. 02-0452
denys,a. 01-0346
deo,y. m. 03-0492
depelchin,a. 05-0322
deppert,w. 08-0217
derbyshire,j. b. 11-0617
dergeleva,zh. t. 10-0177
derijcke,j. 01-0385
derivaux,j. 05-0365
derjabin,p. g. 03-0464
derose,margaret l. 06-0027
dervan,peter b. 12-0593
descamps,johan 11-0649
deschner,f. 02-0049
desi,l. 04-0646
desiderio,stephen 03-0248
desmecht,m. 09-0325
desmettre,ph. 03-0402 09-0549
desmond,h. p. 09-0165
desowitz,r. s. 02-0481
desplenter,l. 03-0485 10-0474
desser,sherwin s. 01-0145 06-0245
desserich,m. 03-0016
dessouky,m. i. 03-0084
detera-wadleigh, sevilla 09-0027
dethlefsen,v. 04-0189
detilleux,ph. 06-0556 07-0438
detlef,e. 11-0598
deussen,a. 03-0026 03-0048
deutrich,v. 11-0508
deutsch,alice 12-0313
deutsch,c. 03-0259
deutsch,joseph 04-0706
deutschlaender,n. 05-0414
devchenko,v. i. 09-0521
devillers-thiery,anne 12-0099
devor,marshall 12-0555
devor,renee 06-0398
devries,john g. 11-0594
devriese,l. a. 02-0349 07-0334
devrishov,d. a. 02-0574
dew,a. m. 03-0546 07-0548
dewey,k. j. 03-0425 03-0426
dewitt,linda m. 04-0067
deyoung,d. w. 10-0366
dezhi,l. 10-0084
dhaliwal,j. s. 11-0312
dhand,rajiv 11-0007
dhanda,o. p. 03-0103
dhanesar,n. s. 01-0319
dhawedkar,r. g. 01-0319
dhennin,l. 06-0447
dhillon,a. s. 12-0406
dhillon,d. p. 07-0037
dhodapkar,b. s. 05-0263
di modugno,g. 01-0191
di salvo,j. 04-0120
diabate,s. 07-0474
diabate,silvia 07-0411
dial,g. d. 05-0379
dial,o. k. 05-0379
diamond,louis 04-0053
diaper,m. p. 12-0061

dias,j. a. 06-0605
dias,s. mello 06-0010
dibble,eric d. 08-0464
dibona,gerald f. 09-0119
dickerson,h. w. 11-0223
dickinson,f/. mark 12-0168
dickson,i. a. 07-0588
dicou,eleni 09-0036
didio,l. j. a. 06-0266
diegelmann,robert f. 06-0020
diekman,m. a. 09-0160
dieleman,b. 01-0605
dieli,f. 01-0348
diepolu,o. o. 11-0529
dierys-galant,stefania 07-0652
dieten,j. s. m. m. van 02-0356
dietrichs,espen 10-0098
dietz,o. 11-0693
dietz,thomas e. 03-0010
dietzel,l. 03-0570
diez,j. l. 10-0558
difrancesco,d. 11-0040
difrancesco,dario 03-0117
digiacomo,ronald f. 12-0457
dijk,j. e. van 09-0123 11-0087
dijk,w. p. j. van 04-0226
dijkhuizen,a. a. 04-0319 05-0391 05-0393 12-0376
dik,k. j. 02-0671
dikaev,b. ju. 04-0521
dikov,angel 07-0523
dikova,cveta 09-0522
dill,stephen g. 06-0575
diller,kenneth r. 03-0010
dillon,ray 12-0383
dillon,v. a. 04-0204
dilov,petahr 05-0669
dilovska,khristina 08-0366
dilovski,marin 07-0601
dima,v. 05-0417 09-0130
dimitrov,khristo 05-0185
dimitrov,mit'o 12-0355
dimitrov,nikola 02-0577
dimitrov,stoichko 02-0514
dimitrova,emilija 02-0411
dimitrova,k. 05-0416
dimitrova,n. 05-0731
dimitrova,pravda 02-0052
dimov,v. b. 05-0671
dimperic,m. e. 05-0612
dineen,j. k. 10-0488
ding-ke,hua 05-0210
dinger,#b. 12-0086
diniz,lilian de stefani munao 03-0423
dinsdale,david 03-0015
dinu,diana 11-0119
dinu,m. 02-0677
dipeolu,o. o. 09-0460 09-0464
direnko,p. m. 04-0415
dirksen,g. 01-0277 01-0546 01-0577
disalvo,joseph 08-0074
disi,ahmad m. 01-0448
diters,r. w. 01-0173
divers,t. j. 02-0565
divers,thomas j. 11-0433
dividich,j. le 02-0089
dixon,o. w. 02-0148
dixon,p. f. 04-0193
dixson,a. f. 04-0118
dizdari,ferdi 08-0185
djachenko,g. m. 05-0462
djakov,ljubomir 04-0472
djatlovickaja,eh. v. 03-0229
djatlovickaja eh. v. 05-0288
djavakhishvili,n. a. 07-0550
djimde,m. 01-0119
djire,m. 11-0624
djuskalieva,g. u. 05-0457
dmitrenko,n. p. 03-0233
dmitrenko,v. v. 02-0216
dmitriev,v. b. 08-0309
do,tran the 10-0200 10-0201 10-0202
dobberkau,h.-j. 02-0111
doberstein,karl-heinz 10-0648
dobos-kovacs,m. 07-0669
dobre,maria-ana 07-0234
dobre,victoria 11-0167
dobrescu,lucia 11-0649
dobrev,v. 10-0315
dobrogowska,danuta h. 08-0036
dobsinsky,o. 05-0396
dobson,a. 06-0129
dobson,h. 10-0246
dockray,g. j. 09-0165
dockrell,h. m. 02-0472
doczi,i. 08-0646
dodd,frank h. 08-0350
dodds,w. jean 02-0520 06-0528 09-0209
doebeli,k. zerobin 07-0266
doebell,m. 08-0293
doecke,f. 10-0105
doehler,k.-k. 05-0098
doehner,l. 12-0444
doeller,gabriele 05-0181
doepfer,b. 11-0647
doerr,w. 03-0468
dogheim,rawheya m. 04-0523
doherty,patricia a. 11-0609
dohi,t. 08-0105
dohoo,i. r. 04-0662 05-0658
dohy,janos 08-0299
doi,kunio 09-0502 10-0552
doig,p. a. 12-0349
doimi,m. 01-0130
doize,b. 12-0579
doize,beatrice 11-0265
dolan,m. 06-0333
dolci,w. 08-0095
dolensek,emil p. 02-0188
dolfi,a. 11-0029
dolin,p. i. 07-0296
dolle,patrick 01-0584
dolling,m. s. 09-0408
dolly,j. oliver 04-0424
dolly,oliver j. 03-0170
doltornjazov,i. 06-0467
dom,jef 12-0145
domeki,ikuo 12-0360
dominguez,l. 11-0036
dominique,s. 07-0288
domnin,b. g. 02-0524
donahoe,patricia k. 06-0039
donald,g. e. 07-0528
donald. r. a. 09-0063
donaldson,a. i. 10-0379 11-0449
donaldson,c. 09-0208
donaldson,i. a. 07-0041
donaldson,r. m. 11-0098
done,j. t. 03-0415 03-0573 08-0382
donecker,j. m. 09-0620
donev,boris 07-0601
donev,s. r. 08-0014
donev,t. 08-0207
donker,e. 11-0091
donkers,a. 06-0391
donne,c. s. 09-0153
donnelly,f. a. 04-0567
donoghue,s. 02-0076
donsall,robert w. 07-0161
doogan,d. g. 10-0106
doolittle,russell f. 03-0047
doong,gloria 01-0104
doornenbal,p. 04-0373 06-0383 09-0530
dorchies,ph. 12-0477
dordevic,z. 12-0005 12-0006
dore,caroline j. 05-0343
dorey,christiane 08-0121
doris,p. a. 11-0084
dorland,rebecca b. 10-0298
dormer,robert l. 02-0054
dorn,alfred 09-0010
dorn,ch. 01-0134
dorn,p. 02-0316
dorner,j. w. 09-0402
dorobantu,r. 02-0337
dorodnov,a. v. 12-0010
doroshina,l. p. 12-0250
doroshna,m. v. 09-0437
dorresteijn,j. 09-0253
dorrestein,g. m. 01-0449 10-0120
dorsche,herwig hahn von 06-0209
dorso,y. 01-0644
dorson,m. 10-0191
doster,alan r. 11-0405
dotta,u. 08-0535
dougbag,a. el.-s. 11-0025
dougherty,d. a. 12-0489
dougherty,james f. 09-0614
dougherty,janeen 09-0385
doughty,f. r. 12-0558
douglas,alastair 07-0292
douglas,james t. 08-0357
douglas,r. g. a. 11-0336 12-0400
douglas,t. a. 01-0583 07-0524
douguet,dominique 06-0111
doute,monique 04-0158
douvres,f. w. 01-0442
dover,carolyn 04-0546
dovgan,j. 09-0564
downes,hall 06-0224
downey,n. e. 01-0541 11-0669
downing,j. m. 11-0367
downing,s. evans 03-0044
downs,s. m. 03-0632
dowrick,j. s. 01-0585
doxey,d. l. 03-0152 11-0174 11-0460
doyle,j. j. 07-0529
doyle,m. w. 02-0277
doyle,ronald j. 10-0232
draeger,k. g. 03-0391
draganovic,b. 07-0002
dragneva,natalija 03-0525
dragos,n. 12-0030
drake,r. e. 06-0617
drake,thomas a. 11-0402
drake-holland,angela j. 03-0118
dravid,anant 08-0593
drebin,jeffrey a. 04-0249 12-0300
drechsler,j. 06-0541
dreier,h. k. 08-0302
dreifuss,j. j. 06-0150
drescoll,kevin e. 08-0548
dresenkamp,barbara 08-0232
dresse,d. w. 05-0296
dreux,g. 04-0280
drew,t. 04-0090
drew,t. w. 02-0435
drewett,n. 01-0157
dreyfus,c. f. 10-0088
dreyfus,jean-claude 05-0041
driancourt,m. a. 05-0338
drillien,r. 11-0491
drochner,w. 05-0603
drommer,w. 08-0447 11-0003
drosdowsky,m. a. 12-0029 12-0032
droumev,d. 10-0590
drozdov-tikhomirov,l. n. 12-0010
drudge,j. h. 02-0566
druga,m. 05-0571 06-0501
drunen littel-van den hurk,sylvia van 10-0412
drutz,david j. 04-0256
dubach,ulrich c. 04-0132
dube,jean a. 08-0113
dubey,j. p. 12-0473 12-0474
dubiel,w. 01-0107
dubielzig,r. r. 04-0244
dubielzig,richard r. 11-0281
dubinin,n. p. 03-0224
dubinsky,janet m. 08-0047
dubois,maurice p. 07-0032
dubois,ph. 10-0453
dubor,m. 04-0527
dubost,g. 11-0553
duboule,denis 06-0285
dubov,l. n. 01-0109
dubovik,b. v. 07-0095
dubovskaja,a. ja. 07-0496
dubray,claude 08-0081
dubray-vautrin,f. 04-0325
dubray-vautrin,thierry robert andre 03-0336
dubrov,i. s. 05-0432
duca,c. 11-0024
ducatelle,r. 06-0455 06-0583 10-0542 10-0628 10-0629
ducharme,j.r. 06-0194
duchene-marullaz, pierre 08-0081
ducluzeau,r. 01-0192

dudan,francoise 07-0038
duddy,james a. 01-0093
dudek,r. w. 09-0013
dudnik,v. a. 04-0715
dudonis,w. 01-0665
dudyrev,ju. i. 12-0377
dueland,r. tass 12-0630
duesterberg,b. 03-0160
duewel,d. 03-0495
duffell,s. j. 06-0446
dufrain,russell j. 07-0268
dufresne,y. 12-0422
dugasheva,l. g. 11-0321
duguid,james p. 12-0314
duijser,t. 04-0447
duk,iwona 03-0523
duk,stanislaw 02-0182
dukes,i. d. 10-0076 11-0095
dukic,branislava 04-0291
dulac,o. 06-0635
dull,bob j. 08-0553
dulloo,a. g. 09-0563
dumanova,ljubka 07-0409
dumitru,i. f. 05-0417 09-0130 11-0119
dunaev,g. v. 02-0584
dunbar,allen d. 09-0599
duncan,charles c. 05-0348
duncan,j. l. 07-0497
duncan,r. l. 11-0317
duncan,s. g. 02-0638
duncan,sam g. 10-0557
dunce,m. eh. 05-0336
dunn,dale 04-0239
dunn,j. k. 11-0599
dunn,t. g. 02-0278 02-0283
dunny,gary m. 11-0640
dunstan,e. a. 10-0139
duong,le t. 07-0051
duplan,j. m. 03-0182
duportail,guy 02-0030
dupressoir,thierry 08-0253
dupuy,jean-louis 10-0085
durack,david t. 10-0468
duran,j. piana 10-0391
durand,jaques 03-0143
durand,m. p. 07-0347 08-0354 11-0711
durand,philippe 09-0167
duranov,v. s. 05-0406
durant,m. p. 11-0303
durchies,ph. 04-0553
durghen,george a. 01-0187
durica,g. 04-0635
durkin,jon p. 11-0451
durny,a. 07-0392
duron,bernard 10-0030
duronio,vincent 08-0091
durrant,d. s. 04-0437
dushkin,v. a. 04-0446
duthie,a. h. 03-0685
dutia,m. b. 11-0587
dutko,ju. s. 04-0469
dvetkov,angel 11-0657
dvojjnos,g. m. 09-0433
dvorak,m. 11-0200
dvorak,miroslav 09-0575 09-0577
dvorak,miroslava 07-0638
dvorkin,g. l. 11-0394
dyckes,douglas f. 06-0161
dyer,r. m. 03-0258
dyer,robert m. 07-0647
dyke,michael m. van 12-0593
dykhno,m. m. 02-0380
dykova,i. 02-0156
dykova,iva 05-0209
dylewski,daniel o. 11-0073
dymin,v. v. 07-0615
dyson,d. h. 11-0706
dyson,sue 06-0542
dzagurova,t. k. 09-0399
dzapo,v. 04-0066
dzhankov,tanju 02-0296
dzhasybaeva,t. s. 03-0234
dzhezheva,g. m. 06-0472
dzhishkariani,i. s. 03-0225
dzhurov,aleksandahr 08-0426 11-0679
dzhurova,jjordanka 04-0375
dzhusupova,r. zh. 03-0281
dziaba,konrad 09-0302
dziegielewska,k. m. 08-0146 11-0149
dziekan,louise c. 06-0154
dzjubak,s. t. 03-0405
dzuvic,a. 04-0378 10-0566
eagleson,jane s. 05-0287
eales,f. a. 07-0588
eales,j. g. 11-0231
eamens,g. j. 09-0482
earp, shelley 06-0023
east,james m. 01-0529
east,janet 11-0533
east,n. e. 06-0554
ebendorff,w. 05-0646 08-0568
eberner,timothy j. 09-0113
ebling,f. j. p. 11-0652
echt,robert 03-0633
eck,j. h. van 06-0454
eckel,j. 03-0052
eckenstein,felix 05-0103
eckersall,p. d. 07-0524 10-0111 10-0257
eckert,i. 10-0524
eckert,j. 08-0459 10-0475
eckoldt,k. 02-0507
ectors,f. 05-0365
edbauer,c. a. 03-0440
edens,f. w. 08-0381
edfords-lilja,inger 05-0279
edgley,s. a. 04-0042 09-0106
edirisinghe,w. r. 07-0058
edman,john d. 04-0550
edney,a. t. b. 08-0396
edqvist,lars-eric 10-0245
edqvist,lars-erik 04-0080
edstroem,anders 11-0129
edvinsson,l. 06-0012
edwards,a. v. 04-0065 04-0068 04-0072
edwards,d. hughes 08-0089
edwards,david f. 07-0634
edwards,e. c. 05-0493
edwards,g. b. 06-0561
edwards,g. t. 08-0444
edwards,k. r. 06-0450
edwards,m. j. 04-0658
edwards jun.,hardy m. 06-0586
eefting,t. 05-0742
eerbeek,o. 09-0103
effendy,w. 10-0009
efimov,a. a. 02-0244 12-0529
efimov,a. n. 04-0721 04-0738
efimov,v. i. 07-0399
efimova,o. g. 01-0290
efremov,m. p. 01-0366 12-0390
efremov,v. e. 04-0405
egberts,h. j. a. 09-0123 11-0087
egbunike,g. n. 06-0340
egelman,e. h. 04-0013
egerer,g. 09-0022
eggenberger,e. 12-0343
egorov,n. s. 01-0318 04-0710 07-0219
egorov,v. g. 11-0459
egusa,s. 11-0219
egusa,syuzo 11-0225
egwang,t. g. 05-0307
ehinger,n. promberger 10-0608
ehjjdus,l. kh. 07-0044
ehler,w. j. 12-0274
ehlers,bernhard 06-0465
ehrenfeld,jorge 04-0179
ehrensperger,f. 11-0502
ehrhart,ina c. 07-0088 10-0150
ehrich,marion 11-0418
ehring,d. 03-0669
ehrlein,hans-joerg 12-0121
ehrlung,loretta 06-0423
ehrnst,l. k. 03-0261
eiben,b. 08-0126
eich,k.-o. 04-0358
eichel,victoria 07-0594
eichhorn,k.-h. 08-0141
eichhorn,w. 10-0562
eid,m. a. 02-0281
eide,e. 06-0084
eide,ivar 06-0113
eidels,leon 02-0317
eigenmann,j. e. 01-0511 03-0553 03-0562
eigenmann,u. j. e. 02-0582
eigennamen j. e. 03-0548
eikelenboom,g. (hrsg.) 10-0659
eikenberry,eric f. 03-0069 03-0166
eikmeier,h. 01-0206
eiler,h. 11-0120
einarsson,stig 04-0080
einer-jensen,n. 07-0131
einer-jensen,niels 06-0041
eisele,t. a. 05-0223
eisenberg,e. 06-0096
eisenmenger,e. 07-0659
eisenstein,barry i. 04-0256
eisner,d. a. 11-0080
ekelund,m. c. 06-0109
ekesbo,i. 04-0230
ekholm carl 08-0042
ekman,r. 01-0092
ekstroem,j. 06-0109
ekstroem,per 11-0129
el haj,muna o. 05-0690
el harrak,m. 06-0462
el sanousi,s. m. 05-0690
el-aassar,s. t. 03-0175
el-abdin,y. z. 03-0506 06-0478
el-abdin,y. zein 05-0565
el-azab,a. i. 06-0018
el-azawy,a. i. 05-0062
el-azzeez,a. abd 04-0298
el-bagoury,i. m. 05-0062
el-banna,a. a. 11-0322
el-bassiony,t. a. 10-0322
el-chahidi,a. a. 04-0298 06-0089
el-danaf,n. a. 02-0359
el-dosoky,i. 06-0486
el-gamal,a. a. 04-0703
el-gendi,a. y. i. 04-0523
el-harrak,m. 07-0610
el-okash,h. 03-0175
el-oksh,h. a. 04-0180
el-sayed,a. e. 05-0065
el-sergany,m. a. 03-0084
elaev,n. r. 03-0153
elazhary,m. a. s. y. 05-0178 07-0437
elberg,svetlana 10-0604
eldin,e. a. zien 09-0444
elezov,georgi 12-0355
elger,m. 05-0179
elgin,s. c. r. 12-0077
elgin,sarah c. r. 06-0030
elicina,pavlina 03-0372 08-0334
eliseev,a. n. 01-0612
elisha,eugenia eshaya 04-0039
elistratov,i. s. 02-0465
elkins,a. d. 11-0685 11-0686
elkins,s. 04-0242
ellaway,p. h. 12-0087
ellefson,rodney l. 08-0536
elleman,c. j. 11-0510
ellendorff,f. 03-0024 03-0312 05-0094 08-0092 10-0094 10-0115 10-0116 10-0117
eller,barbara c. 09-0163
ellersieck,m. r. 06-0006
elles,b. 07-0353
elling,folmer 10-0335
elliot,r. b. 12-0285
elliott,c. 10-0042
elliott,glenn s. 01-0399 09-0602
elliott,r. b. 08-0023
ellis,a. e. 01-0144 05-0184
ellis,earl f. 06-0072
ellis,k. r. 11-0470
ellis,susan 03-0330
ellis,t. 01-0332 01-0333
ellis,t. m. 05-0467 09-0408
ellsworth,l. r. 08-0271
elmardi,a. 03-0678
elmore,r. g. 02-0333 08-0338
elsaesser,f. 05-0128
elsinghorst,th. a. m. 05-0266 11-0282 12-0144
elzinga,marshall 01-0075
emad,n. 10-0419

emanuelson,margareta 07-0169 08-0147
emberger,o. 04-0739
emel'janenko,p. a. 05-0427
emery,d. l. 10-0376 11-0436
emery,jerrell b. 01-0377
emery,r. s. 09-0485
emidio,b. di 06-0587
emmerson,peter t. 10-0227
emmons,r. w. 09-0213
emonet-denand, francoise 03-0040
emslie,d. r. 01-0422
enbergs,h. 10-0262
ende,ingrid a. 01-0280
endo,f. 06-0609
endo,makoto 12-0189
endo,r. 01-0433
endoh,m. 08-0595
endres,angela 01-0277
eneroth,p. 05-0130 05-0143
eness,paul g. 05-0410
enev,ivan 01-0381
enge,angela 04-0596
engel,h. w. b. 08-0599
engel,paul c. 11-0063
engeland,william c. 05-0141
engelbrecht,hans 04-0569
engelhardt,h. 06-0305
engelhardt,reinhild 11-0118
engelhardt,w. v. 10-0056
engelman,r. w. 12-0244
engels,m. 07-0446
engels,w. 11-0406
engleberg,n. cary 04-0256
enjalbert,f. 06-0134
enjuanes,l. 10-0409
enne,g. 02-0259 11-0368
ennis,p. d. 03-0085
enright,m. r. 07-0340
enss,k. 10-0210
entwistle,k. w. 01-0362
enyedi,peter 05-0121
enz,h. 08-0586 10-0597
enzenhoefer,g. 03-0324
enzmann,peter-joachim 05-0181
epifanova n. v. 04-0480
eppig,j. j. 03-0632
eppig,john j. 01-0105
epps,l. r. 08-0225
eppstein,deborah a. 03-0435
epstein,m. a. 03-0479
erashova,n. s. 03-0279
erasmus,d. a. 04-0577
erasmus,david a. 04-0573
erb,h. n. 12-0527
erb,hollis n. 06-0334
erdoes,z. 08-0646
erhardt,g. 05-0647 10-0123
erhardt,w. 06-0626 09-0597 09-0622
erhart,gabriele 09-0624
erickson,e. denis 11-0405
erickson,howard h. 04-0096
ericson,lars e. 05-0025 12-0038
ericsson,ann-charlotte 05-0158
erkens,j. h. f. 05-0148
erlandson,r. a. 11-0280 12-0272
ermakova,g. i. 07-0448
ermakova,g. n. 07-0219
ermakova,m. p. 07-0356
ermekova,v. m. 04-0273
ermine,a. 02-0439
ermolin,g. a. 05-0433
ernawati,r. 07-0413
ernst,john v. 10-0460
ernst,l. 03-0344
erokhin,a. s. 10-0175
ershov,f. i. 01-0370 04-0275 06-0594 08-0388 10-0587 11-0445
ershov,v. s. 07-0508 09-0441
ertl,g. 03-0042
ertzaas,per 08-0501
erwerth,w. 11-0370
esartija,d. t. 08-0581
escande,jean-paul 05-0254
esce,john d. 05-0015
esch,frederick 12-0072
esch,gerald w. 01-0150 11-0222
escobosa,a. 06-0131
escoula,l. 01-0539 02-0203 10-0430
eskens,u. 10-0554
eskens,ulrich 04-0236
eskjaer jensen,j. c. 10-0367
esnard,frederic 01-0037
espenkoetter,e. 07-0419
esperanca-pina,j. a. 08-0007
espinasse,j. 01-0489 01-0547
esplin,david glen 02-0195
essen-gustavsson,b. 05-0115
esser,brigitte 08-0514
esteban,mariano 05-0524
estes,g.ndee 04-0522
estevez,j. 08-0423
estrada,a. 12-0289
etches,r. j. 03-0120
eter,laslo 10-0669
etges,frank j. 10-0500
etheridge,j. r. 09-0317
etherington,w. g. 10-0281
etherton,s. l. 11-0611
etienne,m. 08-0312
ettala,elsi 08-0429
etzion,z. 07-0072
eugenmann,j. e. 07-0160
eulenberger,k. 01-0242 06-0324 07-0660
euzeby,j. p. 11-0298 12-0301
evangelisti,r. 11-0028
evanova,e. h. 08-0216
evans,g. g. 04-0186
evans,j. l. 12-0327
evans,l. e. 06-0458 11-0504
evans,martin 05-0273
evans,p. 02-0483 10-0591
evans,r. e. 11-0231
evans,r. k. 08-0569
evans,richard 11-0325
evans,ronald m. 12-0081
evans jun.,john e. 10-0585
evdokimov,p. d. 12-0564 12-0607
evelyn,t. p. t. 10-0180
evenberg,dolf 03-0188 03-0189
evered,m. d. 07-0099
everett,r. w. 03-0611
everhart,donald l. 04-0401
everitt,j. i. 05-0259
everitt,john 07-0085
everts,h. 04-0612
evglevskaja,n. i. 11-0393
evinger,j. v. 12-0146
evinger,joan v. 06-0545
evrard,p. 07-0621
evtushenko,n. ju. 04-0209
ewalt,darla r. 02-0355
ewing,l. l. 06-0186
ewy,roman 05-0630
ewy,zygmunt 05-0630
ey,p. l. 04-0265
eyffe,r. e. w. 09-0019
eysel,u. th. 10-0069
ezeh,a. o. 06-0475
ezine,sophie 04-0250
ezura,yoshio 08-0158 11-0205 11-0206
ezzell jung.,john w. 10-0232
fabbri,l. m. 10-0064
faber,donald s. 09-0109
fabricant,j. 11-0507
fabries,lionel rene gabriel henre 01-0375
fabry,h. 01-0504
facchin,e. 12-0584
facello,c. 08-0250
fachet,jozsef 09-0232
facino,robert maffei 03-0507
facsar,l. 03-0357
fadeev,v. s. 01-0366
fadok,valerie 10-0521
faelt,l. 12-0276
fahey,k. j. 03-0475
fahim,mostafa s. 03-0299
fahim,zuhal 03-0299
fahning,m. l. 09-0372
fahrenkrug,jan 07-0046
fahy,g. m. 07-0028 07-0029
fain,a. 10-0517
fain,gordon l. 06-0110
faina,r. 03-0196
faine,solly 10-0373
fairbanks,g. 02-0025
fairchild,s. e. 04-0434
fairclough,r. j. 05-0131 10-0424
fairfull,r. w. 08-0386 11-0195
fairley,r. a. 04-0442
faisal,m. 08-0155
fajjzullin,n. m. 02-0294
falandysz,jerzy 03-0589
falandysz. jerzy 04-0645
falca,c. 05-0397 05-0398 05-0399 05-0583 08-0440
falconer,i. r. 07-0159 11-0607
falempin,m. 02-0051
faler,karl 05-0539
faler,kate 04-0255 05-0539
fales,william 07-0466
falkow,s. 01-0275
fallon,r. j. 03-0353
falls,w. w. 02-0175
falvo,richard 08-0455
falzoi,maurizio 10-0142
fameli,m. 06-0182
familton,a. s. 12-0481
fantin,g. 04-0165
farag,r. s. 03-0175
farag,y. a. 05-0446 06-0089
farber,ira c. 10-0101
farca,a. 07-0625 07-0629 11-0614
fard,adel f. 04-0660
farid,a. 09-0535
farid,adel f. 04-0379
farkas,j. 02-0146 10-0647 12-0197 12-0205 12-0213
farkas,kj. 02-0147
farnbach,george c. 06-0612 11-0588
farnum,c. e. 05-0709
farrag,ikbal 02-0359 02-0360
farrell,robert l. 12-0281
farrow,b. r. h. 01-0422 04-0425
farrow,c. s. 02-0525 04-0623 05-0618 11-0705 12-0554
farrow,charles s. 10-0622
fasching,e. 06-0588
fasching,eberhard 03-0314
fasel,j. 07-0026
fass,robert j. 12-0594
fassbender,c. p. 07-0685 07-0686
fassi-fehri,m. 06-0462 07-0610
fasth,s. 11-0147
fat-halla,m. m. 05-0062
fath,m. r. 09-0006
fath el-bab,m. r. 12-0033
fatima,asskali 12-0520
fau,d. 06-0635
faulkner,r. s. 03-0432
faulmann,e. 04-0188
faure,a. 09-0169
faustini,r. 04-0070
favier,colette 01-0266
favorov,v. v. 04-0383
fawcett,a. r. 09-0483
fawcett,james w. 12-0094
fay,j. p. 11-0586
faye,b. 09-0172
fayed,a. a. 06-0478
fayolle,p. 05-0695 11-0683
fazekas,b. 03-0387 07-0453
fazylov,l. s. 03-0005
fedan,v. a. 09-0630
federicova,jana 09-0634
federov,ju. n. 09-0298
fedida,david 06-0123
fedorchenko,a. n. 09-0344
fedorko,l. 07-0124 10-0075
fedorov,a. n. 03-0087
fedorov,ju. n. 09-0223 09-0518
fedoseenko,v. m. 01-0458
fedotov,v. b. 11-0399
fedotov,v. p. 08-0039
feeley,james c. 12-0398
feeney,d. a. 03-0218 09-0493
feeney,daniel a. 11-0687
feher,g. 09-0026
feher,gy 11-0037
fehlhaber,k. 07-0681 08-0631
fehr,m. 01-0508 07-0657
fehwald,wolfgang 08-0634

feinstein,douglas l. 07-0143
feist,h. 08-0260
feist,s. w. 04-0212
fekety,robert 10-0348
feklistov,m. n. 02-0606
fekria,a. el-bordeny 10-0609
fel'dman,ju. m. 04-0445
fel'dshtejjn,m. a. 02-0526 02-0549
feldberg,w. 04-0701 08-0507 10-0538
felder,r. b. 02-0076
feldman,b. f. 02-0624 08-0555 12-0264
feldman,bernard f. 02-0112 04-0166 06-0367
feldman,brernard f. 11-0275
feldman,edward c. 12-0526
feldman,j. l. 02-0075
feldman,josiane 03-0167
feldman,steven r. 05-0149
feldmann,d. 11-0345
feldner,t. j. 01-0278 02-0415
felts,james f. 02-0522
felver,mechael e. 04-0126
fenchenko,n. g. 03-0623
feng,da fei 03-0047
fenner,a. 10-0634
fenner,william r. 01-0350
fensterbank,r. 07-0345 10-0332
fenwick,b. w. 01-0322
fenwick,bradley w. 01-0415
feoktistova,t. a. 11-0434
ferenczi,m. a. 09-0139
ferguson,alan g. 06-0103
ferguson,h. w. 10-0203 12-0234
ferguson,stuart j. 06-0139
ferluga,j. 05-0308
fernandez,f. 10-0381
fernandez,p. 10-0054
fernando,m. a. 10-0465
ferney,j. 01-0237 01-0537 04-0325
ferrando,r. 07-0087 12-0337
ferrans,victor j. 06-0013
ferrari,n. r. 09-0143
ferreiros,c. m. 10-0305
ferrell,c. 08-0221
ferris,f. g. 05-0447
ferris,n. p. 10-0379 11-0449
ferroni,a. 11-0040
fersht,alan r. 05-0123
fesenko,i. d. 11-0306 11-0420
fessl,l. 05-0400
fessler,anne payne 02-0254 04-0735
fetcher,amie 04-0644 11-0604
fetisova,krasimira 12-0572
feuerstein,giora 08-0194
fey,f. 05-0611
fialik,eva 01-0647
fichtner,dieter 06-0433
ficsor,gyula 03-0298
ficus,h. j. 05-0701
fiddian-green,richard g. 08-0050
fidone,s. j. 12-0086
fiechter,armin 08-0218
fiedler,i. 02-0020
fiedler,lothar u. h. 06-0258
fiedler,r. 05-0737
field,a. c. 08-0059
field,james b. 07-0163
field,michael 09-0291 12-0140
fielden,e. d. 05-0388 07-0248
fields,bernard n. 06-0415
figueiras,h. 07-0145
fijan,n. 02-0140 02-0142
fike,john r. 01-0498
fikejz,bohumil 09-0612
filatov,a. v. 07-0005
filho,alberto c. mello 04-0651
filho,j. assreuy 02-0477
filion,l. g. 12-0394
filion,pierre r. 04-0162
filippov,ju. i. 03-0642
filippov,v. f. 08-0314
filippov,v. v. 09-0443
filippow,w. 01-0455 01-0456
filliot,m. 03-0477
filonov,a. e. 05-0419
finazzi,m. 03-0379
fincel,thomas j. 03-0652
finch,j. t. 11-0053
finco,delmar r. 08-0512 09-0470
findlay,j. k. 05-0139 09-0159
findlay,john b. c. 09-0068
fingerle,j. 11-0050
fink,p. c. 07-0645
finkelstein,james d. 09-0122
finkler,joseph 07-0079
finsterbusch,l. 10-0565
fiocre,b. 10-0438
firehammer,burton d. 04-0360
firing,c. 10-0397
firth,e. c. 01-0168
fischer,christine 03-0660
fischer,craig a. 04-0622
fischer,gabriele 08-0543
fischer,h. 08-0267
fischer,j. 07-0643 11-0598
fischer,k. 04-0372 08-0126
fischer,kent 06-0500
fischer,u. 08-0543
fischer,w. 04-0604
fischerleitner,f. 09-0008
fiser,p. s. 11-0195
fisher,delbert a. 06-0199
fisher,j. r. 07-0386
fisher,john t. 09-0117
fisher,william f. 10-0516
fishevskaja,e. v. 05-0435
fister,peter 05-0125
fitko,remigiusz 05-0661
fittschen,c. 07-0627 09-0152
fitz,t. a. 01-0221 09-0155 09-0156
fitzgerald,e. 01-0428
fjeld,terje 11-0698
fjeldaas,t. 04-0225
fjeldt,terje 11-0592
flachowsky,g. 08-0488
flad,siegfried 09-0017
flamm,robert k. 11-0410
flanders,james a. 01-0502 09-0608
flatness,david e. 09-0573
flatscher,j. 01-0315 06-0335
flatt,p. r. 06-0064
fleckinger,r. 01-0309
fleet,i. r. 05-0344
fleetwood-walker,s. m. 11-0067
flehmig,b. 03-0439
fleischer,g.-m. 01-0613
fleischhauer,kurt 05-0006
fleming,alan d. 07-0275
fleming,f. l. 03-0648
fleming,patrick j. 07-0051
flemming,hans-curt 10-0291
fletcher,o. j. 04-0434
fletcher,o.j. 10-0217
fleurette,j. 10-0319
fleury,j. 09-0012
flick,jeffrey l. 11-0141
flick,michael r. 05-0241
flieger,s. 06-0080
flinois,j. 12-0585
flint,a. p. f. 03-0157 05-0653
flint,d. j. 11-0072
flintoff,wayne f. 03-0442 06-0434
flockhart,david a. 03-0150
floerke,i. 10-0426
flora,s. j. s. 04-0650
floreani,maura 02-0022
florent,g. 02-0447 12-0598
flores,c. a. 02-0477
flossmann,k.-d. 05-0431 05-0470 06-0387 07-0577
flowers,m. 10-0416
fluornoy,d. j. 06-0372
flyvholm,mari-ann 12-0638
focht,joser 06-0371
focke,h. 12-0519
foehring,bernd 09-0385
foelsch,d. w. 03-0016
foersch,w. 07-0505
foerster,h. 12-0520
foerster,m. 01-0236 06-0330
fogh,j. m. 06-0529 06-0530
foissy,h. 07-0597
foley,kathleen 12-0560
foliguet,j. m. 05-0160
folkow,b. 10-0081
follmann,hartmut 02-0094
folman,y. 02-0275 05-0380
folz. s. d. 08-0472
fomenko,g. a. 05-0681
fomina,n. v. 09-0384
fonda,edward s. 04-0147
fone,k. c. f. 11-0066
fonseca,peter 01-0074 10-0133
font,william f. 08-0464
fontaine,j. 12-0375
fontes,c. f. 05-0275
foor,w. eugene 04-0582
forbes,j. m. 06-0189 10-0049
forbes,j. m- 06-0100
ford,g. e. 10-0457
ford,m. j. 11-0540
ford,r. 09-0242
ford,richard b. 12-0601
ford,s. p. 02-0079
ford,t. w. 06-0116
ford,w. l. 07-0112
forder,john 09-0144
forest,j. 04-0698
foreyt,w. j. 03-0510
forgacs,a. 06-0624
forget,a. 11-0323
fornal,malgorzata 03-0352
fornander,joeren 01-0500
fornusek,l. 12-0299
forrest,j. b. 02-0542
forsberg,cecil w. 03-0139
forsling,m. l. 12-0118
forster,h. v. 10-0032 12-0109 12-0110
forsyth,g. w. 12-0277
fortmeyer,h.-p. 12-0520
fortushnyjj,v. a. 02-0604
fosang,a. j. 07-0254
fossati,p. 02-0259 11-0368
foster,david o. 10-0045
foster,douglas l. 04-0144 10-0280
foster,m. b. 04-0167
foulds,lynda m. 03-0330
foulkes,j. a. 03-0176
foulon,patrice 08-0061
fouquet,j.-p. 05-0019
fournie,john w. 01-0146
foutz,a. s. 11-0065
fowler,d. g. 08-0273
fowler,d. r. 10-0326
fowler,douglas g. 06-0352
fox,e. 01-0285
fox,g.mes 01-0292
fox,j. g. 01-0293
fox,jeffrey l. 12-0093
fox,philip r. 08-0534
fox ,robert o. 12-0303
fox, philip r. 02-0522
foxcroft,g. r. 05-0128
fozzard,h. a. 12-0051
fradkova,t. a. 04-0173
frahm,k. 08-0484
franc,suzanne 05-0024
franchi,a. m. 08-0134
franchi,f. 09-0269
franchimont,p. 10-0266 11-0078
francioso,e. 09-0300
francis,p. g. 08-0570
franco-cereceda, anders 08-0120
frank,k. g. 03-0645
frank,u. 05-0697
franke,v. 09-0305
franken,p. 10-0368
frankenburg,s. 04-0549
franklin,a. 12-0392
franklin,anders 05-0425
franklin,jack r. 04-0640
franklin,robert 07-0466
franks,felix 02-0232
franssen,f. f. j. 04-0547
franzen-sieveking,m. 11-0106
franzoni,m. f. 04-0030
fredericksson,kent 06-0074
frederiksson,gunnar 10-0245
fredholm,bertil b. 05-0051 05-0121 10-0096
freeman,david e. 06-0551

freeman,karl b. 12-0129
freeman,kathy p. 12-0331
freeman,m. j. 04-0433
freementle,a. m. 10-0477
freemyer,f. g. 06-0574
freist,wolfgang 03-0150
freitag,h. 07-0419
frelier,p. f. 06-0567
fremuth,w. 11-0254
french,d. d. 01-0461
french,m. 05-0001
french,tracy w. 02-0376
frenkel,j. k. 04-0528 04-0555
frens,j. 01-0213
frenyo,v. l. 06-0157
frenzel,j. 12-0119
frerking,h. 08-0277 09-0481
freshney,r. ian 03-0054
fretz,p. b. 06-0631 08-0620
frey,h. 10-0643
frey,h.-h. 02-0600
frey,r. 05-0663
frick,willi 08-0593
fricke,inka 06-0206
fricker,ch. 04-0731
fridberger,anita 06-0204
fridinger,t. l. 10-0523
fried,bernard 04-0590 10-0507
friedlander,i. 12-0051
friedlander,m. j. 08-0093
friedlander,martin 05-0303
friedman,j. 02-0552
friedmann,herman 08-0235
friedrich,a. 08-0598
friendship,r. m. 11-0324
fries,p. 03-0400
fries,r. 02-0204 03-0670
fries. s. 03-0650
friesen,h. g. 04-0140
fristrom,j. w. 11-0286
fritz,i. b. 09-0045
fritz,w. 05-0724 05-0725
fritze,ute 01-0661 10-0339
fritzsch,bernd 09-0021
fritzsch,wolfgang 08-0182
fritzsche,h. 06-0638
fritzsche,k. 04-0465
froe 2,dreyfus l. 10-0372
froehli,d. 08-0104
froehlich,h. 07-0083
froehlich,j. c. 10-0550
froesch,e. r. 07-0160
frol'kis,v. v. 05-0083
frolov,b. a. 07-0517
frolov,o. ju. 05-0222
frolova,a. a. 04-0562
frolova,m. p. 10-0421
frolova,n. p. 07-0408
fromtling,robert a. 01-0404
front,ph. 12-0027
frost,a. j. 06-0602 09-0533
frost,j. w. 06-0456
frothingham,thomas e. 12-0496
fruganti,g. 01-0373
fryda,s. j. 02-0090
fryer,j. l. 02-0132 05-0197 11-0211
fryer,patricia a. 05-0021
fubini,susan l. 06-0639
fuchs,anna-riitta 05-0137
fuchs,e. 02-0015 02-0016
fuchs,h.-w. 06-0589
fuchs,s. 10-0208
fuellgraf,wolfgang 03-0658
fuerll,m. 05-0626 06-0539 06-0541 06-0543
fuerstenberg,l. 08-0296
fugelli,k. 08-0163
fuhrman,bradley p. 07-0085
fuhrmann,h. 05-0198
fujie,michio 03-0146
fujii-kuriyama,yoshiaki 10-0156
fujikata,akira 05-0175 12-0191
fujime,makoto 10-0020
fujimoto,yohko 07-0118
fujimura,hisako 06-0001 10-0010
fujinaga,kei 05-0526
fujino,hirofumi 12-0195
fujioka,toshitake 12-0041
fujisaki,yuiro 03-0463
fujise,hiroshi 11-0175
fujiu,y. 02-0485
fukai,kiyoko 08-0004
fukase,tohru 01-0464
fukata,tsuneo 11-0638
fukuda,hideo 01-0131
fukuda,hiroyuki 08-0004
fukudome,m. 02-0145 07-0196
fukui,y. 01-0220
fukumori,fumiyasu 01-0142
fukunaga,yasutsugu 09-0077
fukunaga,yoshio 02-0393 02-0429 02-0456
fukuoka,t. 03-0049
fukuoka,y. 01-0199
fukusho,a. 06-0582
fukusho,akio 02-0449
fukuzawa,yoshikazu 02-0390
fulan,m. sh. 01-0320
fulion,l. g. 06-0461
fuller,g. c. 11-0019
fuller,k. 12-0067
fuller,r. 04-0364
fuller,s. d. 11-0090
fullter,r. 03-0140
fumoux,f. 11-0302
funahashi,toshiyuki 12-0284
funch,paul g. 09-0109
funder,john w. 09-0168
fung,m. c. 05-0323
fuqulay,john w. 01-0255
furcht,g. 04-0169 05-0599
furie,barbara c. 05-0329
furie,bruce 05-0329
furmaga,stefan 03-0526
furrow,r. d. 09-0593
furth,r. van 01-0203
furugouri,kou 11-0573
furukawa,t. 10-0499
furuta,kenji 02-0421
furutani,yasuji 08-0137
furuya,masato 08-0597
fuxe,k. 05-0058 10-0102
fuxe,kjell 05-0143
fyffe,r. e. w. 01-0088 06-0069 08-0625
fyhrquist,f. 07-0605
g'osheva,b. 03-0671
gaal,t. 10-0528
gaasbeek janzen,jan w. 06-0175
gabel,a. a. 09-0620
gabel,j. c. 06-0617
gabella,giorgio 03-0020 10-0017
gabius,hans-joachim 11-0118
gabliks,j. 01-0135
gaboreanu,m. 01-0360
gabrashanska, margarita 03-0509
gabrisch,k. 09-0540
gabrovskij,pencho 03-0559
gacikova,e. 06-0420
gadarowski jun.,john j. 05-0015
gadzhev,stojan 04-0009
gaehwiler,b. h. 02-0005
gaengel,h. 11-0692 11-0695
gaertner,d. stuebner 05-0087
gaertner,h.-j. 02-0210
gaertner,k. 11-0333
gaevskaja,a. 04-0201
gaevskaja,a. v. 02-0154 10-0194
gaffarov,kh. z. 02-0370
gagelmann,m. 04-0120
gahdev,khristo 04-0009
gahne,bo 05-0279
gaide,m. s. 07-0128
gaillard-perrin,g. 09-0318
gairard,alex. 06-0188
gajewska,regina 02-0681
gajewski,zdzisław 07-0619
gajjdamaka,a. v. 02-0584
gajjvoronskaja,i. g. 12-0283
gakev,at. 05-0731
gal'perin,ju. m. 01-0047
galaktionov,v. g. 03-0263
galassi,d. 06-0587
galbiati,a. 04-0070
galbraith,l. 11-0400
galeev,r. f. 09-0355
galiev,a. kh. 03-0564
galinski,janusz 07-0318
galkina,t. p. 11-0675
gallacher,d. v. 09-0029
gallatin,w. michael 04-0253
gallazzi,d. 03-0379
gallo,m. g. 07-0513
galmarini,miriam 07-0236
galogazha,m. 09-0630
galper,jonas b. 06-0154
gamarro,f. 09-0179
gambacorta,m. 10-0265
gambardella,paul c. 10-0624
gamble,d. a. 06-0558
gamidov,m. g. 02-0292
ganapathi,mahrukh k. 06-0152
ganapathy,vadivel 11-0060
ganchurin,v. v. 01-0079
gandolfi,rene c. 09-0623
gandras,r. 11-0428
gangwar,p. c. 11-0153
gann,donald s. 04-0044
gannon,brendan j. 05-0340
gannon,brendon j. 07-0065
ganovski,dimitahr 02-0586 09-0522
gantverg,a. n. 10-0206
garban,z. 06-0098
garbers,david l. 09-0181
garbi,corrado 05-0042
garbuzov,a. g. 12-0066
garcia,a. g. 07-0070
garcia,m. m. 10-0342
garcia-villar,r. 08-0272
gardner,murray b. 03-0441
gardner,p. 05-0063
gareis,m. 05-0633
gareis,manfred 06-0212
gareiss,g. 06-0418
garfield,r. e. 02-0542 08-0065
garici,ileana 11-0112
gariev,b. g. 07-0498
garlinghouse jun.,l. e. 11-0509
garlt,ch. 01-0210
garnier,f. 06-0177
garnier,v. 07-0276
garreau,florianne 05-0308
garrone,robert 05-0024
garssen,g. j. 05-0148
garvey,michael s. 12-0382
garza,f. 05-0136
gasc,charles 08-0481
gasc,jean-marie 01-0048 02-0108
gaskell,r. m. 02-0448
gasper,p. w. 11-0288
gastinel,p. l. 02-0667
gattermann,r. 01-0227
gattinger,g. 01-0170
gattrell,d. j. 02-0184
gatzy,j. t. 01-0065
gaub,h. 06-0305
gauch,roland 01-0603
gaucher,g. m. 03-0492
gaudernack,g. 01-0447
gaumont,r. 05-0466
gaus,j. 11-0182
gause,william c. 07-0146
gauss-mueller,verena 03-0436
gautam,o. p. 11-0295
gauthier,francis 01-0037
gautier,henry 06-0065 06-0221
gauton,michele 10-0099
gautron,sophie 05-0041
gavin,p. 02-0189
gavini,f. 05-0190
gavora,j. s. 08-0386
gavras,irene 08-0037
gavrilenko,n. n. 09-0259
gavriljuk,m. v. 10-0287
gavrilov,b. n. 02-0177
gavrilovskaya,i. n. 03-0478
gawel,julian 10-0667
gayot,g. 02-0434
gazdarov,v. m. 05-0101
gazelius,bertil 05-0051
gebhardt,r. 05-0038

gebrewold,asefa 12-0058
gedek,brigitte 05-0633 06-0471 11-0185
gedek,w. 01-0277 04-0670
gee,antonie l. w. de 04-0524
gee,marlys h. 12-0045
geene,jacobus johannes 12-0280
geibel,john 08-0634 08-0635 08-0636
geiler,r. 09-0417
geinitz,d. 05-0721
geiser,dennis r. 01-0615
geisert,r. d. 05-0374
geissler,a. 01-0211 09-0250 10-0239
geisthoevel,e. 09-0101 10-0554
gelatt,kirk n. 01-0182 08-0529
gelberg,h. b. 05-0361
gelboin,harry v. 12-0063
geldermann,h. 03-0348
geleff,s. 11-0021
gelev,ivan 05-0185
gelinas,celine 05-0530
gelinas,p. 03-0369
gellner,o. s. 12-0413
geloso-meyer,annette 10-0086
gemmell,r. t. 08-0116
gemski,peter 04-0380
genchev,gencho 02-0369
gencheva,g. p. 06-0430
genchi,claudio 03-0507
gendron,annette p. 05-0540
genetzky,r. m. 03-0581
genetzky,roger m. 01-0372
genevois,j. p. 05-0695 11-0683
genin,c. 03-0260
genin,f. 06-0405
genov,l. 01-0336 05-0488
genov,ivan 09-0349
genov,ivan n. 09-0348
genta,r. m. 06-0485
gentile,dennis g. 06-0551
gentry,p. a. 01-0608
george,fredrick w. 09-0060
george,g. 08-0289 10-0269
george,judith a. st. 02-0014
george,karen l. 10-0360
george,lisle w. 12-0603
george,s. m. 06-0379
georgescu,gh. 01-0222
georgia,r. 07-0018
georgiev,georgi k. 04-0491
georgiev,georgi t. 03-0147
georgiev,petko 07-0111
georgiev,spas 05-0173
georgiev,v. p. 12-0108
georgieva,dimitrina 05-0581
georgieva,rayna 05-0345
georgiou,k. 03-0469 05-0504 11-0483
georgiou,p. 09-0001
georgiu,kh. 10-0351 10-0357
geraci,j. r. 12-0210
gerasimchuk,a. v. 05-0284
gerats,g. e. 10-0657
gerba,c. p. 02-0426
gerber,h. 04-0683
gerber,p. 10-0105
gerday,ch. 09-0304
gerencser,g. a. 11-0145
geresi,m. 10-0231 10-0235
gerfen,charles r. 09-0094
gergov,pavel 05-0499
gerhards,h. 01-0480 04-0639
gericke,rolf 07-0271
gerisch,v. 03-0550 03-0556
gerischer,anita 02-0225
gerlach,d. 10-0229
gerlach,dieter 07-0472
gerlach,k. 09-0473 09-0598 09-0600
gerloff,b. j. 09-0485
gerloff,brian j. 08-0491
german,s. m. 11-0541
german,v. v. 04-0467 04-0484
germana,g. 07-0024
germe,francois robert fernand clau 01-0628
germer,m. 07-0017
gerring,e. l. 08-0530
gerrits,o.ter 01-0001
gershanovich,a. d. 10-0177
gershman,m. 10-0306
gerstberger,ruediger 01-0050
gertner,a. 09-0559
gerweck,g. 01-0215
geserick,r. 10-0563
gessler,k. 04-0370
gessler,m. 05-0506
getachew,t. 03-0536
gettys,t. w. 06-0339
getzoff,elizabeth d. 10-0225
gevedze,v. l. 11-0419
gevondjan,v. s. 07-0391
gevrey,j. 11-0670
geyer,h. 10-0025
geyer,l. 01-0577
geyer,r. 07-0474
geyer,rudolf 07-0411
geyer,susanne 02-0418
geytenbeek,p. e. 03-0345
ghadirian,e. 01-0413
ghatei,m. a. 04-0068 04-0072
ghazanshahi, shahindoukht 04-0055
gheordunescu,vl. 11-0167
gherezghiher,tseggai 03-0050
ghergariu,s. 01-0492
ghittino,c. 12-0219
ghittino,p. 02-0172 11-0213 12-0209
ghobrial,h. k. 12-0100
ghosh,hara p. 06-0421
ghoshal,n. g. 11-0018
ghraf,ruediger 03-0035
ghysdael,j. 03-0444
giachetti,cristina 05-0482
giambrone,j. j. 10-0588
giavenni,r. 01-0130 11-0226
gibalova,r. 09-0564
gibb,m. 06-0349
gibb,w. 06-0194
gibbs,e. p. j. 01-0363
gibbs,h.a. 07-0415
gibbs,scott r. 07-0056
giddens jun.,w. ellis 12-0457
gidlewski,thomas 03-0221
gidney,margaret anne j. 12-0404
giebel,otto 01-0349
giedrys-galant,stefania 07-0612
gielkens,a. l. j. 03-0443 07-0449 08-0419
giesecke,d. 06-0070
giessler,alf jochen 06-0269
gifford,donetta 10-0130
gigas,h. 08-0372
gil,gregorio 07-0012
gil,joan 02-0011
gilanpour,h. 11-0006
gilbert,a. b. 03-0115
gilbert,l. i. 04-0171
gilbert,m. 04-0300
gilbert,richard j. 04-0362
gilbert,y. 05-0525
gilbertson,donald e. 07-0507
gilbertson,s. r. 07-0214
gilbey,m. p. 12-0085
gilchrist,james e. 10-0412
gilchrist,scott 06-0568
gilead,moshe 10-0388
giles,m. a. 12-0232
giles,michael a. 12-0237
giles jun.,r. c. 04-0026
gill,d. e. 03-0497
gill,gerald r. 11-0700
gill,harvindar k. 11-0312
gill,j. s. 01-0430
gill,k. p. w. 10-0341
gillberg,p. g. 05-0013
gilleland,h. e. 10-0316
gilleland jun.,h. e. 11-0401
gillespie,c. w. 10-0660
gillespie,d. s. 01-0322
gillespie,donald 01-0239
gillespie,l. d. 08-0476
gillette,d. m. 01-0538
gillette,deborah m. 01-0228
gillette,k. g. 01-0356
gilligan,t. a. 07-0216
gillis,beth a. 09-0180
gilmore,t. a. 10-0139 11-0651
gilmour,arthur 11-0373
gilmour,n. j. l. 01-0600
gilot,b. 03-0612
gilroy,a. s. 09-0082
gimenez,domingo f. 06-0399
gimeno,m. 11-0036
gimeno,m. f. 08-0134
ginal,j. 02-0150
gindele,h. r. 01-0217
gingerich,d. a. 07-0608
ginneken,anthony c. g . van 07-0106
ginsberg,e. b. 04-0243
ginsberg,leonard c. 03-0298
ginzburg,a. a. 02-0592
gippert,t. 06-0481
girard,anik 11-0150
girard,p. 06-0627 09-0504
girardeau,j. p. 02-0330
girardi,c. 07-0625 07-0629 11-0614
girchev,r. 05-0593 07-0115
girjaeva,i. o. 07-0572
girjunas,g. 09-0357
girjunas,v. ju. 07-0399
girotti,m. j. 06-0616
girtler,d. 01-0636
gitler,c. 04-0549
giurgea,r. 06-0112
givental',n. i. 11-0677
gizov,l. 11-0283
gjoennes,joy 08-0256
gjoerstrup,per 06-0128
gjoni,petro 07-0348
gjul'gjazli,g. s. 09-0557
glabowna,m. 11-0625
glade,m. j. 05-0716
gladenko,i. n. 07-0618
gladkova,a. 09-0273
gladwell,r. t. 02-0104
glanc,r. m. 10-0212
glanville,robert w. 07-0063
glardon,o. 10-0615
glass,birgit 09-0184
glastonbury,j. r. w. 12-0558
glathe,h. 07-0405 12-0444
glavits,r. 07-0326 07-0341 07-0402 07-0454 07-0565 12-0590
glebov,a. e. 05-0171
glebova,o. a. 05-0285
gleed,p. t. 06-0208 06-0514
gleed,robin d. 06-0634
gleeson,m. 05-0099
gleichauf,gabriele 05-0487
gleiser,chester a. 04-0241
glejjberman,s. e. 09-0459
glencross,r. g. 12-0133
glennie,a. 10-0505
glickman,lawrence t. 02-0495
glickstein,m. 07-0132
glitsch,h. g. 10-0078 10-0079
glock,helmut 11-0171
glock,robert d. 08-0378
glogowska,b. 07-0239
glore,stephen r. 01-0027
glower,d. d. 03-0571
glower,t. d. 03-0325
glowinski,j. 03-0033
gloxyn,b. 02-0243
glozik,a. 08-0268
gluegge,g. 02-0016
glukhov,m. i. 09-0395
glushko,t. a. 04-0172
glushkov,a. a. 02-0315
glynn,l. m. 09-0095
go,mae f. 07-0098
goas,gabrielle 05-0157
gobe,glenda c. 09-0048
gobetto,m. 12-0209
goculjak,l. e. 05-0146
goda,mitsuaki 02-0458
godaux,e. 04-0085
goddeeris,b. m. 11-0300
godfrey,h. p. 04-0267
godfrey,philip p. 04-0074
godkin,j. d. 04-0121

godkin,j. d. 05-0374
godson,g. nigel 02-0476
godu,j. 07-0345
goedhart,p. j. 02-0242
goehle,k. 03-0663
goel,a. c. 07-0383 09-0343
goeltenboth,r. 10-0582
goepfert,e. 10-0526
goergen,sabine 05-0003
goerlach,albert 06-0350 12-0364
goetz,thomas e. 08-0532
goetze,l. 05-0604 10-0556
goetze,leopold 07-0527
goetze,stephan 03-0101
goetzens,v. j. 11-0036
goff,will l. 10-0350
goffaux,m. 02-0291
gogan. p. 06-0118
gogh,h. van 03-0396 08-0594 10-0120
gogolev,m. m. 04-0492 08-0412 09-0371
gogov,jjordan 07-0409 10-0579
gojjnackijj,m. n. 10-0287
golban,d. 08-0492
goldblum,r. m. 11-0290
golde,a. 01-0338
golde,l. m. g. van 11-0148
golden,sybill 09-0035
goldfischer,s. 07-0214
goldman,l. 09-0619
goldschmied-reouven, anna 01-0331
goldspink,david f. 03-0023 06-0002 06-0158
goldstein,david a. 12-0078
goldstein,david s. 04-0631
goldstein,menek 09-0003
goleneckijj,s. p. 12-0178
golenko,v. s. 12-0354
golf,sighart w. 08-0133
golibkov,v. i. 01-0419
golikov,a. 02-0329
golikov,a. v. 07-0316
golinski,piotr 03-0481
goll,chris. c. 04-0348
golovina,n. p. 05-0533
golshmid,v. k. 05-0420
golubchikov,v. s. 04-0676
golubinskijj,e. p. 05-0156
golubnichijj,v. p. 11-0475
golyshevskaja,v. i. 05-0463
gomel,victor 03-0108
gomer,k. j. 04-0254
gomez,r. e. 04-0023
gomez-rojo,e. 10-0483
gomy,yves 08-0482
goncalves,lionel s. 01-0159
goncalves,m. helena 07-0471
gonchar,m. v. 08-0118
goncharuk,g. je. 04-0024
gondrosen,b. 01-0294
gonias,steven l. 05-0149
gonikberg,eh. m. 07-0078
gonzalez,ernesto 04-0079
goodger,b. v. 01-0414 04-0531 07-0480
goodman,david e. 02-0398
goodman,gordon t. 01-0072
goodnow,robert a. 03-0401
goodridge,alan g. 02-0098
goodridge,d. 02-0452
goodwin,r. f. w. 08-0432 09-0410 12-0417
gookin,kathy 02-0103
goolish,edward m. 03-0199
goovaerts,k. 11-0365 12-0410
gopinath,c. 05-0203 07-0210
gorach,g. g. 04-0718
goranov,hristo 03-0563
goranov,i. t. 01-0026
goranov,ivan 07-0523
goranov,khristo 03-0559 11-0657 12-0167 12-0170
gorbatenko,s. k. 04-0412
gorbatov,a. v. 02-0462
gorbatov,v. a. 10-0450 11-0434
gorbov,ju. k. 07-0575
gorbunova,l. a. 06-0491
gorbunova,m. ju. 09-0298 09-0518
gorczyca,wojciech 03-0544
gordienko,s. m. 09-0225
gordienko,v. m. 02-0039
gordin,salli 01-0663
gordon,j. d. m. 09-0190
gordon,john c. 03-0496
gordon,paul b. 02-0031
gordon,scott w. 03-0496
gordts,s. 12-0634
gorelikov,v. l. 05-0635
gorelov,a. 05-0384
goren,e. 04-0373 06-0383 09-0530
goren,h. joseph 10-0042
gorev,n. n. 02-0547
gorgas,k. 01-0049
gorgas,karin 03-0021
gorin,a. 04-0215
gorin,a. d. 11-0249
goring,r. l. 12-0266
goris,jozef 10-0134
gorjelova,t. ih. 02-0328
gorjukhina,o. a. 09-0561
gorka,tadeusz 01-0530
gorlova,a. d. 05-0171
gorman,n. t. 04-0680 12-0266
gorman,neil t. 06-0528
gorova,julija 11-0679
gorska,czeslawa 04-0474 04-0475
gorska,t. 06-0084
gorski,jack 05-0085
gorski,jerzy 04-0474 04-0475
gortemaker,b. g. m. 01-0605
goryo,m. 03-0451 04-0702
gosser,harvey s. 05-0631
gothe,r. 10-0492
goto,e. 10-0418
goto,h. 05-0494
goto,hitoshi 09-0379
gotsman,mervyn 04-0706
gottesfeld,joel m. 12-0096
gottfried,s. b. 04-0097
gottfried,stewart b. 10-0065
gottikh,boris p. 01-0273
gottlieb,paul d. 12-0180
gottsauner-wolf,f. 09-0618
gottschalk,cord 03-0433
gouet,ph. 02-0330 02-0570
gough,r. e. 01-0361 02-0446 04-0500
gould,daniel h. 01-0350
gould,r. w. 05-0176 05-0188
goulet,j. 03-0369
goven,arthur j. 03-0230 04-0564 12-0491
govoni,s. 03-0588
govorova,s. v. 07-0511
gower,d. b. 10-0135 12-0103
goyal,k. c. 08-0565
goyette,rene 07-0040
goyon,m. 03-0612
graaff,william b. van de 10-0065
grabarkiewicz-szczesna,jadwiga 03-0481
grabner,a. 01-0483 02-0379 07-0522
grabowski,paula j. 08-0056
grace,m. 10-0082
gracheva,l. m. 12-0002
graczyk,s. 10-0218
graef,volkmar 08-0133
graefner,g. 08-0445 08-0446
graener,r. 10-0537
graf,f. 03-0092
graf,filos m. 01-0013
graf,r. 08-0606 10-0095
graham,c. a. 01-0097
graham,c. e. 03-0516
graham,martin f. 06-0020
graham,r. 12-0416
graham,w. f. 05-0081
grahn,t. c. 09-0372
grain jun.,e. 10-0585
gralewicz,krystyna 06-0127
gralewicz,slawomir 03-0112 06-0127
grammer,robert t. 06-0149
granath jun.,willard o. 11-0222
grandgenett,duane p. 10-0382
granfors,kaisa 07-0377
granger,wesley m. 07-0088
grant,david 07-0516
granz,s. 08-0071
granzow,h. 11-0446
grasl,markus 04-0108
grassi milano,elena 07-0147
gratia,j. p. 11-0512
graubmann,h.-d. 08-0445 08-0446
grauer,gregory f. 01-0533
graunke,w.-d. 05-0659
gravanis,achille 10-0258
graves,stephen 10-0373
gray,barry a. 08-0109
gray,d. a. 09-0157
gray,david a. 01-0050
gray,j. 11-0273
gray,j. s. 01-0428
gray,kenneth n. 04-0241
gray,p. t. a. 07-0034
grazi,enrico 11-0137
graziano,e. 07-0629
grbibencha,s. v. 01-0370
grechukhin,a. n. 02-0271
green,a. r. 07-0127
green,eleanor m. 03-0643
green,h. b. 10-0593
green,james a. 12-0496
green,k. 09-0001 11-0180
green e. ann 12-0073
green-edwards,c. 07-0510
greenblatt,jack 04-0387
greene,david p. 05-0030
greene,h. j. 02-0581
greene,joan a. 10-0344
greene,w. 08-0239
greengard,paul 12-0098
greenlee,p. g. 05-0544
greenspan,neil s. 07-0404
greep,roy o. (hrsg.) 08-0136
greer,s. e. 12-0135
greger,rainer 06-0227
gregg,p. 10-0488
gregorovic,v. 06-0424 06-0426
gregory,m. w. 04-0526
gregory,n. g. 10-0658
gregory,p. c. 04-0102
gregory,r. a. 09-0165
gregson,r. l. 06-0275
greig,a. 08-0424
greil,w. 05-0087
greim,g. 01-0070
greiner,barbara 02-0639
greiner,e. c. 01-0363
greiner,ellis c. 10-0496
grenfell,b. t. 01-0441
grenier,francois 11-0168
greppi,g. f. 09-0034 09-0120 09-0121 11-0158
gresikova,m. 01-0339 01-0368
gretillat,s. 07-0374
greuel,e. 05-0480 08-0438 09-0418
greven,hartmut 10-0002
gribble,d. h. 02-0641
gridnev,v. a. 07-0642
grieger,celestin 09-0634
grieger,k. 06-0589
grier,ronald l. 04-0245 09-0204
griess,d. 06-0134
grieve,k. l. 02-0081
griffin,b. r. 08-0180
griffin,h. d. 03-0115

griffin,tony k. 02-0589 08-0350
griffith,j. w. 04-0244
griffith,r. w. 12-0385
griffith,t. m. 08-0089
grigera,pablo r. 07-0385
grigor'ev,m. m. 11-0431
grigor'ev,n. i. 05-0433
grigor'eva,v. a. 03-0087
grigorjan,s. v. 02-0083
grigorov,v. 10-0655 10-0656
grillet,c. 09-0172
grillner,sten 03-0081 05-0086
grillo,jean-marie 07-0231
grimaldi jun.,gabriel 10-0445
grimaud,j. c. 03-0075
grimes,d. j. 04-0371
grimm,e. 01-0098
grindal,robert j. 02-0589
grinstein,s. 02-0233
grinvald,amiram 10-0101
grisendi,alberto 04-0078
grishaev,i. d. 07-0296
grishina,v. a. 12-0575
grishok,a. a. 04-0386
grishok,a. o. 04-0343
grizzle,j. m. 02-0169
grizzle,john m. 02-0130 03-0186
grjazin,v. i. 04-0422
grjaznov,s. a. 12-0467
groberg jun.,warren j. 11-0216
grobov,o. f. 01-0164 11-0565
groch,l. 03-0196
grodins,fred s. 06-0102
grodzki,kaimierz 01-0576
groenland,g. j. van 10-0333
groenlund,j. 06-0108
groenstoel,hallstein 04-0610 05-0532 05-0645
grofova,m. 07-0394
grokhol'skijj,a. i. 01-0204
groll,paul 12-0317
gromakovskaja,e. t. 09-0224
grondelle,albertus van 07-0075
grongnet,j. f. 09-0084
groot,j. w. de 02-0193
grootenhuis,g. 11-0632
groothius,d. g. 03-0396
gropper,michael a. 06-0077
gros,p. 11-0323
gross,r. 11-0154
gross,stephen 08-0524
gross,thelma lee 07-0546 08-0057
grosse,frank 06-0171
grosse,r. 06-0185
grosse frie,c. 05-0356
grossklaus,d. 10-0635
grossmann,n. 07-0221
grossmann,r. 10-0094
grosvenor,clark e. 01-0072
grotjan jun.,h. edward 06-0226
grottkerm,s. 07-0117
groulade,p. 07-0396
grove,david i. 11-0560
growicz,wieslawa 03-0371
gruber,margaret y. 05-0017
grubljauskas,l. 09-0293
gruden',m. a. 11-0157
gruen,e. 05-0304 05-0650 06-0169
gruendel,g. 06-0164 07-0530
gruender,h.-d. 01-0396 03-0484
gruenert,a. 04-0720
gruenke,u. 05-0431
grufferty,roger c. 01-0282
gruffydd-jones,t. j. 02-0366
gruffydd-jones,tim 11-0325
gruhn,i. 07-0427
grum,cyril m. 08-0050
grundlach,jerzy lech 03-0526
grundy,d. 12-0065
gruner,l. 05-0574 12-0504
grunert,e. 01-0235 08-0285 09-0279
grunert,g. 10-0104
grunnet,inger 06-0121 08-0101
grunstein,h. s. 04-0125
grupcheva,ginka 05-0209
grupcheva,ginka i. 09-0191
grussendorf,m. 05-0036
gruzhinskas,v. a. 09-0551
gryczka-dziadecka, anna 08-0046
grygorcyk,r. 12-0138
gryzlova,o. n. 05-0427
grzybowski,a. 01-0346
grzywacz,marian 02-0494
grzywinski,leszek 02-0492 05-0576
gstrein,edith 08-0634
guadagnini,p. f. 03-0593
guard,charles l. 09-0207 10-0595
guarda,f. 07-0259
guarnieri,carlo 03-0214
gudding,roar 04-0667
gudkova,r. g. 05-0436
gudzenko,t. v. 02-0341
guelfi,j. f. 03-0566 04-0223 10-0453
guelinckx,p. 03-0077
guelker,h. 03-0062
guembel-ammelounx, christiane 01-0224
guenther,christina 05-0005
guenther,h. 03-0055 06-0387 06-0477 07-0580
guenther,j. 07-0144 07-0155
guenther,m. (ed.) 04-0058
guenther,o. 09-0004
guenzel,a.-r. 01-0127
guenzel,anne-rose 11-0245
gueralp,n. 10-0512
guerin,b. 10-0259
guerra-santos,luis 08-0218
guerre-millo,michele 12-0177
guerrero,c. 03-0534
guerret-stocker,s. 12-0490
guertler,h. 08-0495
guertzenstein,p. 04-0701
guglielmino,r. 03-0276
guglielmone,r. 08-0035
guglielmotti,m. b. 04-0717
guharay,f. 11-0075
guidry,a. j. 02-0327
guilhon,j.-f. 12-0557
guilloteau,p. 01-0080 04-0131
guillou,francois 02-0265
guinee,p. a. m. 01-0598
guiney jun.,donald g. 04-0686
gujar,m. b. 10-0568
gulati,adarsh k. 12-0165
gulati,o. p. 04-0638
gulde,veronika 01-0006
guldenaar,s. e. f. 08-0025
gulevskaja,s. a. 03-0419
gullett,patricia a. 04-0707
gum,glenwood g. 08-0529
gumm,i. d. 04-0485
gumpert,j. k. 08-0224
gundasheva,dimitrina 11-0397
gundersen,c. b. 09-0114
gunderson,george r. 01-0264
gundlach,jerzy lech 10-0439
gunnarsson,alf 08-0208
gunnink,j. w. 03-0301 04-0312 04-0313 04-0314
gunson,d. e. 01-0538
gunson,diane e. 01-0228
gupta,h. p. 01-0128
gupta,j. s. 06-0087
gupta,p. p. 08-0508
gupta,s. k. 03-0541
gupta,suman 02-0499
gur'ev,a. f. 11-0250
gurevich,m. i. 05-0076
gurney,m. e. 05-0093
gurov,v. 08-0048
gurtu,s. 06-0599
gusakov,v. k. 11-0613
gushhin,p. p. 11-0377
gushhin,v. n. 01-0297
gussmann,h. j. 08-0547
gustafson,b. 02-0041
gustafson,d. p. 02-0445
gustafsson,b. 06-0118
gustafsson,borje k. 11-0672
gustafsson,david 06-0051
guthrie,h. d. 01-0243 03-0300
guthrie,peter b. 05-0089
guthrie,sarah c. 07-0060
gutkin,v. s. 11-0434
gutshabash,e. sh. 08-0434
gutzwiller,a. 07-0653
guxuliet,p. 08-0117
guy,leslie a. 10-0449
guzenok,m. a. 11-0552 11-0561
guzman,albert w. 10-0036
guzman,r. f. 07-0519
gwaze,g. e. 11-0482
gwin,r. m. 07-0463
gwirtz,patricia a. 09-0567
gwynne,john t. 06-0184
gylyjj,m. f. 09-0490
gyoere,k. 02-0176 12-0238
gyoervari,i. 01-0341
gyring,jens a. 12-0052
haagsma,j. 05-0642
haagsma,n. 01-0605
haagsman,h. p. 11-0148
haagsman,hendrik peter 01-0100
haaijman,j. j. 03-0253
haaparanta,tapio 04-0134
haberkorn,a. 01-0599
habermalz,fritz 09-0627
hachiman,tatsumasa 02-0344
hackbarth,corinne j. 11-0402
hacker,dennis v. 11-0716
haddad,g. g. 12-0044
hadjian,a. j. 12-0060
hadjioloff,a. i. 10-0129
hadlow,w. j. 08-0425
hadziomerovic,z. 04-0290 04-0292
haeger,o. 11-0330
haemaelaeinen,h. 05-0102
haeni,h. 01-0629 11-0268
haenichen,t. 01-0577
haensch,j. 11-0380
haensly,w. e. 04-0210
haeren,c. van 03-0528
haertling,d. 11-0465
haeseler,e. 05-0732
haetling,d. 07-0416
haeusler,a. 02-0085 03-0095
hafez,h. m. 05-0332 08-0598
hagel,h.-j. 01-0070
haggard,d. l. 05-0468
hagino-yamagishi, kimiko 10-0387
hagio,mitsuyoshi 11-0570 12-0495
haglund,lena 04-0134
haglund,u. 06-0094
hagopian,william a. 11-0061
hahn,d. 09-0161
hahn,g. 09-0305
hahn,helmut 08-0352
hahn,j. 09-0283 11-0362
hahn,joachim 06-0351
hahn,peter 01-0114
hahn,rudolf 06-0350 12-0364 12-0365
hahnefeld,horst 07-0447
hahnel,g. b. 05-0188
haidar,mohammed a. 05-0029
haider,gerhard 11-0241
haig,d. m. 03-0532
haines,d. m. 11-0308
hainsworth,r. 09-0242
hajderi,sejfi 05-0387 06-0344
hajesch,b. 06-0357
hajos,m. 02-0623
hajtos,i. 07-0371
hajurka,jaroslav 06-0329
hakim,t. 09-0040
hakim,t. s. 09-0625
hakomaki,m. r. 05-0468
hakumaeki,m. o. k. 08-0088
haladej,s. 10-0241
halama,a. k. 10-0596

halasa,josef 07-0652
halasa,jozef 07-0612
halasz,n. a. 03-0064 03-0129
halbert,a. 10-0063
haldane,e. v. 03-0432
haldar,subrata 02-0559
halen,p. 10-0594
halevy,orna 09-0059
halina,w. g. 11-0008
hall,a. k. 03-0156
hall,elizabeth 09-0219
hall,g. a. 05-0477
hall,j. g. 04-0287 05-0313 10-0219
hall,l. b. 12-0267
hall,peter f. 11-0177
hall,r. 02-0080
hall,r. m. 10-0166
hall,richard f. 11-0537
hall,t. r. 02-0107 08-0138
hall jun.,l. b. 06-0458 11-0504
hall jun.,r. c. 02-0205
hallbaeck,d.-a. 06-0075 06-0094
halliwell,richard e. w. 12-0515
halpern,jane 09-0057
halse,karl 06-0525 08-0487 08-0501
halsey. m. j. 05-0343
halvorsen,o. 01-0447
hamackova,j. 12-0153
hamada,k. 07-0397
hamada,keikichi 12-0240
hamada,t. 08-0497
hamaguchi,m. 11-0464
hamakawa,masaaki 09-0424
hamar,dwayne w. 06-0574
hamilton,helen b. 09-0206
hamilton,j. m. 04-0559 06-0496
hamilton,james w. 08-0099
hamir,a. n. 01-0531 06-0493 06-0572
hamlin,r. l. 04-0699
hamm,d. 09-0619
hamm,reiner 03-0660
hammar,katherine 09-0015
hammer,peter 01-0231
hammerl,j. 09-0265
hammerschmidt,r. 07-0089
hammerschmidt, wolfgang 05-0441 12-0326
hammerstroem,s. 02-0261
hammond,d. 08-0291
hammonds jun.,r. glenn 01-0189
hamon,m. 05-0344
hamori,d. 10-0574
hamra,mary 07-0068
hamza,b. 07-0653
hamza,s. m. 05-0565
han,sang-seop 02-0473
han-ji,dong 05-0210
hanahan,donald j. 06-0307
hanahan,douglas 11-0285
hanaki,takuma 02-0436
hanamatsu,kenko 12-0476
hancock,dale d. 05-0363
hancock,heman a. 01-0417
hancock,m. b. 06-0296
handelsmann,d. 11-0077
handler,otto 07-0539
handley,ch. 07-0254
handley,christopher j. 09-0140
handson,p. d. 06-0572
hanimann,r. 12-0523
hankes,gerald h. 08-0607
hanley,michael r. 05-0064
hannwacker,michaela 09-0310
hansel,w. 01-0223
hansen,hans otto 06-0121 08-0101
hansen,j. c. 03-0053
hansen,l. 10-0077
hansen,l. l. 06-0321 07-0289
hansen,t. n. 06-0617
hanson,j. william 11-0051
hanson,m. a. 04-0056 07-0123
hanson,paula r. 04-0634
hansson,elisabeth 11-0070
hantak,e. 05-0400
hanzawa,yoshiaki 07-0301
hapel,a. j. 05-0323
hapke,h.-j. 04-0716
hara,fumio 09-0309
hara,takeshi 07-0186 07-0198 11-0225
hara,y. 09-0095
harada,ikuko 03-0311
harada,yoshiaki 06-0404 11-0457
harano,y. 03-0061
harari,joseph 08-0622
harasawa,r. 03-0122
haraszti,e. 02-0561
harbov,d. d. 08-0335
hardie,d. grahame 05-0114
hardiman,m. j. 07-0132
harding,r. 08-0031 09-0107 11-0143
hardingham,timothy e. 05-0021
hardison,william g. m. 04-0078
hardy,r. 05-0302
hardy,r. m. 03-0218
hardy,simon j. s. 08-0343
hardy,stephen f. 08-0056
hare,m. 09-0031
haresign,w. 05-0138 06-0187
hargis,a. m. 06-0280
harker,d. w. 03-0040
harman,d. 11-0291
harman,james m. 03-0299
harmer,jennifer h. 06-0019
harmon,brian 04-0031
harmon,robert j. 07-0329 07-0339
harms,bruce a. 01-0510
harms,hermann 05-0677
haro,irene de 08-0466
harper,m. j. k. 07-0636
harper,michael j. k. 09-0565
harris,d. l. 12-0393
harris,edward d. 06-0517
harris,harriet 05-0028
harris,larry e. 11-0235
harris,m. w. 01-0528
harris,r. a. 03-0266 12-0330
harris,s. k. 02-0355
harrison,d. k. 03-0055
harrison,f. a. 03-0157 12-0073
harrison,joseph h. 05-0363
harrison,l. h. 08-0554
harrison,l. j. s. 09-0439
harrison,lenn r. 05-0631
harrison,p. j. 12-0083 12-0084
harrison,r. o. 11-0585
harron,d. w. g. 03-0099
harstel,renate 05-0646
hart,benjamin l. 09-0104
hart,david a. 02-0317
hart,l. c. 10-0140
hart,m. g. 03-0215
hart,p. j. 08-0269
hart,steven p. 11-0190
harte,f. j. 03-0353
hartemann,p. 05-0160
hartfiel,wilhelm (hrsg.) 11-0038
hartikainen,j. e. h. 08-0088
hartley-asp,beryl 01-0579
hartman,david a. 07-0139
hartmann,c. 01-0338
hartmann,h. 06-0544 06-0570 10-0565
hartmann,k. 08-0568
hartmann,peter e. 02-0235
hartung,j. 04-0585 11-0372
hartung,k. 03-0650 06-0644 09-0626
hartung,matthies 12-0322
hartwig,aleksandra 01-0163 03-0207
hartwig,klaus-heinrich 03-0624
harvey,colin e. 01-0395
harvey,h. jay 06-0279 06-0634 09-0608
harvey,john w. 02-0376 11-0429
harvey,m. j. a. 10-0257
harvey,s. 02-0107 08-0138
harwood,d. g. 10-0349
harwood,d. j. 02-0273
hasan,huthama razooki 04-0177
hasan,joel 03-0086
hasanbasic,danica 12-0003
hascall,vincent c. 08-0076 09-0140
hase,manabu 09-0330
hasegawa,atsuhiko 03-0311 12-0025 12-0026
haselton,frederick r. 10-0027
hashimoto,atsushi 07-0151
hashimoto,k. 09-0115
hashimoto,kazuo 06-0579
hashimoto,yoshiharu 06-0031 07-0053
hashmonai,m. 02-0536
haskell,joyce f. 10-0060
hasmegaj,fehmi 06-0235
hassan,a. a. 02-0609
hassan,a. b. 03-0511 04-0523
hassan,m. n. 08-0431
hassan,s. g. 03-0057
hassane,h. m. 08-0495
hassanien,m. r. 03-0287 03-0290 03-0291
hasselager,e. 05-0555
hasselgren,p. o. 01-0500
hassid,aviv 12-0059
hasslacher,d. 02-0489
hassler,rolf 04-0022
haston,wendy 02-0213
haswell,m. stephen 11-0235
hatai,kishio 11-0214
hatch,roger c. 02-0644
hathaway,s. c. 04-0443 09-0327 12-0423
hather,bruce m. 01-0023
hathorn,d. j. 12-0133
hattel,arthur l. 02-0533 07-0647
hattenhauer 01-0423
hatton,julie 12-0128
hattori,atsuko 07-0118
hattori,y. 08-0591
hatzinikolaou,peter 08-0037
haubert,vladimir 01-0652
hauck,a. k. 10-0195
hauck,otto 04-0740
haupt,w. 04-0585
hausburg,g. 02-0453
hausdorf,g. 06-0170
hause,wayne r. 07-0547 11-0384
hausen,harald zur 10-0411
hauser,b. 01-0357 04-0616 04-0731 10-0510
hauser,beat 12-0452
hauser,jeanie j. 08-0574
hausman,g. j. 07-0009
hauss,j. 11-0048
havill,andrew m. 12-0045
hawk,h. w. 05-0342
hawkey,christine 03-0215
hawkins,c. d. 05-0253
hawkins,catherine c. 10-0348
hawkins,j. a. 10-0443
hawkins,w. e. 05-0206 05-0207
hawkins,william e. 01-0146
haworth,robert a. 06-0142
haxhiu,musa a. 01-0094 06-0088
hay jun.,w. w. 04-0300
hayakawa,tohru 11-0575
hayama,toyoaki 02-0637
hayasaki,mineo 02-0511
hayashi,aci 07-0342
hayashi,h. 03-0235
hayashi,myuki 04-0159
hayashi,takatoshi 09-0062
hayashi,toshiharu 06-0435 11-0279
hayashi,y. 07-0052
hayashi,yuzo 01-0581
hayden,d. w. 08-0521 12-0100
hayden,s. a. 12-0022
haye,rolf 12-0160
hayes,a. w. (ed.) 05-0334
hayes,audrey a. 06-0279
hayes,howard t. 12-0403
hayes,michael m. 10-0447
hayes,r. l. 11-0124
haynes,j. s. 09-0493

hayot,brigitte 07-0461
hays,marguerite 12-0526
hazel,s. 05-0602
hazelwood,robert l. 06-0161
hazlett,m. j. 04-0376
head,judith r. 06-0029
head,m. 07-0388
headlam,s. a. 12-0423
healey,d. s. 05-0517
heap,r. b. 03-0157 05-0344 05-0653 07-0251
heard,terry 03-0408
heath,a. g. 07-0209
heath,d. a. 08-0270
heath,d. d. 10-0505
heath,e. h. 05-0361
heath,g. b. s. 07-0679
heath,m. f. 07-0094
heathcote,john g. 11-0183
heavner,j. 07-0499
heba,emanuel 08-0376
hebel,r. 09-0613
hebestedt,m. 07-0350 09-0597
hecht,h. 04-0342
heck,f. c. 11-0412
heckendorff,u. 07-0578
heckoetter,e. 05-0603
heczko,piotr b. 03-0384
hedger,r. s. 04-0456 10-0395
hedhammar,a. 12-0531
hedhammar,aake 04-0385
hedlund,h. 11-0147
hedner,jan 03-0094
hedrick,r. p. 05-0189 11-0211
hees,herbert 09-0020
heeschen,w. 03-0677 11-0629
hegel,g. von 10-0645
heggelund,p. 09-0112
hegreberg,g. a. 05-0617
heick,h. m. 10-0046
heide,l. van der 03-0381
heidemann,b. 08-0488
heidemann,eckhart 07-0062
heider,g. 10-0410 11-0476
heidler,wolfgang 02-0611 09-0280
heidrich,r. 11-0499
heier,h. 09-0562
heilmann,h.-h. 07-0109
heilmann,hans-dietrich 06-0371
heilmann,p. 02-0225 07-0580 09-0236 09-0237
heim,doris 08-0631
heim,f. 07-0681
heim,p. 08-0523
heimann,e. d. 05-0145
heimel,r. 10-0632
hein,silvia 08-0029
hein,sivia 08-0005
heine,j. 03-0537 07-0483
heinemann,elke 04-0693
heinemann,u. 05-0079
heinemann,w. 11-0046
heinicke,w. 12-0259
heining,m. 11-0102
heinonen,k. 04-0139
heinrichs,e. 07-0154
heinritzi,k. 01-0305 06-0593 09-0321 10-0237
heinz,franz x. 07-0432
heinz,michael 07-0337
heinz,s. 03-0335
heinze,w. 05-0666 06-0362 06-0611 06-0614 11-0375 11-0656
heistad,donald d. 02-0050
heiszler,franz-josef 11-0165
hejlicek,k. 09-0326
hejlicek,karel 02-0471
held,w. 02-0062
helfand,stuart c. 06-0538
hell,h. 01-0523 07-0643 11-0598
heller,e. d. 03-0486
hellmann,e. 03-0413
hellon,r. f. 10-0536
hellstroem,sten 08-0143
hellstrom,j. s. 09-0328
helmkamp jun.,george m. 08-0073
helwig,jean-jaques 06-0188
hemming,fiona j. 07-0032
hempel,e. 08-0141
hempel,u. 05-0737
hempling,h. g. 03-0056
hende,c. van den 10-0543
henderson,a. h. 08-0089
henderson,a. j. 04-0089 11-0134
henderson,anne-sue 07-0231
henderson,d. c. 11-0367
henderson,eric 08-0332
henderson,h. v. 05-0381
henderson,k. m. 03-0159 08-0270 10-0266 11-0078
henderson,r. 01-0238
henderson,r. t. 11-0668
henderson,ralph a. 08-0607
hendricks,deloy g. 03-0560 08-0106
hendricks,j. d. 01-0156
hendricks,joan c. 09-0614
hendricks,l. d. 10-0444 11-0525
hendriks,h. g. ch. j. m. 05-0266 11-0282 12-0144
hendriksen,c. f. m. 09-0252
hendrix,charles m. 10-0480
hendrix,j. c. 12-0508
hendry,s. h. c. 06-0300
henglein,d. 09-0613
henke,c. l. 08-0472
henkel,t. j. 10-0167
henken,andre marthin 01-0261
hennager,steven g. 02-0355
hennessy,d. p. 08-0282
hennis,c. 02-0245
henricks,d. m. 06-0339
henricksen,o. 08-0100
henriksen,ole 12-0606
henrikson,c. k. 11-0017
henry,helen l. 11-0055
henry,susan j. 01-0038
henry jun.,charles w. 03-0635 10-0312
henry jun.,w. b. 04-0736
henson,geoffrey 05-0286
hentges,david j. 12-0296
hentschel,h. 05-0179
henzel,d. 08-0090
hera,alfred 09-0583
herak,j. n. 06-0107
herberg,l. 03-0052
herbert,a. g. 02-0222
herck,h. van 04-0447
herd,r. p. 05-0577 11-0556 11-0557
herdt,t. h. 09-0485
herdt,thomas h. 08-0491
herger,m. 09-0004
herikstad,hallgeir 08-0644
herman,m. 09-0304
herman,mary m. 12-0171
hermanns,w. 05-0552 11-0532
hermansen,k. 07-0162 08-0111
hernandez-baumgarten,e. m. 02-0438
hernandez-jauregui,p. 04-0574
herren,c. e. 05-0503
herrtage,m. e. 08-0533
herschler,richard c. 08-0278
hertrampf,b. 11-0473
hertsch,b. 01-0634 10-0612
hervonen,heikki 11-0086
herz,z. 05-0380
hesbert,a. 02-0640
hescheler,j. 09-0128
hesketh,patricia 04-0535 07-0482
hess,peter 02-0044 02-0045 07-0086 11-0042 11-0099
hess,r. a. 07-0173
hess,r. g. 01-0542
hesse,i. f. a. 09-0083
hesselholt,m. 11-0382
hesser,c. m. 05-0056
heuer,h. 03-0062
heusch,g. 03-0026 03-0048
heuvel,w. c. m. van den 05-0660
heuwieser,w. 04-0318 10-0254 12-0353
hewett,g. r. 01-0317
hewicker,marion 07-0561
hewlett,tracy p. 06-0618
heydorn,a. o. 11-0527
heyman,y. 11-0358
heyneman,r. a. 09-0246
heywood,l. h. 12-0136
hibbitt,k. 11-0633
hickey,g. j. 04-0704
hicks,b. d. 12-0210 12-0234
hicks,b. j. 04-0015
hickson,ian d. 10-0227
hida,showko 09-0378
hida,w. 06-0099 11-0093
hides,s. 04-0540
hidiroglou,m. 08-0151
hientz,h. p. 06-0494
hiepe,th. 03-0494 03-0542 04-0596 10-0440 11-0566
higginbottom,e. g. 06-0186
higgins,a. j. 05-0582 06-0304 08-0331 12-0516
higgins,p. a. 07-0366
higgins,paul j. 02-0622
higgs,d. a. 07-0184
higoshi,hironobu 02-0344
higuchi,seiichi 12-0476
higuchi,t. 03-0049
hikida,robert s. 01-0023
hilakivi,ilkka 07-0080
hilbert,b. j. 02-0664 06-0533
hildebrand,s. v. 02-0645
hildebrandt,j. 05-0238
hildebrandt,j. 06-0099 11-0093
hilgenfeld,m. 07-0405
hill,a. 11-0633
hill,a. w. 09-0533
hill,b. d. 09-0591
hill,b. j. 04-0193
hill,brian l. 03-0652
hill,d. l. 11-0277
hill,j. r. 08-0195 11-0712
hill,m. w. m. 11-0524
hill,murray w. 08-0020
hill,r. j. 10-0160
hill,raymond l. 11-0216
hillers,j. k. 05-0172
hilley,h. d. 05-0709 10-0300 11-0017
hillidge,christopher j. 07-0546
hillin ger,h.g. 03-0364
hills,f. 12-0073
hillyer,george v. 04-0572
hilscher,b. 07-0154
hilton,j. w. 12-0234
himms-hagen,jean 09-0124
himori,n. 03-0158
hinaidy,b. 09-0387
hinaidy,h. k. 10-0643
hinckley,l. s. 06-0375
hinderer,s. 10-0056
hines,robert m. 07-0069
hinkle,patricia m. 09-0057
hinrichs,david j. 11-0410
hinshaw,virginia s. 10-0392
hinton,m. 10-0494
hintz,h. f. 02-0654
hinz,e. 03-0521
hioe,kim m. 01-0201
hippenmeyer,paul j. 10-0382
hirabayashi,masahiko 02-0009
hirai,k. 02-0450
hirai,tsunao 06-0122
hirano,masahiro 12-0340
hirano,norio 02-0392
hirano,toshihiro 09-0379
hirasawa,kiyoshi 01-0536 02-0441
hirashima,m. 03-0235
hiratsuka,h. 10-0110
hirche,hj. 10-0067
hird,d. w. 12-0578
hirn,jorma 12-0650
hironaka,yoshinori 08-0165
hirono,i. 09-0515
hirsch,h. p. 11-0643
hirsch,h.-p. 10-0580
hirsch,robert l. 01-0347
hirsch,v. m. 11-0599
hirschelmann,rolf 06-0269

hirschmann,r.-u. 11-0508
hirsh,dwight c. 01-0653 03-0272 12-0597
hirshman,carol a. 06-0224
hirst,b. h. 09-0082
hirst,g. d. s. 04-0020
hirst,timothy r. 08-0343
hisano,setsuji 05-0016
hitos,f. 10-0328
hlinak,a. 11-0476
hlousek,adolf 07-0261
hlozanek,ivo 05-0484
hlubna,d. 09-0406
ho,ju-shey 10-0200 10-0201 10-0202
ho,w. c. 12-0286
hoang dao fan 05-0294
hobden,b. 12-0232
hobson,h. phil 01-0622
hobson,j. l. 04-0699
hochsattel,heike 09-0624
hock,carl e. 02-0613
hockfield,s. 06-0300
hodate,k. 08-0497
hodes,david s. 10-0320
hodge,thomas g. 05-0590
hodgen,g. d. 01-0057 09-0164
hodges,r. t. 01-0286 10-0340
hodson,n. p. 06-0561 08-0502
hoedemaker,m. 09-0279
hoefer,h. 03-0570
hoeffel,john m. 04-0051 05-0241 06-0220
hoegestaett,e. d. 08-0038
hoegh,p. 12-0429
hoeglund,s. 10-0223
hoehling,h. j. 10-0005
hoeke,hartmut 09-0079
hoekfelt,tomas 09-0003
hoerber,elke 04-0470
hoerchner,f. 03-0504 09-0417
hoermann,r. 05-0043
hoermeyer,e. 10-0220
hoeruegel,k. 06-0390 07-0314 08-0342 08-0518 11-0386
hoeven,th. van der 05-0126
hofer,ernesto 06-0395
hoffman,g. l. 02-0164 11-0219
hoffman,h. j. 12-0092 12-0127
hoffman,loren h. 04-0011
hoffmann,anna 02-0034
hoffmann,b. 03-0615
hoffmann,eric a. 01-0090
hoffmann,gundrun 01-0632
hoffmann,h. 04-0436
hoffmann,h. j. 12-0126
hoffmann,j. a. 01-0108
hoffmann,m. 08-0493
hoffmann,m. edwiges 04-0651
hoffmann,p. 01-0613
hoffmann,r. 06-0476 07-0208
hoffmann,r. lommel 07-0179
hoffmeister,h. m. 03-0571
hoffsis,g. f. 09-0501
hofman,wendell f. 07-0088 10-0150
hofmann,f. 08-0074
hofmann,r. 05-0400 12-0261
hofmann,r. r. 12-0137
hofmann,reinhold r. 01-0007
hogans,william e. 06-0243
hogarth,p. m. 03-0266 12-0330
hohase,m. 07-0410
hohn,r. b. 10-0619
hola,m. 04-0176
holbrook,thomas w. 04-0546
holdaas,hallvard 06-0093 09-0119
holder,ian alan 10-0318
holford,t. 11-0509
holl,u. 09-0241
holland,ross 05-0114
hollanders,b. 11-0150
hollberg,w. 05-0595
holliman,a. 03-0608
hollingshead,melinda 12-0288
holloszy,john o. 07-0076
holm,cheryl 12-0164
holmberg,o. 11-0634
holmberg,scott d. 09-0296
holmberg,torbjoern 08-0430
holmbom,bjarne 09-0195
holmes,a. e. 09-0129
holmes,harvey t. 06-0386
holmes,kathryn v. 03-0434
holmes,p. h. 12-0580
holmes,r. m. 05-0493
holmes,randall k. 08-0210
holmes,suzanne 01-0412
holmes,w. n. 07-0113
holmgren,arne 06-0155
holscher,m. a. 03-0568
holst,w. van der 06-0237
holt,p. e. 05-0679
holtz,j. 02-0062
holtz,w. 04-0324 04-0340 05-0049 08-0308 08-0486
holub,a. 06-0130
holzmann,a. 06-0335
hommerich,g. 10-0612
homsher,e. 09-0139
honda,akihiko 09-0186
honda,k. 03-0049
honda,ryumon 04-0160
hondele,j. 11-0272
honey,r. d. 06-0495
hong,alex 10-0513
hong,c. b. 04-0026
hongo,tetsuro 02-0634
honigberg,b. m. 01-0427
honike,karl o. 03-0660
honkanen-buzalski, tuula 02-0590 08-0350 10-0324
honma,h. 02-0450
honowska,maria 05-0580
honsig-erlenburg, wolfgang 07-0181
hoogstraal,harry 10-0519
hooper,a. c. b. 09-0100
hooper,john n. a. 01-0153
hoorens,j. 10-0628 10-0629
hoover,r. craig 09-0519 11-0537
hope,arvid 09-0070
hope,p. j. 11-0067
hopes,r. 04-0697
hopewell,roger 09-0072
hopkins,f. m. 08-0239
hopkins,michael g. 11-0274
hopkins,sam 06-0225
hopp,wilfried 01-0384
hoppe,fredrik 05-0705
hoppe,kjuergen 03-0150
hoppenheit,m. 04-0189
hoppin jun.,frederic g. 06-0034
hopsu- havu,v. k. 03-0249
hopwood,d. a. 04-0258
horie,susumu 01-0142
horiguchi,yasuhiko 08-0362
horioka,eriko 10-0479
horiuchi,teiji 11-0488
horn,g. 09-0111
horn,gerald w. 08-0506
horn,helmut 08-0188
horne,j. a. 11-0706
horne,k. a. 09-0089
horne,m. t. 02-0141 04-0196 07-0194
hornfeldt,carl s. 04-0649
hornsby,peter j. 05-0129
horsch,f. 04-0418 07-0352 09-0221
horsic,emilija 07-0004 10-0146 10-0650 12-0003 12-0007 12-0008
horst,anton 06-0292
horst,antoni 05-0278
horst,r. l. 07-0564
horst,ronald l. 07-0073
horvath,z. 02-0561
horzinek,m. 01-0357
horzinek,marian c. 12-0452
hoskins,g. e. 12-0241
hoskins,j. d. 05-0608 06-0406
hosobuchi,yoshi 11-0671
hosono,m. 06-0289
hostacka,anna 07-0470
hoszowski,andrzej 04-0366 04-0368
hotchkiss,joseph h. 08-0553
houchin,jane 01-0088
hough,b. 10-0660
house,j. a. 06-0449
house,r. m. 06-0277
housmans,p. r. 09-0055
houssais,jean-francois 02-0455
houston,a. h. 12-0236
houston,clifford w. 03-0388
houvenaghel,a. 10-0301
hovanessian,ara 04-0124
hovanessian a. g. 01-0371
hove,knut 08-0094 08-0487 08-0501
hovind-hougen,k. 12-0429
hovorka,j. 10-0476
hovorka,jaroslav 11-0198 11-0353
howard,c. j. 04-0497
howard,j. 08-0575
howard,j. g. 08-0442
howard,p. k. 02-0258
howard,r. j. 03-0505
howard,s. beth 06-0183
howard,t. h. 01-0362
howard-flanders,paul 06-0283
howell,m. j. 04-0561
howes,k. 03-0473 11-0506
howitt,g. a. 02-0645
howland,richard d. 10-0606
hoy,st. 06-0390 07-0314 08-0342 08-0518 08-0633
hoyer,p. b. 09-0155
hozumi,motoo 09-0356
hrabe,josef 01-0270
hradecky,p. 06-0523
hsu,cheng-chin 05-0309
hsu,frank s. 08-0417
hsu,robert y. 12-0162
hsu,walter h. 11-0682
hsuean,shih-wei 09-0378
hua,x. 12-0599
hua,xiao-ying 08-0120
hua,xiaoying 02-0106
huang,kuo-ping 06-0163
hubbell,j. a. e. 12-0050
huber,a. c. 07-0552
hubschman,jerry h. 05-0208
huddart,h. 03-0091
hudec,r. 01-0098 02-0087
hudler,h. 03-0499
hudlicka,o. 11-0138
hudson,g. j. 08-0649
hudson,l. 01-0424
hudson,n. 06-0349
hudson,r. s. 05-0370
huefmeier,h. 03-0375
huefner,m. 05-0036
huehn,u. 06-0342
huehn,uwe 02-0286 07-0271
hueper,gudrun 10-0389
huestis,wray h. 12-0190
huffman,e. m. 12-0578
hug,fredi 04-0398
hugelin,andre 06-0105
hugelshofer,j. 01-0562
huggenberger,g. 02-0270
hugh-jones,m. e. 12-0438
hughes,ellen f. 10-0141
hughes,j. 05-0586 10-0250
hughes,j. p. 04-0140 07-0119
hughes,john p. 05-0373
hughes,michael 05-0511
hughes,s. 01-0285
huizinga,h. w. 05-0228
hulinska,d. 03-0519
hullinger,r. l. 12-0018
hulst,m. c. van der 08-0211
hult,karl 08-0430
hulten,l. 11-0147
humbert,e. 10-0346
humbert,florence sylvie 07-0237
humboldt,p. 10-0268
humphreys,d. j. 02-0553
humphries,eric h. 05-0484 05-0491
hunady,j. 05-0219
hungate,r. e. 04-0103

hungerer,k.-d. 12-0315
hunneman,willibordus antonius 07-0562
hunt,evelyn p. 05-0231
hunt,simon v. 12-0123
hunter,a. c. 03-0382
hunter,a. r. 12-0506
hunter,d. 01-0285
hunter,duoglas r. 06-0142
hunter,jacqueline 10-0306
hunter,m. 04-0101
hunter,r. h. f. 10-0244
hunter,r.h.f. 10-0176
hunter,tony 10-0165
hunziker,f. 03-0342
hurcik,valerian 11-0341
hurk,jan v. van 10-0412
hurley,david john 02-0223
hurni,william m. 03-0448
hurst,a. 11-0322
hurst,jerry g. 02-0523
hurst,r. j. 12-0228 12-0229
hurtig,mark b. 10-0622
hurtrel,b. 02-0371
hurtrel,m. 02-0371
hurvitz,a. i. 05-0261
hurvitz,arthur i. 04-0285
hurwitz,julia l. 07-0404
husain,ahsan 05-0120
husband,a. j. 08-0233 08-0238
husband,a.j. 07-0233
huse,david c. 04-0728
husic,h. david 04-0084
huskamp,b. 08-0393
hussein,a. z. 02-0359 02-0360
hussein,aziz 01-0279
hussein,nabil a. 05-0516
hustas,l. 05-0467
husum,b. 12-0120
husveth,f. 10-0528
huszenicza,g. 08-0498
hutchinson,donna m. 04-0546
hutchison,arlene a. 08-0063 08-0079
hutchison,g. 04-0687
huth,a. 05-0097
hutschenreiter,j. 12-0104
hutson,d. 04-0039
hutson,john m. 06-0039
hutter,h. 01-0638 06-0537
hutto,v. l. 09-0505
huyghebaert,g. 05-0164
hyatt,alexander c. 10-0320
hyland,j. h. 08-0297
hyman,a. l. 05-0678
hymer,w. c. 03-0543
hynes,miriam 08-0592
hyoedynmaa,s. j. 08-0088
ianconescu,m. 03-0431
iannotti,e. s. 10-0215
iannotti,eugene l. 10-0112
ibadullaev,f. i. 10-0559
ibarra,o. f. 05-0558 07-0487
ibengwe,joshwa 09-0041
ibishev,g. i. 05-0584
ibrahan,n. 09-0143
ibrahim,a. l. 07-0413
ibrahim,i.i. 05-0065
ibrahim,m. a. r. 07-0171
ibrahim,m. e. m. 10-0341
ibrahim,moustafa a. r. 01-0121
ibrahim,sabry h. 03-0210
ibrovic,m. 09-0543
icardo,j. m. 03-0582
ichijo,shigeru 06-0518 12-0468 12-0469 12-0470
ichiki,hikozo 09-0424
ichiman,y. 05-0434
iderstine,a. van 12-0142
idiart,julio r. 01-0403
ido,m. 04-0278
idova,g. v. 05-0306
idris,s. o. 08-0602
idtse,fred s. 05-0453
ierland,j. van 11-0534
iga,d. i. 07-0172
iggo,a. 08-0018 08-0066 10-0070
iggulden,h. l. a. 11-0126
igh,t. s. g. a. m. van den 07-0569
ignat'ev,s. v. 08-0374
ignatov,p. e. 02-0354 09-0545
ignatova,marija 03-0457 05-0161
ignatovich,v. f. 09-0319
ihle,sherri l. 04-0245
ihrke,peter j. 09-0403 10-0546
iida,takaji 08-0162 11-0207
iida,tsuneyoshi 12-0386
iijima,t. 04-0544
ikawa,shuntaro 10-0387
ikeda,kazuo 07-0195 07-0198
ikeda,tatsuhiko 05-0243
ikeda,toshio 03-0666
ikeda,yayoi 05-0175 11-0232 12-0191
ikegami,machiko 11-0161
ikegami,makoto 08-0470
ikuta,k. 02-0450
il'chevich,n. v. 02-0211
il'jashhenko,v. i. 01-0474
il'kevich,v. m. 04-0027
ilchmann,g. 03-0542 05-0585 11-0566
ildstad,suzanne t. 03-0237
iles,p. 02-0337
ilies,m. 06-0412
ilieva,k. z. 06-0369
ilijas,b. 01-0639
illek,j. 12-0154
illert,michael 09-0038
illing,r.-b. 10-0024
ilomets,t. 11-0631
imada,t. 05-0326
imada,tadao 02-0421 02-0461
imagawa,hiroshi 01-0536 02-0429
imazawa,takayoshi 01-0581
imbert,jean 07-0461
imbert-establet,daniele 09-0449
imbert-teboul,m. 06-0148
imel,k. j. 08-0269
impey,c. s. 06-0379
inaba,kayo 04-0278
inaba,t. 07-0278
inaba,y. 01-0358
inaba,yuji 02-0427
inada,t. 10-0221
inagami,tadashi 06-0149
inamdar,d. r. 08-0307
incani,r. n. 08-0465
indulen,m. k. 09-0554
infante martinez,f. 07-0598
ingledew,w. john 10-0001
ingram,g. a. 11-0533
iniges,v. a. 03-0491
inoue,akira 02-0392
inoue,hideo 12-0071
inoue,kiyoshi 08-0178 10-0183
inoue,masuo 05-0262
inoue,toshiro 05-0061
insausti,r. 04-0075
intizarov,m. m. 04-0446
inui,j. 09-0115
ioannides,c. 09-0214
ionova,o. p. 08-0421
iordachescu,dana 09-0130 11-0119
ip,nancy y. 09-0093
ipatenko,n. g. 01-0297
ippen,r. 04-0675
ippen,rudolf 05-0654
iqbal,q. k. 02-0560
ireland,j. j. 02-0028
irimajiri,a. 05-0057
iritani,a. 03-0338
iritani,isao 04-0033
iro,toshihiro 06-0428
irons,grace p. 08-0234
irsara,a. 10-0405
irvine,robin f. 10-0068
irwin,d. 10-0352
isacson,o. 09-0108
isacsson,helena 11-0070
isakov,ju. f. 06-0265
iscoe,steve 07-0079
isegawa,nachisa 09-0502
isegawa,naohisa 10-0552
iseki,norio 12-0305
isemura,mamoru 05-0309
ishhenko,a. m. 11-0438
ishhenko,g. d. 05-0432
ishida,m. 10-0110
ishida,yukisato 02-0061
ishige,masamichi 05-0573
ishiguro,naotaka 07-0301
ishiguro,s. 07-0191
ishihara,syuhei 04-0200
ishii,akira i. 04-0560
ishii,toshio 08-0439
ishii,y. 04-0262
ishikawa,kunio 09-0303
ishikawa,t. 05-0057 09-0194
ishikawa,youzou 04-0050
ishikawa,yushi 08-0545 09-0205
ishimori,t. 03-0158
isibasi,armando 01-0184
isichenko,i. b. 04-0711 05-0281
isitor,g. n. 01-0012
iskander,a. r. 04-0519
islam,k. m. n. 06-0397
islamov,t. m. 05-0033
ismail,m. 08-0240
ismatova,r. a. 10-0559
isobe,takashi 02-0474
isoda,masae 03-0501
isseroff,hadar 11-0538
istomina,l. a. 02-0288
itakura,c. 03-0451
itami,toshiaki 09-0187
itaya,asako 09-0150
itaya,tamiko 09-0314
itayama,hiroshi 08-0456
ito,emiko 05-0628
ito,masahiro 01-0306
ito,osamu 03-0682
ito,yushi 05-0061
itoh,hideaki 08-0123 10-0038
itoh,osamu 02-0436
itohara,shigeyoshi 02-0402
ivanics,e. 07-0341
ivanov,a. a. 04-0711 05-0281 09-0224
ivanov,a. p. 09-0399
ivanov,b. n. 08-0216
ivanov,i. a. 07-0321
ivanov,n. p. 06-0392
ivanov,petko 05-0556
ivanov,v. 05-0416
ivanov,v. eh. 11-0159
ivanov,v. l. 04-0694
ivanov,vasil 11-0397 11-0398
ivanova,e. h. 08-0224
ivanova,l. l. 02-0063
ivanova,m. 03-0155
ivanova,v. v. 08-0397
ivanova,z. n. 11-0411
ivanovskaja,l. b. 04-0409
ivanovskij,s. a. 03-0564
ivas'kevich,i. a. 10-0289
ivashhenko,v. g. 01-0359
iverson,frank 04-0229
ivetic,v. 04-0378 07-0465
ivetich,v. 06-0083
iwaki,h. 04-0262
iwama,kimio 05-0260
iwamoto,yasuhiko 09-0118
iwanaga,s. 10-0091
iwasaki,masao 03-0423
iyer,n. 07-0479
izawa,h. 07-0191
izjumona,n. a. 03-0190
izjumova,n. a. 03-0193
izmukhanov,k. s. 09-0509
izuchi,toshiro 08-0401
izumi,hideakira 02-0637
izumo,akihisa 09-0425
izumo,masahisa 04-0257
jablochkin,v. d. 10-0289
jablonski,leon 07-0646
jablonskij,v. a. 03-0261 07-0258
jacenko,v. p. 06-0043
jackson,a. r. b. 11-0607
jackson,andrew c. 10-0072
jackson,e. k. m. 07-0281
jackson,h. 03-0680
jackson,h. c. 09-0374
jackson,l. e. 10-0219
jackson,michael j. 04-0107
jackson,p. 04-0237
jackson,p. g. g. 08-0530
jackson,p. s. 12-0359
jackson,r. 09-0294

jackson,r. 11-0703
jacob,a. 02-0482
jacob,h. j. 07-0015 08-0028
jacob,jules s. 03-0490
jacob,laurent 06-0297
jacob,m. 08-0028
jacobs,d. e. 05-0568
jacobs,dennis 01-0446
jacobs,guido a. 04-0705
jacobs,harris 11-0161
jacobs,leon 04-0529
jacobs,r. m. 09-0427
jacobsen,i. a. 12-0061
jacobson,h. r. 09-0142
jacobson,w. 07-0094
jacobsson,s. o. 07-0145
jacquemin,c. 05-0327
jacquet,j. p. 06-0177
jaeger,o. 03-0429 03-0466
jaekel,l. 07-0533
jaervensivu,p. 12-0610 12-0611
jaervinen,m. 03-0249
jaervinen,mikko 09-0010
jaeschke,g. 04-0399 04-0448 11-0458
jaeschke,hartmut 09-0079
jaffe,eric a. 02-0017
jaffe,l. a. 03-0051
jagenburg,rudolf 01-0500
jager,h. 09-0635
jagetia,k. l. 06-0408
jahn,birgit 01-0291
jahn,d. 02-0582
jahn,f. 01-0586 11-0674
jahn,g. 06-0440
jahn,gerlinde 06-0457
jahn,j. 05-0512
jahn,s. 03-0334 03-0335
jahnsen,henrik 01-0053 01-0060
jahoda,c. a. b. 09-0089
jaikov,ja. 08-0641
jain,nemi c. 06-0538
jain,s. c. 03-0360
jakab,florian 05-0165
jakh'jaeva,s. a. 03-0385
jakimov,m. 09-0339
jakobs,robert m. 07-0242
jakoby,j. r. 04-0367
jakoniuk,piotr 05-0537
jakovleva,l. s. 01-0387
jakubov,i. t. 05-0119
jakubovs'kijj,f. p. 04-0228
jakubovskaja,ju. l. 09-0555
jakubovskijj,m. v. 11-0549
jakubowski,karol 05-0661
jakubowski,tadeusz 09-0302
jakusheva,o. v. 08-0229
jalakas,m. 11-0631
jalkanen,markhu 07-0377
jalkanen,sirpa 07-0377
jambre,l. f.)le 12-0507
james,david e. 04-0157
james,heidi s. 07-0235
james,j. a. 05-0689
james,jason e. 08-0303
james,m. p. 10-0449
james,pranee 01-0209
james,s. 10-0140
jameson,leslie c. 06-0219
jamialkowska,grazyna 02-0403
jamison,r. m. 06-0437
jamroz,dorota 02-0372
jamskova,v. p. 03-0280
janatova,tatiana 02-0643
jancso,g. 02-0623 06-0600
janczewski,a. 09-0126
janetschke,p. 03-0684
jang,s. s. 01-0322
jang,spencer s. 01-0312 03-0272 06-0403
janke-grimm,g. 02-0204
jankowska,e. 06-0118 12-0084
jankowski,stanislaw 05-0428
janonia,b. 09-0491
janse,j. 10-0074
jansegers,l. 12-0409 12-0410 12-0416
jansen,a. 04-0152
jansen,b. s. 12-0550
jansen,c. a. m. 06-0196
jansen,e. h. j. m. 01-0117 04-0041 04-0714 05-0684
jansen,h. b. 11-0199 12-0183
jansen,hans w. 09-0201 11-0456
jansky,l. 06-0044 06-0059
janson,p. o. 01-0014
janson,per o. 08-0124
janssens,l. a. a. 02-0537 05-0621
janssens,walter 02-0057
janthur,irmgard 02-0440
january,c. t. 12-0051
janurik,e. 12-0238
janurkaeva,z. a. 07-0325
janushkjavichjus,a. 09-0293
janvareva,l. n. 03-0031
janz,i. 12-0652
janza,f. 07-0526
jara,w. 12-0604
jarc,h. 07-0378
jarjour,l. 11-0077
jarmukhamedova,a. g. 11-0662
jarnigan,f. 01-0064
jarockijj,ju. v. 09-0069
jarockijj,l. s. 04-0562
jarofke,d. 09-0538 09-0542
jaroshenko,v. i. 06-0256
jaross,w. 02-0096
jarrett,ellen e. e. 03-0532 09-0219
jarrett,o. 08-0396 10-0386
jarrett,w. f. h. 07-0458
jarvis,j. c. 11-0140
jarzab,b. 05-0098
jashin,a. t. 01-0367
jashin,a. v. 08-0496
jasiorowski,tadeusz 04-0182
jaskevich,t. f. 11-0713
jasko,david j. 06-0334
jasper,d. e. 07-0598
jastrebcov,a. v. 05-0233 11-0247 12-0248
jastrebov,a. s. 11-0619
javaheri,s. 12-0043
jawad,n. m./ a. 02-0268
jayappa,huchappa g. 03-0401
jayasurijya,a. 12-0282
jazbec,i. 06-0424 06-0426
jeanmonod,ph. 07-0396
jedenactik,vladimir 09-0578
jedliczka,susanne 01-0525
jedra,m. 11-0642
jeffcoat,a. r. 08-0601
jefferies,wilfried a. 12-0123
jeffrey,john j. 02-0042
jeggo,m. h. 06-0442
jelinek,p. 09-0244 12-0154
jelinski,marian 03-0202
jenes,c. k. 02-0137 02-0139
jeneskog,t. 10-0107
jeney,g. 02-0171
jeney,z. 02-0140
jeng,george k. 01-0410
jenik,robert a. 02-0098
jenkins,d. c. 05-0558 07-0487
jenkins,d. j. 11-0551
jenkins,edwardd m. 10-0372
jenkins,william l. 12-0602
jenney,e. w. 06-0449
jennings,f. w. 11-0523
jennings,r. c. 04-0083
jensen,j. l. 08-0389
jensen,joergen 04-0061
jensen,melody 09-0315
jensen,p. 01-0171
jensen,p. thode 02-0515 06-0211
jensen,rue 01-0417
jensen,thode p. 01-0171
jentsch,t. j. 12-0102
jerabek,j. 10-0414 11-0505
jeraj,k. p. 05-0536
jericho,k. w. f. 04-0393
jerrett,ian v. 03-0313
jeska,edward l. 09-0455
jessen,c. 06-0057
jessup,david a. 04-0707
jessup,wendy 05-0108
jeuk,h. 05-0721
jevtic,s. 07-0457
jewgenow,katharina 11-0192
jezdimirovic,milanka 09-0574
jeziorowska,anna 08-0127
jezkova,dagmar 12-0152
jezyk,peter f. 08-0537
jibbo,j. m. c. 10-0471
jilka,robert l. 08-0099
jimenez,enedina 01-0184
jimes,s. 06-0437
jivray,m. 10-0549
jjocev,mikhail 05-0669
jjocov,simo 12-0465
jjonova,ivanka 12-0647
jjotova,ivanka 12-0465
joab,irene 05-0071
jobe,alan 11-0161
jochen,robert f. 06-0630
jodal,mats 05-0107
joechle,w. 05-0701 08-0285 10-0263 10-0264
joens,l. a. 10-0366
joensson,goeran 06-0511
joensson,lennart 04-0227
joergensen,poul h. 08-0566 08-0567
joergensen,preben fogd 02-0055 06-0520
joergensen,r. j. 04-0587 05-0568
joergensen,sigrid tue 04-0112
joffroy,m. 04-0071
johannes,achim 04-0220
johanson,viktor 12-0038
johansson,barbro b. 06-0074
johansson,olle 09-0003
john,p. m. v. 08-0649
john,walter m. st. 08-0085 09-0037
johns,edward j. 09-0083
johnson, hilary g. 08-0176
johnson,a. l. 05-0672
johnson,alan m. 01-0421 04-0558
johnson,andrew p. 05-0366
johnson,bill j. 07-0435
johnson,d. 07-0610
johnson,d. w. 07-0211
johnson,f. w. a. 02-0367
johnson,g. f. 05-0256 07-0214
johnson,gerald l. 10-0600
johnson,j. c. 02-0424
johnson,k. a. 02-0131 02-0143 04-0197 05-0192 06-0414 07-0183
johnson,k. h. 12-0100
johnson,kurt e. 06-0038
johnson,l. a. 11-0196
johnson,lorraine 01-0329
johnson,mark s. 03-0047
johnson,p. 07-0123 10-0075
johnson,p. a. 04-0297
johnson,r. s. 11-0034
johnson,russell c. 02-0388
johnson,terry c. 10-0125
johnston,b. m. 07-0127
johnston,g. r. 03-0218
johnston,j. t. 12-0481
johnston,k. g. 01-0521
johnstone,colin 10-0491
johnstone,i. 08-0060
johnstone,l. b. 07-0241
johnstone,i. p. 07-0140
johnstone,rose 09-0042
johnstone,rose m. 10-0037
johri,s. b. 04-0673
jolley,william r. 01-0417
jolly,d. w. 07-0210
jonas,k. 03-0550 03-0556
jonas,w. w. 10-0424
jonas,warren 03-0535
jonasson,h. 05-0270 06-0201 11-0047
jone,carl 05-0147
jones,a. 04-0565
jones,a. w. 06-0135

jones,bruce v. 06-0596
jones,d. g. 04-0168
jones,d. m. 12-0020
jones,e. g. 06-0300
jones,e. w. 09-0619
jones,g. e. 01-0307
jones,gary 12-0344 12-0524
jones,i. 07-0145
jones,j. e. t. 08-0195 11-0712
jones,j. m. w. 08-0360
jones,joe m. 01-0201
jones,l. n. 01-0183
jones,l. p. 07-0558
jones,marjorie a. 09-0565
jones,p. w. 11-0103
jones,patricia 06-0140
jones,peter 03-0093
jones,r. 05-0636
jones,r. c. 03-0469 04-0486 05-0504 11-0482 11-0483
jones,r. j. 12-0565
jones,r. s. 07-0655 09-0214
jones,sandra m. 12-0053
jones,sheila j. 10-0016 11-0326
jones,t. 02-0080
jones,t. o. 08-0569
jones,t. w. h. 09-0327
jones,warren r. 05-0340 07-0065
jones,william e. 01-0478 03-0569 04-0732 05-0598 06-0341 10-0073
jong,david de 01-0159
jong,h. de 01-0593
jong,m. f. de 10-0337
jong,w. a. de 04-0373 06-0383 09-0530
jong,wilfried w. de 04-0116
jonge,hugo r. de 05-0423
jongejan,f. 02-0378 04-0547 04-0548
jonsen,jon 01-0609
jonung,m. 01-0051
jonzon,bror 10-0096
joo,h. s. 12-0357
joo,han s. 10-0408
jopp,a. j. 09-0294 11-0703
jordan,d. 02-0076 12-0085
jordan,f. t. w. 03-0421
jordan,helen e. 12-0499
jordanov,j. 03-0102 06-0229
joronen,i. a. 03-0249
joseph,p. g. 04-0456
joshi,b. m. 08-0307
joshi,r. c. 08-0145
josse,m. 11-0388
jost,g. 01-0666
jost,karel 07-0613
joubert,jean c. 03-0618
joubert,l. 01-0266 03-0612 04-0499
jouglar,j. y. 05-0525
joussellin,w. 01-0580
jouvet,michel 05-0069
jovanovic,m. 04-0099
jovic,m. 09-0264
joyner,l. p. 04-0526
jozefik,milan 09-0581
jozsa,rita 03-0127
jozwik,elzbieta 02-0676
ju,grace 11-0455
juan,h. 03-0043
jucker,h. 07-0584
juczynska,k. 01-0427
judes,clement 06-0188
judickaja,n. m. 02-0320
judina,i. g. 09-0587
judina,t. g. 01-0318
judson,g. j. 09-0125
juers,mathias 12-0389
juestel,w. 02-0400
jugert,lilly 06-0540
juhasz-bucsek,m. 12-0590
juillard,m. t. 01-0011
jukuda,yuh 06-0013
juliano,r. l. 05-0318
julien,marcel 05-0241
julini,milo 07-0579 10-0469
juma,m. h. 12-0505
junge,randall e. 09-0203
jungmann,ruth 10-0440
jurajda,v. 04-0505
jurak,evzen 09-0254
jurczak,marek eugeniusz 10-0668
jurinka,a. 11-0620
jurkevich,v. v. 03-0491
jurkov,v. m. 02-0297
jurkovic,peter 09-0580
jurlov,s. s. 04-0185
jurov,k. p. 07-0451 09-0360 09-0398 11-0441
jurukov,milosh 08-0230
jushhuk,n. d. 02-0321
juskeselieva,liljana 05-0310
jusupov,r. kh. 08-0421
juzhakov,a. m. 04-0691
kåaden,o.-r. 08-0206 10-0286
kaaden,o.-r-. 01-0378
kaaden,oskar-rueger 08-0414
kaal,g. th. f. 03-0217
kabdolov,t. k. 05-0584
kabore,i. 08-0480
kachesova,l. m. 01-0288
kachole,m. s. 04-0136
kacovich,v. l. 05-0163
kaczmarski,wladyslaw 05-0537
kadel,w. l. 05-0445
kaden,volker 06-0433
kadochkin,a. m. 03-0422 07-0367
kadymov,r. a. 02-0588 12-0283
kadyrov,s . o. 12-0287
kadyrov,s. o. 09-0546
kaeckenbeeck,a. 05-0429 08-0358 11-0388
kaehn,w. 03-0347 06-0355
kaelin,s. 12-0268
kaem,r. l. 02-0339
kaemmerer,h. 04-0602
kaempfer,ingrid 05-0390
kaeppeli,othmar 08-0218
kaethner,tilman 06-0076
kaethner,tilmann 01-0066
kaetzel,charlotte s. 03-0244
kaeufer,ilse 02-0209
kafel,stanislaw 02-0676
kagawa,yuichi 08-0394
kagei,noboru 10-0198
kahn,donald e. 01-0377
kahnchev. ljubomire 08-0290
kahncheva,l. 09-0338
kai,c. 06-0293
kaige,noboru 12-0211 12-0212
kaim,m. 05-0380
kaiser,donald l. 09-0066
kaiser,e. 03-0200
kaiser,e. t. 11-0064 12-0166
kaiser,h. 02-0285 04-0332
kaja,r. w. 02-0405
kajikawa,taketsugu 11-0318
kakacheva-avramova, denka 05-0205
kakei,masafumi 11-0041
kaker,m. l. 10-0246
kaki-ichi,norihide 03-0377
kakimoto,daiichi 08-0157
kakita,teruo 06-0203
kakoyiannis, charalambos k. 10-0345
kakuk,t. j. 08-0472
kalac,p. 01-0258
kalashnik,s. a. 02-0630
kalbe,p. 10-0563
kaleta,e. f. 04-0465 04-0470 05-0501 11-0425
kaleta,f. 11-0467
kaletha,k. 04-0095
kalinina,n. o. 03-0223
kalinkovich,a. g. 03-0252
kaljuzhnyjj,i. i. 01-0490
kallas,a. g. 09-0290
kallela,k. 04-0139
kallela,kaarlo 08-0429
kallet,a. j. 07-0557
kallfelz,f. a. 08-0068
kallweit,e. 06-0360
kalmazan,l. a. 02-0341
kalmykova,t. p. 09-0468 11-0314
kalojanov,zhecho 02-0575
kalojanova,lilija 02-0338 04-0369 10-0314
kalsner,stanley 12-0048
kaltenbach,c. c. 02-0278 05-0131
kaludin,ilija 03-0147
kamada,masanobu 02-0390 02-0391 02-0393 02-0456
kamarli,a. p. 04-0599
kamata,shin-ichi 03-0377
kambourova,t. s. 12-0108
kamburev,petahr 09-0428
kameda,yoko 12-0016
kamhurov,petahr 05-0581
kamiya,masao 01-0436 01-0451 08-0456
kampelmacher,e. h. 12-0637
kamphues,j. 03-0349 09-0526 10-0567
kamrau,h. 06-0419
kan,j. s. 07-0552
kan,k. w. 12-0141
kan,kenneth w. 08-0052
kan,p. t. 01-0469
kanagawa,hiroshi 05-0151 12-0362
kanagawa,y. 10-0041
kanchev,l. 11-0348
kandels,r. 10-0492
kane,j.ather 09-0457
káne,m. t. 11-0101
kane,samouka 05-0240
kanellaki-kyparissi,m. 10-0143
kangasniemi,reima 02-0590
kangawa,kenji 09-0135
kanitz,ellen 04-0335
kanitz,w. 04-0335
kanje,martin 11-0129
kannisto,p. 12-0039
kanno,morio 03-0105
kanoe,m. 08-0516
kanosue,kazuyuki 04-0050
kanout,a. g. 11-0564
kansal,m. l. 11-0153
kantor,isabel n. de 10-0361
kanynja,v. a. 09-0554
kao,vivien 03-0505
kapaga,angolwisye mwakibete 04-0001
kapich,m. a. 10-0119
kaplan,d. r. 10-0167
kaplan,radoslav 09-0586
kaplan,s. l. 09-0166
kaplan,solomon a. 06-0036
kaplun,v. i. 02-0465
kapner,r. b. 03-0126
kapperud,g. 01-0294
karadzhov,janaki 04-0163
karaivanov,l. 11-0520
karaivanov,ljuben 02-0338 10-0314
karal'nik,b. v. 02-0362 06-0487 07-0225
karamucheva,l. 09-0351
karan-durdic,s. 05-0719
karapetjan,s. a. 04-0111
karasek,michael 01-0018
karavaev,ju. d. 11-0459
karavaeva,t. m. 07-0649
karavanov,a. s. 11-0489
karawya,essam 09-0027
karcewska,elznieta 03-0384
karelin,a. i. 07-0295
karelin,v. p. 02-0397 03-0619
karganova,g. g. 11-0648
karge,eberhard 07-0447
karimov,sh. i. 04-0014
karimova,g. s. 10-0441
karlberg,knut 04-0603
karlberg,lars 09-0096
karlsson,s. 11-0589
karlsson,sivert 04-0227
karlstroem,g. 10-0081
karow jun.,a. m. 07-0029
karow jun.,m. 07-0028
karpinska,barbara 03-0411
karpinski,stanislaw 04-0498
karpinski,tadeusz 02-0309
karpov,v. k. 01-0063
karppanen,eeva 02-0509
karput',i. m. 11-0304 12-0546
karsanov,n. v. 06-0534
karsch,fred j. 04-0144 06-0061
kartashov,l. i. 03-0600
kartashov,p. a. 09-0468 11-0314

kartashova,v. m. 02-0592
kartushin,s. s. 02-0297
karum. f. 11-0107
karwath,m. 10-0285
karymov,v. n. 02-0614
karysheva,a. f. 02-0311
kasa,f. 02-0656
kasa,gerhilde 02-0656
kasai,m. 03-0338
kasatkin,a. 03-0472
kashin,a. s. 02-0668
kashiwagi,a. 03-0061
kashiwagi,toru 10-0043
kashiwazaki,yoshihito 05-0412
kashkovskijj,v. g. 01-0165
kashman,y. 02-0552
kasjuk,i. i. 05-0502
kasper,l. h. 07-0481
kaspruk,i. m. 10-0422
kassai,t. 07-0501 12-0577
kassem,a. 11-0025
kassich,ju. ja. 04-0440 06-0407
kassuku,a. a. 01-0630
kataoha,k. 08-0606
kataoka,k. 10-0095
katavic,i. 07-0211
katayama, y. 04-0043
katayama,teruhisa 12-0245
katayama,y. 11-0124
katiyar,j. c. 02-0499
katiyar,r. s. 01-0005
katkov,m. v. 09-0435
kato,kazuyuki 09-0323
kato,keitaro 05-0122
kato,s. 12-0070
katska,lucyna 01-0245 09-0281 10-0272 10-0283
katsuki,nobuhiko 08-0410
katsuno,masanori 07-0238
katsura,kazuhiko 12-0240
katsura,y. 06-0289
katti,s. r. 05-0224
katz,joseph 09-0035
kauer,j. 04-0665
kaufman,johanna 06-0565 07-0551
kaufman,marc p. 06-0066
kaufman,matthew h. 05-0273
kaufman,susan 01-0069
kaufmann,m. 03-0042
kaup,f.-j. 08-0447 11-0003 12-0459
kauppinen,kauko 02-0513 03-0557 08-0504
kaur,m. 01-0466
kaven'kin,n. a. 02-0308
kavruk,l. s. 07-0572
kavulak,d. r. 10-0151
kawai,k. 08-0108
kawai,kenji 12-0204
kawai,sadaaki 10-0387
kawai,yasuo 12-0363
kawakami,eiichi 05-0372
kawalek,j. c. 07-0499
kawamura,seiichi 12-0476
kawano,katsuhiko 12-0207
kawasaki,tohru 02-0192
kawashima,seiichiro 03-0017
kawata,meiji 01-0077
kayser,valerie 10-0099
kaz'min,s. g. 05-0078
kazachka,dimitrina 04-0472
kazakov,n. a. 09-0420 10-0357
kazakova,t. n. 08-0494
kazanskaya,novella f. 07-0067
kazar,j. 01-0308 10-0358
kazarjan,t. i. 05-0117
kazazoglou,theodossia 01-0044
kaziro,r. 12-0567
kazmin,z. 07-0239
kazuta,y. 01-0433
kearney,edna b. 06-0174
kearney,nessa f. 09-0052
kearney,p. a. 06-0361
keck,e. 03-0164
keck,gerard 02-0631
keck,gertrud 04-0350
kedzierski,marilyn 12-0270
keegan,winifred a. 10-0124
keeler,k. d. 01-0195
keen,carl l. 01-0104
keen,j. e. 12-0236
keenan,c. m. 10-0444 11-0525
keene,jack d. 07-0433
keil,lanny c. 08-0083
keil,w. 07-0403
keinke,oliver 12-0121
keita,n. 05-0417
keith,richard k. 03-0138
keith jun.,james c. 06-0106
kejikova,magda 02-0471
keller,f. 12-0104
keller,h. 01-0633 04-0399 04-0448 06-0366
keller,s. k. 12-0102
kelley,k. w. 08-0247
kelly,frank j. 03-0023 06-0002 06-0158
kelly,gisele 07-0090
kelly,j. d. 04-0062
kelly,j. f. 11-0291 11-0442
kelly,m. 02-0299
kelly,p. a. t. 09-0108
kelly,r. k. 05-0182
kelly,suzanne 06-0007 06-0218
kelly,w. r. 10-0205
kelsen,steven g. 06-0628
kelso,penny c. 09-0506
kemeny,a. 01-0166 11-0334
kemme,michael 10-0174
kemp,d. h. 04-0592
kemp,robert g. 06-0172
kemp,s. j. 08-0254
kemp,stephen f. 12-0143
kemper-kraemer,gisela 04-0115
kemppainen,r. j. 12-0117
kemppainen,robert j. 09-0469
kemshead,john t. 03-0170
kendrick,j. e. 09-0050 12-0095
kendrick,k. m. 04-0118
kennaway,d. j. 10-0139 11-0651
kennedy,ann r. 05-0159
kennedy,c. r. 08-0172
kennedy,h. 08-0032
kennedy,j. a. 08-0107
kennedy,j. p. 12-0567
kennedy,m. w. 03-0513
kennedy,miriam 11-0023
kennedy-stoskopf, suzanne 01-0347
kenney,r. m. 09-0331
kent,j. 08-0463
kerbabaev,eh. b. 09-0459
kernell,d. 09-0103
kernickijj,b. s. 11-0390
kerremans,r. 03-0275
kersjes,a. w. 02-0356
kersten,u. 03-0417
keshavarz-valian, hossein 10-0442
kesler,d. j. 02-0282 11-0357
kessabi,m. 08-0490
kessler-icekson,gania 10-0169
kesting,u. 08-0519
ketcheson,j. e. 10-0180
ketlinskijj,s. a. 11-0438
ketterhagen,m. j. 07-0375
kettunen,r. 12-0610 12-0611
kewley,d. r. 12-0582
keyes,m. c. 12-0482
keys,john e. 11-0179
keyser,h. de 08-0460
keyserlingj-eberius,m. 10-0383
kezdy,f. j. 11-0064
khachatrjan,m. a. 01-0081
khadzhiev,georgi 12-0445
khafizova,e. d. 08-0324
khairy,abd-el-moti 07-0093
khaitov,r. m. 03-0264
khajjdarliu,s. kh. 09-0080
khalacheva,marija 09-0414
khalilov,d. a. 02-0567
khalilov,eh. m. 02-0063
khallaayoune,kh. 10-0489
khamar,ja. 10-0084
khamas,w. a. h. 11-0018
khamidov,d. kh. 05-0033
khamiev,s. kh. 05-0538 10-0427
khamraev,k. 08-0326
khan,s. mahmood 02-0167
khananashvili,m. m. 06-0534
khanson,k. p. 12-0001
kharalambiev, kharalambi e. 04-0491 10-0436 10-0560 11-0468
kharalmambiev, kharalembi 01-0390
khargis,v. dzh. 04-0204
kharrisis,a. eh. 04-0204
khaspekov,l. 12-0019
khatoon,humaira 01-0454 09-0450
khavinson,v. kh. 01-0188 03-0243
khimonidi,r. k. 02-0083
khirug,s. s. 07-0055
khlynin,v. a. 02-0583
khmelina,s. d. 03-0132
khokhlova,t. o. 04-0374
kholeaf,z. m. 05-0446 06-0089
kholod,v. m. 05-0634
kholodov,l. ja. 07-0649
khomenko,a. g. 02-0380
khomenko,t. a. 03-0070
khomenko,v. s. 06-0608
khorunzhijj,a. g. 04-0353
khozinskijj,v. v. 08-0413
khramov,a. v. 03-0317
khranovskijj,i. l. 06-0498
khristev,khristo 02-0300
khristov,toma 10-0540
khristova,khristina 08-0366
khromykh,l. m. 03-0263
khubenov,khuben 02-0652
khubenov,khuben d. 07-0240
khudaverdjan,d. n. 01-0056
khugashvili,z. g. 06-0534
khvoshhevskaja,i. n. 11-0675
kibardin,v. m. 11-0444
kibenge,f. s. b. 11-0482
kibenge,f.s. b. 04-0486
kibort,r. v. 02-0347
kickhoefen,botho 01-0280
kida,h. 02-0408
kidd,c. 06-0116
kiddy,c. a. 05-0342
kido,m. 08-0516
kielstein,p. 02-0607 03-0392 04-0363 07-0351
kielstein,peter 05-0470
kieny,m. p. 11-0491
kierek-jaszczuk,danuta 08-0414
kierszenbaum,f. 01-0408 01-0409
kierszenbaum,felipe 01-0410 08-0441
kiesel,george k. 03-0462
kiessling,karl-heinz 06-0470
kietzmann,m. 03-0616 04-0615 09-0127
kihm,u. 11-0502
kiil,fredrik 06-0078
kikuchi,masakazu 01-0086
kikuchi,t. 05-0326
kikuchi,yoshihiro 07-0074
kilani,m. 04-0557
kilyovska,m. s. 02-0114 08-0149
kim,duck-hwan 12-0025 12-0026
kim,peter s. 06-0136
kimberling,cleon v. 09-0511
kimm,toby j. 03-0241
kimura,hajime 05-0204
kimura,hiromitsu 08-0228
kimura,i. 02-0168
kimura,j. 09-0097 09-0116
kimura,norihiko 05-0183 05-0187 05-0195

kimura,shinichi 03-0105
kimura,t. 01-0138 01-0220
kimura,takahisa 08-0164 08-0166 10-0184 10-0189
kimura,yohko 06-0521
kincade,p. w. 11-0313
kindahl,h. 05-0367 10-0250
kindahl,hans 10-0245
kinder,erika 11-0499
kinders,robert j. 10-0125
kindstedt,p. s. 03-0685
king,g. j. 02-0260
king,joan c. 02-0109
king,s. j. 03-0520
king,thomas s. 01-0018
kinjo,toshio 06-0376 10-0327
kinkelin,p. de 10-0197
kinnamon,s. c. 07-0107
kinne,r. 01-0113
kinno,shinichiro 06-0516
kinser,a. r. 02-0282
kiprijan,t. k. 01-0055
kir'janov,s. a. 03-0455
kir'jazova,t. kh. 04-0076
kirby,margaret l. 12-0069
kirchgessner,m. 08-0112
kirchhoff,h. 03-0420 06-0402 07-0365
kirchhoff,joseph 03-0035
kirchner,christoph 09-0133
kirchner,j. 07-0677
kirev,t. 09-0338
kirichek,v. s. 11-0542
kirillicheva,g. b. 09-0226
kirillov,a. 01-0416
kirillova,e. n. 05-0282
kirillova,f. m. 05-0440
kiriyama,t. 02-0168
kirk,christopher j. 10-0131
kirk,john h. 09-0196
kirk,w. 07-0082
kirkbride,c. a. 12-0473
kirkeby,svend 10-0012
kirkwood,james k. 06-0137
kirley,sandra d. 10-0020
kirley,terence l. 12-0169
kirmayer,ala h. 11-0571
kirov,bozhidar 02-0300
kirschner,marc 11-0012 11-0013
kirsh,ju. eh. 09-0545
kisary,j. 03-0467
kisary,j. 03-0470 11-0495
kiselave,m. k. 12-0575
kiselev,e. f. 01-0612
kiskaroly,m. 11-0229
kiskaroly m. 05-0214
kiso,satoko 04-0684
kiso,yasuo 02-0099
kiss,v. 01-0665
kiss,zoltan 06-0190
kissling,r. 11-0417
kit,saul 06-0460
kitagawa,hiroshi 07-0053
kitai,h. 06-0096
kitai,hirokatsu 02-0074 04-0328 10-0103
kitamoto,n. 10-0418
kitamura,mobuo 12-0031
kitao,t. 02-0145 07-0196
kitao,tadatoshi 05-0201 08-0154 11-0215 12-0206 12-0207
kitchell,barbara a. 10-0527
kitchen,barry j. 02-0594 05-0723 05-0740
kiticyna,l. a. 09-0192
kittleson,mark d. 12-0537
kitts,d. d. 08-0070
kitzig,marianne 04-0335
kivlen,charles m. 01-0039
kjamjazhene,v. 09-0357
kjeldsen,keld 11-0135
kjorting,kh. jj. 10-0397
kjos-hanssen,bjoern 03-0515
kladnickijj,a. v. 12-0089
klaeger,b. 11-0680
klaehn,j. 05-0409
klaenhammer,todd r. 03-0488
klaproth,c. 07-0645
klare,l. 09-0562
klasen,a. 11-0484
klasen,arnulf 04-0282
klasing,k. c. 05-0418
klata,wieslawa 03-0371 04-0355
klatt,p. 05-0414
klaver,j. 04-0226
klebanovskijj,v. a. 05-0567
kleczkoweski,miroslaw 01-0557
kledzik,g. s. 04-0238
klee,claude b. 11-0121
kleeberg-ruppert,s. 08-0647
klein,alan h. 06-0199 10-0026
klein,david c. 10-0136
kleine,j.wrence 12-0517
kleiner,u. 10-0292
kleijn,ju. s. 06-0490
klemm,christoph 06-0298
klepsch,a. 06-0262 11-0251
klesius,phillip h. 12-0309
klethi,jean 08-0129
klevit,rachel e. 09-0136
klide,alan m. 11-0571
klietmann,wolfgang 06-0371
klima,h. 05-0648
klimenko,e. m. 01-0176
klimenko,m. t. 05-0682
klimenkov,k. p. 09-0594
klimentowski,stanislaw 01-0335
klimnjuk,s. i. 02-0618
klimov,a. n. 02-0096
klimov,p. k. 03-0128
klindt,j. 06-0193
kline,kimberly 03-0228
klinefelter,mark r. 01-0488
klingbeil,h. 11-0389
klinger,h. 07-0208
klinger,j. d. 10-0317
klinskij,d. ju. 04-0332
klinskij,ju. d. 02-0285
klinskijj,ju. d. 02-0288 10-0275
klint,marianne 06-0204
kliszewski,edmund 02-0492
kljajic,r. 07-0004 10-0146 12-0003 12-0008
klobeck,hans-gustav 12-0302
klochkov,a. a. 11-0414
klockmann,u. 08-0217
kloecking,h.-p. 02-0034
kloeppel,p. 06-0360
klontz,g. w. 05-0211
kludas jun.,u. 03-0238
kluge,j. p. 06-0458 11-0504
kluger,matthew j. 06-0381
klunker,r. 05-0588
klurfeld,d. m. 06-0549
kmet,v. 09-0564
kmety,emil 07-0473
kmiec,z. 06-0015
knaevelsrud,odd magnus 11-0646
knaut,t. 02-0674
kneblewski,piotr 03-0481
knedle,k. e. 02-0081
knezevic,n. 12-0455
knifton,a. 04-0678 06-0610
knight,a. d. 03-0046 11-0139
knight,a. p. 02-0569
knight,anthony p. 06-0273 09-0511
knight,c. h. 11-0072
knight,d. e. 05-0330
knight,daryl 03-0421
knight,j. a. 12-0020
knight,katherine l. 07-0229
knigth,r. 08-0569
knipfel,j. e. 08-0151
kniskern,peter j. 09-0308
knittel,m. d. 05-0197
knoblauch,h. 02-0207
knodle,s. g. 11-0019
knoell,heide 07-0472
knoll,r. 03-0662
knopp,thomas j. 01-0066
knowlen,grant g. 11-0595
knowles,d. 02-0189
knowles,f. c. 05-0655
knowles,peter f. 09-0065
knox,d. p. 04-0168
knox,k. l. 02-0205
knudsen,jens 06-0121 08-0101
knudtzon,j. 07-0077
ko,l. 05-0577
koban,i. 06-0310
koban,ingrid 07-0244
kobayashi,dale k. 02-0042
kobayashi,n. 11-0469
kobayashi,ryoji 08-0123
kobayashi,shigeo 02-0511
kobayashi,shoji 12-0462
kobayashi,y. 02-0228 06-0096
kobayashi,yoshimune 10-0103
kobinger,w. 03-0099
kobisch,m. 10-0336 10-0435
kobisch,marylene 04-0416 06-0405
kobor,m. 08-0646
kobylenkov,n. 02-0128
kocan,katherine m. 05-0455
koch,f. 03-0522
koch,manfred 04-0104
koch,w. 11-0546
kochemasova,z. n. 02-0380
kochlashvili,t. i. 09-0396
kocianova,elena 11-0424
kock,nancy 01-0239
kocur,m. 11-0385
kodama,h. 07-0191
koebl,s. 07-0378
koecsky,l. 03-0351
koefer,j. 10-0242
koehler,b. 02-0607 04-0363
koehler,christer 04-0134
koehler,harro 12-0335
koehler,james k. 03-0303
koehler,w. j. 12-0122
koekeny,g. 07-0544
koelle,george b. 08-0021
koelling,m. 11-0376
koenig,annette 02-0212
koenig,h. e. 01-0003 03-0009
koenig,l. 02-0285 04-0332 07-0274
koeniger,n. 03-0200 10-0208 11-0251
koepke,thomas edwin 04-0649
koeppel,e. 12-0623
koerber,h. r. 08-0049 10-0087
koerber,r. 02-0207 07-0533 11-0576
koermendy,b. 02-0133
koerner,e. 07-0285 09-0251
koerner,hannelore 06-0232
koerner,l. 03-0508
koerting,w. 05-0552 11-0532
koesters,j. 04-0367 05-0656
koetsche,wolfgang 03-0433
kofoed,h. 06-0108
kogan,m. e. 08-0309
kohama,t. 07-0410
kohl,jana 06-0076
kohl,steve 01-0185
kohlenberg,mary l. 10-0600
kohler,toni 09-0020 12-0036
kohlert,r. 06-0440
kohli,r. n. 02-0318
kohlmeyer,gesa 04-0532
kohnken,russell e. 10-0061
kohno,kenji 12-0432
kohout,ludek 06-0328
koiava,l. g. 05-0047
kojima,hiroshi 11-0218
kojima,itaru 09-0144
kojjnarski,vencislav 09-0428 09-0430
kok,l. p. 10-0420
kokhanchikova,n. a. 11-0663
kokhanskijj,i. n. 04-0306
kokima,m. 11-0469
kokkinakis,anastasia 10-0130
kokles,r. 02-0440
kokosharov,jjordan 04-0375
kokosharov,todor 01-0548
kokot,franciszek 03-0078
kokubo,takeshi 01-0581
kokue,ei-ichi 02-0637 07-0644

kolak,a. 12-0006
kolar,f. 06-0059
kolar,j. r. 06-0448
kolata,ronald j. 09-0610
kolb,e. 02-0071 04-0058 05-0084 06-0164 06-0178 07-0250 07-0530 12-0163
kolbe,dietrich 04-0356
kolbe,gisela 04-0008
kolenkova,l. m. 09-0381
koley,b. n. 06-0087 07-0142
koley,j. 06-0087 07-0142
kolk,f. r. van der 07-0260
kollias jun.,george v. 01-0631
kolodijj,n. n. 12-0412
kolodziejska,ilona 04-0138
kolokol'cev,m. m. 06-0488
kolokol'ceva,l. a. 06-0488
kolomackijj,a. p. 04-0537
kolomycev,a. a. 02-0216 02-0425 12-0435
koltykova,n. v. 05-0277
komakhidze,m. e. 07-0550
komandarev,stamat 01-0465
komar,edward 01-0614
komar,v. e. 07-0001
komarek,j. 12-0153
komaromy,j. 03-0651
komissarenko,v. p. 02-0039 05-0045
kommerij 04-0347
komolov,i. s. 08-0039
kon,yasuhiro 07-0053
konarzhevskijj,k. e. 04-0270
kondaurov,b. i. 10-0330 12-0291
kondo,yasushi 01-0287
kondratenko,m. 03-0671
kondratjuk,e. a. 04-0092
kondratjuk,t. p. 09-0131
kondricheva,n. n. 09-0353 11-0299
kong,siow-kee 05-0080
konight,p. g. 02-0104
koninckx,philippe robert 03-0110
koninkx,j. f. j. 09-0123
koninkx,j. f. j. g. 11-0087
konishi,tatuo 12-0566
konnerth,a. 05-0079
konnova,l. a. 07-0001
kono,y. 09-0515
konomi,hiroshi 11-0014
kononenko,g. g. 03-0600
kononov,v. p. 04-0183
konopa,michal 01-0335 08-0351 09-0311
konopacki,jan 03-0065 06-0045
konopatkin,a. a. 02-0409 02-0466
konopel'ko,p. ja. 09-0594
konopljannikov,a. g. 07-0003
konopljannikova,o. a. 07-0003
konov,vasil 04-0369
konozenko,p. a. 04-0175
konrad,j. 08-0583 12-0619
konstantinov,ivan 09-0297
konstantinov,n. t. 10-0129
kontoleon-vakalopoulou,e. 10-0143
koo,felix c. w. 03-0388
kooij,m. 12-0105
koomans,p. 10-0630
koopman,j. p. 12-0569
koops,w. 12-0374
kopacik,jozef 09-0258
kopczewski,antoni 02-0319
kopecky,kenneth e. 04-0444
kopecny,v. 01-0248
kopf,n. 01-0620 02-0658 06-0560 07-0659 10-0620
kopin,i. j. 03-0130
kopp,dennis d. 01-0473
koppel,e. 07-0525
koppinen,jouko 02-0274 11-0356
korchan,n. i. 04-0276
kordjum,v. a. 05-0152
korf,horst-w. 07-0046
korim,m. 10-0241
korkeala,hannu 12-0650
korkor,adel 06-0146
korn,richard 07-0680
korn,w. 10-0285
korneev,s. l. 12-0574
kornejjko,a. v. 02-0036
korneva,eh. p. 03-0385
kornfeld,shaul 01-0190
kornienko,a. v. 01-0657
korol,d. r. 09-0074
korolev,m. b. 05-0463
korolev,v. g. 12-0004
koromyslov,g. f. 04-0492 08-0375 09-0231 09-0298
korpela,jukka 11-0319
korpela,m. 02-0616
kors,n. 04-0010
korsawe,karin 04-0169
korshak,a. l. 03-0066 03-0074
korsten,m. a. 09-0098
korystov,ju. n. 07-0044
kosenko,a. f. 03-0066 03-0074
kosenko,v. i. 03-0422
koshimizu,kaoru 01-0306
kosickaja,l. s. 02-0219
kosilov,i. a. 09-0333
kosjakov,p. n. 04-0507
kosjakova,n. i. 02-0394
koskinen,lars-owe 12-0174
koskinen,m. 01-0083
kosobuckijj,l. a 06-0407
kosoric,d. 09-0543
koss,michael c. 03-0050
kossut,m. 03-0045
kossut,malgorzata 03-0134
kostach,n. i. 11-0713
kostecki,ryszard 03-0206
kostjuk,p. g. 05-0096
kostov,a. 05-0717
kostov,al. 05-0734
kostov,jjoncho 04-0327
kostov,ljubomir 08-0290 09-0271
kostyna,m. a. 04-0657 07-0576
kosugi,k. 03-0061
kosupko,g. a. 09-0432
kosutzky,jozef 10-0260
kot,krzysztof 07-0279
kotani,hitoshi 01-0306
koten,j. w. 02-0193
kotlikoff,michael i. 10-0072
kotljar,a. n. 04-0198
kotova,l. m. 03-0063
kotrbacek,v. 06-0130
kotrla,bozena 02-0486
kotter,h. 05-0703
kotulla,r. 11-0165
kou,katsuhiro 09-0041
koudelka,jiri 09-0632
koukal,miroslav 10-0011
kouril,j. 11-0200
kouwenhoven,b. 06-0436 06-0439
kovacevic,radmila 01-0256
kovacs,a. 01-0121
kovacs,f. 04-0344 07-0282
kovacs,g. 11-0352
kovacs-gayer,e. 02-0134 02-0135 02-0174 12-0217 12-0235
kovacs-gayer,eva 08-0177
koval'chuk,l. v. 02-0201
kovalcik,kornel 12-0114
kovalcikova,maria 12-0114
kovalenko,ja. r. 11-0252
kovalev,m. 08-0150
kovalev,n. a. 11-0462
kovaleva,a. a. 02-0154 04-0201 10-0194
kovanova,eh. n. 02-0630
kovar,j. 02-0115 02-0116 02-0117 02-0118 02-0119
kovaru,f. 11-0305
kovaru,h. 11-0305
kovba,i. t. 02-0305
kovrizhnikh,ih. d. 12-0613
kovrizhnykh,i. d. 12-0372
kovshikova,l. p. 01-0002
kowalczyk,jan 09-0633
koyama,hiroyuki 12-0458
koyama,jiro 07-0204 11-0232
koz'min-sokolov,n. b. 05-0325
kozaczynski,wojciech 04-0308
kozaki,shunji 08-0362
kozarevski,n. 01-0253
kozasa,m. 08-0591
kozenevskijj,v. 05-0384
kozhemjakin,a. l. 03-0243
kozlova,e. v. 05-0419
kozlova,s. v. 01-0204
kozuka,hiroshi 04-0159
kozumplik,jaroslav 03-0630
kozyreva,g. t. 03-0491
kraegen,edward w. 04-0157
kraeling,robert r. 04-0147
kraemer,kurt 01-0161
kraeuter,j. n. 12-0215
kraft,adolf 03-0204
kraft,helmut 12-0335
kraft,w. 01-0482
kragh-hansen,ulrich 12-0116
krahstev,luka 01-0431
kraiss,a. 08-0451
krakauer,g. 07-0468
kralik,oldrich 11-0344
krall,s. e. 05-0213
kram,kornelia 08-0568
kramek,n. sydney 02-0510
kramer,georg c. 01-0510
kramer,john m. 04-0362
kramer,t. t. 12-0385
kranz,david m. 11-0056
kranz,heidemarie 01-0132
kranz,janet m. scarlett 03-0613
krasnopol'skijj,ju. m. 02-0095
krasnova,n. 12-0115
krasota,l. a. 08-0229
kratasjuk,g. a. 03-0489
kratzing,c. c. 04-0062
kraus,a. 08-0086
kraus,bernhard georg 04-0709
krause,e. 01-0647
krause,ernst-georg 02-0643
krauser,k. 10-0214
krauss,gerhard 06-0171
krauss,h. 11-0514
krauss,j. 02-0646
krcho,imrich 09-0258
krco,c. j. 12-0489
krco,christopher j. 05-0560
krebs,uta 05-0694
kreeftenberg,j. g. 04-0681
kreek,f. w. van der 01-0601
krehbiel,janver d. 02-0230 02-0231
kreishman,george p. 07-0069
kreisner,m. 03-0616
kreitner,danielle 05-0070
krejci,josef 01-0270
krejjmer,ju. kh. 05-0498
krekling,s. 09-0112
krell,herbert 09-0079
kremerman,i. b. 10-0587
krengel,b. 05-0666
kretzschmar,ch. 08-0400
kreutzmann,h. l. 06-0239
kreutzmann,hannelore 05-0177
kreuzer,j. 10-0067
krieg,renate 05-0474
krieger,dorothy t. 08-0122
kriegleder,h. 02-0418 06-0270
krier,jacob 07-0139
kriesten,k. 04-0303 12-0161
kriesten,klaus 04-0301
krinks,marie h. 11-0121
kripke,margaret l. 07-0006
kripnner,st. 08-0359
krisch,brigitte 05-0066
krishnamoorthi, ramaswamy 06-0215
kristaq 05-0305
kristensen,f. 05-0297

kristoffersson,harry 04-0729
kritchevsky,d. 06-0549
kritchevsky,j. e. 07-0555
krivova,a. ju. 04-0710
krizanova,o. 08-0398
krjuchkov,v. ja. 11-0399
krjukov,n. n. 07-0451 11-0463
krjukova,i. n. 05-0250
krocza,w. 11-0417
krogh,d. 04-0372
krogh,gunnar 08-0355
krogh,h. v. 03-0394 07-0293
krol,b. 01-0078
krolak,j. m. 04-0598 09-0463
kroleveckaja,n. m. 02-0597 04-0463
krom,danuta 03-0411
kron,a. 05-0722
kronfeld,d. s. 11-0593 12-0521
krotov,a. i. 07-0486
krotov,n. f. 04-0014
krpan,m. k. 01-0616
krpata,vaclav 09-0388
kruedener, r. von 07-0257
krueger,dorothea 08-0232
krueger,h. 02-0612 04-0219 05-0236 06-0267 12-0258
krueger,i. 01-0210
krueger,karl-ernst 12-0651
krueger,m. 07-0352 07-0353
krueger,monika 04-0418
kruenes,r. 07-0144
kruff,b. 03-0331 03-0340 04-0334 08-0484
kruff,berhhard 05-0375
krugljak,a. 04-0178
kruif,a. de 05-0339 08-0294
kruiningen,h. j. van 08-0521
kruiningen,herbert j. 08-0377
kruip,th. a. m. 02-0102
krumholz,lee 03-0139
krumins,richard 07-0013
krunic,m. 02-0178
krupal'nik,v. l. 02-0315
krusch,u. 03-0674
kruse,g. o. w. 01-0582
kruse,reinhard 12-0651
krustev,h. i. 06-0472
kruszyna,harriet 11-0609
kruszyna,robert 11-0609
krylov,v. f. 08-0434
kryzhanovskijj,g. n. 01-0573 02-0539
krzyzanowski,jan 01-0229
ktayama,s. 08-0105
kuba,kimiko 05-0629
kubelka,jaroslav 07-0574
kubentaeva,a. 05-0538
kubin,i. 05-0396
kubinova,i. 01-0351
kubinski,tadeusz 05-0600
kubo,m. 06-0582
kubok-gottlieb,lucja 05-0576
kubota,saburch s. 12-0196 12-0211 12-0212
kucera,c. j. 01-0278 02-0415
kucera,j. 06-0420
kucera,jan 07-0054 09-0015
kucheruk,v. v. 09-0537
kudasheva,a. v. 05-0118
kuder,tadeusz 03-0022
kudinov,s. a. 12-0332
kudinova,m. k. 11-0653
kudlac,e. 05-0354 06-0523
kudlac,eduard 04-0316 07-0261 07-0269 08-0300
kudlik,l. a. 09-0134
kudlow,jeffrey e. 08-0097
kudo,masahiro 10-0183
kudo,norio 06-0031
kudo,shigeharu 05-0183 05-0187 05-0195
kudrjavcev,e. a. 07-0623
kudron,e. 02-0572 06-0580 10-0407
kuehlhorn,f. 01-0407
kuehn,e. r. 12-0297
kuehn,i. 12-0392
kuehn,lothar 02-0101
kuehn,martina 03-0554
kuehne,g. 06-0463
kuehnel,wolfgang 01-0106
kuehnemund,o. 10-0229
kuenast,c. 09-0466
kuenka,eh. f. montekho 12-0115
kuenzel,w. 06-0643
kuepper,werner 08-0609
kuester,u. 02-0093
kugi,gliti 12-0483
kugler,p. 06-0015 07-0083 07-0089
kukajjn,r. a. 11-0440
kukhanova,marina k. 01-0273
kuksova,r. i. 10-0275
kul'berg,a. ja. 05-0435
kulakov,l. a. 07-0223
kulakova,s. n. 05-0104
kulcsar,g. 12-0181
kulcsar,m. 08-0498
kulczynski,jerzy 01-0530
kulik,m. a. 05-0325
kulikovskij,a. 02-0673
kulikovskijj,a. v. 03-0283
kulincevic,jovan m. 08-0187
kuljaeva,v. v. 11-0653
kulka,baerbel 09-0440
kulka,dietmar 09-0440
kulkarni,d. d. 10-0568
kulkarni,m. n. 10-0568
kullgren,b. 09-0044
kulshrestha,s. k. 06-0248 11-0243
kumanomido,takeshi 02-0456
kumar,a. 09-0154
kumar,ajey 02-0381 06-0408
kumar,amresh 05-0691 06-0640
kumar,d. 01-0155
kumar,k. 06-0250
kumar,rakesh 05-0691
kumaratilake,l. m. 08-0459 10-0503
kumaresan,a. 10-0119
kumate,jesus 01-0184
kume 05-0305
kume,katsumi 12-0430
kummer,vladimir 07-0262
kummerfeld,n. 01-0175 01-0449 03-0380 10-0583
kumpina,l. i. 06-0490
kumura,yohko 09-0617
kunavongkrit,annop 04-0310
kunc,drahomir 01-0270
kunis,j. 05-0738
kuniyasu,chikara 10-0356
kunkelmann,hitrud 01-0106
kunkle,gail a. 06-0546
kunstyr,i. 10-0470 12-0459
kuo,chao-hen 03-0633
kupferschmied,h. 03-0346
kupski,a. 07-0530
kurashvili,t. k. 09-0210
kurbanov,i. a. 02-0365
kurbanov,ja. z. 04-0283
kurbanova,m. a. 02-0588
kurek,cz. 11-0628
kurek,czeslaw 09-0306
kurennaja,g. s. 11-0163
kurihara,atsushi 04-0684
kurinenko,b. m. 11-0448
kurinnov,v. v. 01-0367
kurlaev,p. p. 04-0696
kurmann,joseph a. 08-0222
kurochka,m. v. 09-0389
kurochkina,k. g. 09-0436
kuroda,s. 09-0503
kuroiwa,ataru 12-0432
kurosaki,tomohiro 03-0068
kurosaki,yoshiko 07-0359
kurosky,alexander 10-0083
kurows,jolanta 12-0076
kursa,jaroslav 01-0493
kurskijj,m. d. 09-0131
kurti,namik 06-0308
kurtshalia,t. v. 06-0185
kurup,v. p. 05-0534
kurzhals,p. 05-0648
kurzweg,w. 08-0327
kushida,toshiaki 11-0515
kushnaryov,vladimir m. 10-0321
kusuda,riichi 04-0200 05-0204 09-0187 12-0204
kutimov,v. a. 09-0433
kutscherskij,e. 07-0155
kutschke,j. 07-0532
kutteh,w.h. 10-0170
kutzer,e. 03-0524 09-0465
kuusela,pentti 09-0222
kuvaeva,i. b. 03-0654
kuwabahara,a. 12-0227
kuwahara,e. 09-0337
kuz'menko,v. d. 04-0445
kuz'menko,v. n. 05-0276
kuz'min,a. a. 07-0618
kuz'min,ju. a. 06-0487
kuz'min,s. n. 09-0210
kuz'min,v. p. 12-0178
kuz'mina,t. r. 03-0031
kuzan,frank b. 07-0275
kuzmanova,e. 03-0664
kuznecov,a. k. 01-0109
kuznecov,v. a. 12-0467
kuznecova,o. b. 07-0220
kuznecova,o. s. 11-0371
kvachev,v. g. 04-0386
kvart,c. 01-0494
kvasnickijj,a. v. 01-0118
kvasnikov,e. i. 04-0198
kveragas,cindy l. 08-0002
kwan,t. k. 10-0135 12-0103
kwasowski,p. 06-0064
kwast,theo h. van der 03-0262
kwatra,m. s. 05-0476
kwee,w. seng 02-0594
kwong,t. e. 10-0066
kznecov,a. f. 08-0316
la bonnardiere,c. 02-0419
la mar,gerd n. 06-0215
labbe,jean-pierre 09-0047
labie,ch. 12-0641
laborde,nilsa patritti 06-0203
laborde n.p. 09-0257
labrude,p. 03-0277
lacey,s. m. 04-0203
lachmann,g. 01-0495
lacoste-royal,ginette 01-0089
lacourt,a. 05-0605
ladage,c. a. 03-0637
ladefoged,o. 02-0621
ladetto,g. 07-0148
ladewig,j. 05-0094
ladwig,j. 06-0360
ladygina,g. a. 03-0641
laekeman,g. m. 10-0080
laemmer,christoph 05-0438
laemmler,c. 12-0323
laemmler,christoph 06-0388 12-0318
laessig,r. 12-0534
laessing,angela 03-0334
lafferty,john 03-0169
lafont,jean-pierre 09-0220
lafont,marie-jose gabrielle 05-0235
laforce,f. marc 10-0309
lagadic,m. 02-0352
laget,p. f. 08-0117
lagrange,p. h. 02-0371
lagutkin,n. a. 07-0604
lahiri,d. k. 08-0145
lahti,h. 01-0083
lahucky,rudolf 09-0431
lai,michael m. c. 03-0441
lai,s. s. 12-0286
lai-fook,stephen j. 01-0090 06-0079
laing,e. a. 09-0482
laing,j. a. 06-0356
laird,john d. 03-0118
lake,p. e. 01-0123
lakomy,miroslaw 07-0023
laksesvela,b. 02-0571
lakshmanan,j. 06-0202
lale,a. 09-0368 10-0401
lalic,m. 09-0401

lalley,p. m. 12-0095
lallier,r. 12-0199
lalov,m. 03-0664
lam,dominic man-kit 12-0132
lamachere,m. 03-0316
lamand,m. 08-0592
lamb,d. r. 04-0119
lamb,dolores 08-0084
lamb,j. c. 01-0528
lambert,f. 03-0477
lambert,j. p. 02-0430
lambert,m. 08-0360
lamberts,r. 02-0015
lambooy,e. 05-0333
lamers,wouter h. 06-0175
lamm,w. j. e. 06-0099
lammerding,john 05-0614
lammers,josef 09-0235
lammers,manfred 02-0094
lamming,g. e. 07-0263
lamminsivu,ulla 01-0590
lamont,j. thomas 05-0450 10-0148
lamontagne,l. 06-0443
lamorde,a. g. 08-0403
lamos,g. r. 06-0414
lampe,b. 11-0079
lamping,u. 03-0670
lampo,p. 03-0667
lancaster,wayne d. 09-0203
lance,j. c. 02-0426
landblom,douglas 02-0331
lande,i. s. de la 08-0107
landes,c. 06-0270
landmann,lukas 03-0019
landmesser,lynn t. 02-0040 03-0131
landner,lars 09-0193
landsman,n. m. 05-0420
landsverk,t. 02-0571 12-0024
lane,lois k. 12-0169
lane,robert s. 04-0594
lane,v. michael 07-0661
lanfranchi,p. 07-0513
lang,bruce z. 12-0221
lang,florian 08-0635
lang,g. f. 03-0120
lang,h.-p. 02-0468
lang,j. 03-0577 11-0569 12-0271
lang,jean 08-0096
lang,johann 05-0594
lang,r. j. 06-0125
lang,s. e. 04-0248
lange,a. 10-0213
lange,elke 03-0450 07-0585 08-0400
lange,hans-georg 04-0361
lange,james v. 12-0420
lange,k. 04-0643
lange,p. 08-0260
langella,m. 11-0026
langer,peter 07-0025
langlands,j. p. 07-0528
langlois,bruce e. 07-0329 07-0339
langman,m. w. 09-0125
langridge-smith,jane e. 12-0140
langton,p. d. 03-0091
lannan,c. n. 07-0197
lansdorp,peter m. 03-0262
lansman,jeffry b. 11-0042
lanthier,andre 08-0125
lantos,cs. 01-0166 11-0334
lapeyriere,odile de 07-0461
laplace,j.-p. 12-0090
laporte,j. 03-0452
laprade,raynald 11-0168
lapsha,v. i. 03-0114
laptenok,n. n. 01-0008
lardy,henry a. 03-0174
larenaudie,b. 06-0447
larionova,natalya i. 07-0067
larraga,v. 10-0558
larsen,r. e. 12-0357
larson,a. d. 10-0307
larsson,b. 08-0038
larsson,bengt 06-0097
larsson,kjell 06-0522
larsson,l. 01-0494
larsson,lars 08-0130
larsson,s. 03-0605
lashev,ljubomir 12-0355
lashkevich,vasily a. 07-0429
laskov,a. 03-0625
lassila,o. 12-0295
lastra,a. 10-0313
lata,kusam 07-0684
latala,adam 02-0372
lathe,r. 11-0491
latimer,claire anne 05-0619
latimer,kenneth s. 08-0546 09-0404
latinovic,v. 10-0566
latits,g. 01-0250
latova,jana 10-0651
lattermann,j. p. 10-0621
laubach,harold e. 08-0128
laude,h. 02-0419
lauder,i. m. 04-0513
lauermann,e. 04-0419 11-0518
launer,p. 03-0550 03-0556
laurie,k. w. 08-0630
lauterbur,paul c. 11-0707
lauterio,thomas j. 11-0660
lauth,h. 07-0168 08-0148
lauwers,h. 08-0460 10-0249
lauweryns,j. m. 03-0077
lavach,j. d. 04-0246 08-0520
lavau,marcelle 12-0177
lavicka,miroslav 02-0576
lavrenova,g. i. 08-0118
lavrinenko,r. i. 08-0494
lavrukhina,l. a. 06-0594
lavwrence,d. s. 12-0166
law,douglas j. 06-0033
lawn,a. m. 01-0561
lawn,m. 03-0473
lawrence,james r. 08-0278
lawrence,r. j. 04-0606
lawrence,s. b. 10-0505
lawrence jun.,irvin e. 07-0256
lawson,edward e. 09-0480
lawson,j. ruth 10-0509
lax,e. rodney 03-0035
layman,donald k. 01-0027
lazar,ladislav 06-0329
lazarev,ju. 03-0180
lazareva,d. n. 11-0663
lazarov,joncho 07-0102
lazure,claude 06-0173
le bars,pierre 10-0030
le boff,meryl s. 08-0062
le denmat,m. 12-0631
le dividich,j. 01-0194
le maguer,i. 03-0680
le maho,yvon 02-0086
le menec,m. 02-0352 02-0353
le moal,m. a. 11-0296
le nihouannen,j. c. 01-0644
leake,eva s. 09-0322
leancu,m. 02-0324 02-0478 08-0563
leander,s. 01-0092
leaning,william h. d. 09-0442
leard,j. f. 08-0095
leatherland,j. f. 12-0243
leathers,c. w. 03-0510
leaver,kathryn d. 12-0111
lebedev,a. i. 02-0467 08-0405
lebedev,a. v. 02-0524
lebedev,k. a. 02-0347
lebedev,m. i. 02-0550
lebedev,n. n. 07-0103
lebedev,p. t. 04-0617
lebedev,s. 03-0472
lebedev,v. i. 11-0253
lebek,gerhard 10-0603
lebhardt,a. 07-0405
lebin,k. 03-0180
leblanc,michelle m. 08-0057
lecce,james g. 02-0428
lechner,christine 09-0364
leclerc,c. 05-0570
lecomte-yerna,m. j. 10-0266
lecouteur,richard a. 01-0498
ledbetter,john w. 09-0174
ledec,miroslav 05-0169
ledermann,fritz 04-0277
ledig,a. 11-0244
ledsome,j. r. 04-0036 09-0129
leduc,richard 06-0173
lee,c. g. 01-0059
lee,chin o. 06-0073
lee,ernest y. c. 05-0142
lee,jae-hyun 06-0031
lee,john c. 03-0044
lee,k. s. 09-0175
lee,l. f. 07-0440
lee,robert c. t. 08-0417
lee,robert m. k. w. 02-0542
lee,robin 08-0624
lee,s.-m. k. 11-0105
lee,sin hang 05-0592
lee,woo s. 05-0124
leedale,a. h. 01-0180
leengoed,l. van 02-0483
lees,g. e. 08-0521
lees,george e. 01-0622
lees,p. 06-0304 08-0331 12-0516
leeuwen,w. j. van 01-0598
leeuwen,w. van 04-0672
lefaivre,jacques 03-0308
lefaucheur,l. 10-0057
lefebvre,r. a. 07-0633
lefer,allan m. 02-0613
legakis,n. j. 11-0400
legardinier,j. c. 07-0347
legendre,a. m. 11-0120
legendre,alfred m. 07-0634
legros,g. s. 02-0222
lehmann,h. d. 06-0348
lehmann,joachim 03-0332
lehmann,wolfram 01-0563
lehner,beatrix 03-0363
lehrer,a. 06-0501
lehrer,robert i. 08-0212
lehtinen,karl-johan 09-0193
lehtinen,m. o. 03-0089
lehtinen,t. k. 03-0089
leib,michael s. 04-0285 08-0528
leibach,fredrick h. 11-0060
leibetseder,j. 11-0603
leibl,w. 12-0621
leid,r. wes 07-0510
leid,r. wes. 03-0258
leidl,w. 02-0270 03-0347 06-0355
leife,l. 07-0221
leighton/,r. l. 01-0635
leinikki,p. o. 03-0089
leino,tiina 11-0356
leipe,s. 01-0207
leipold,h. w. 05-0244 12-0622
leirer,r. 02-0049 10-0530
leiser,rudolf 09-0020 12-0036
leish,z. 06-0338
lejeune,h. 12-0173
lejeune,pierre-jean 05-0140
lejjikhova,r. 09-0299
lejjkina,e. s. 07-0489 07-0508 09-0453
leka,aristidh 05-0546 08-0185
lekeux,p. 09-0409
lema,michael 12-0312
lemahieu,p. 06-0455
lemaire,w. j. 01-0014
lembke,c. 07-0617
lembke,f. 03-0674
lemcke,k.-h. 07-0245
lemcke,r. m. 12-0426
lemenovskaja,a. f. 05-0288
lemly,a. dennis 01-0129 01-0150
lenert,francine denise marie 04-0666
lengfelder,k. d. 06-0270
lens,s. 11-0365 12-0416
lensch,j. 01-0571 04-0431 05-0411
lensing,h. h. 04-0352
lenskaja,e. g. 05-0609
lenz,jack 04-0460
lenz,w. 07-0678 12-0621
leombruno,ronald 06-0151
leonard,warren j. 07-0098
leonide,jean-claude leonide 08-0478
leont'jeva,z. o. 04-0346
leopoldt,d. 03-0450 07-0585
leopoldt,detlef 06-0433
leplatre,j. 08-0354
lepock,j. r. 05-0017
leppaevuori,antero 07-0080

lepper,a. w. d. 10-0362
lepple,f. j. 06-0332
lerondelle,c. 01-0569
lerondelle,catherine 05-0652
lery,l. 04-0499
lesche,r. 10-0565
lescoat,d. 07-0050
lescure,f. 04-0605 11-0710
lesel,m. 05-0190
lesel,r. 05-0190
leshhinskaja,l. c. 07-0225
leslie,k. e. 12-0349
leslie,kenneth e. 10-0243
lesnjak,s. v. 04-0377
lester,gayle e. 07-0073
lester,j. b. 05-0376
lester,r. j. g. 10-0205
letchworth,g. j. 04-0503
leteckijj,v. a. 10-0601 11-0419
letellier,m. a. 09-0086
letesson,j. j. 05-0322
letko,g. 02-0093
leturque,armelle 12-0177
leucuta,s. 12-0573
leuenberger,urs 01-0603
leuenberger,w. 10-0529
leunen,j. 07-0459
leung,f. c. 12-0142
leung,kwanyee 03-0328
leung,p. c. k. 09-0158
leusden,f. m. van 09-0177
leutskaja,z. k. 07-0514
lev,l. 10-0470
levachev,m. m. 12-0066
levacheva,m. m. 05-0104
levasseur,marie-claeire 12-0172
levchenko,v. i. 04-0614
levene,a. 01-0179
levenson,v. i. 04-0718
leveque,nancy w. 06-0226
levick,j. r. 03-0046 11-0139
levine,harold g. 05-0450
levine,jon d. 12-0555
levinson,arthur d. 04-0077
levitt,pat 08-0027
levonjan,k. l. 05-0117
levshin,d. n. 01-0641
lewandowska, stanislawa 08-0351 09-0311
lewartowski,b. 09-0126
lewin,roger 12-0472
lewinska,zofia 07-0218
lewis,d. j. 06-0275
lewis,hilary m. 01-0274
lewis,i. j. 07-0624
lewis,j. a. 08-0291
lewis,julian 07-0059
lewis,lon d. 03-0579 06-0569
lewis,margaret a. 02-0424
lewis,r. g. 02-0025
lewis,sheena e. m. 06-0002 06-0158
lewis,stephanie j. 11-0373
ley,v. 04-0504 06-0453
lezhen,t. i. 12-0332
li,choh hao 01-0189
li,lianxiang 06-0245
li,r. a. 07-0517
liane,m. 12-0490
liang,isabella y. s. 07-0068
libby,d. w. 03-0109
libelius,r. 05-0110
lichey,j. 10-0077
licko,v. 06-0213
liddell,j. s. 05-0469
liebaug,e. 07-0651
liebenberg,stanley p. 04-0724
lieber,c. s. 09-0098
lieberman,mara e. 05-0085
lieberman,p. h. 11-0280 12-0272
liebermann,h. 06-0418 07-0400 08-0243 10-0403 12-0324 12-0325
liebig,g. 10-0209 11-0254
liebscher,d. h. 12-0324 12-0325
liepin'sh,g. k. 05-0336
lietz,bruno 06-0315
lifshic,ju. i. 01-0259
liggitt,h. denny 03-0258
light,albert 01-0074 10-0133
light,nicholas 03-0039
lightman,stafford l. 05-0064
lightner,d. v. 10-0192
lightner,l. 10-0444 11-0525
lightowlers,m. w. 06-0495 10-0504
lihvoshhenko,m. g. 02-0443 04-0024
lika,nevrus 06-0235
likov,bojjko 08-0334
lille,julo 03-0333
lima,maria f. 08-0441
limacher,werner 01-0603
limanskijj,ju. p. 05-0068
limarenko,m. n. 02-0538
liminowicz,jozef 04-0579
limouzin,c. 11-0711
limpus. j. 04-0576
limsuwan,chaior 02-0130 03-0186
limsuwan,tasanee 03-0186
lin,chi-wei 10-0020
lin,j. t. 01-0113
lincoln,g. a. 11-0652
lincoln,stuart d. 09-0519 11-0537
lind,f. 05-0056
linda,henryk 01-0324 01-0326 01-0325
lindberg,ronny 10-0370
lindblad,lars erik 09-0051
lindblom,b. 02-0261
lindbom,lennart 03-0008 12-0054
linde-sipman,j. s. van der 02-0196
lindemann,bernd 04-0079
lindemann,bruce a. 10-0481
linder,monique 10-0053
linder,t. m. 06-0068
lindgren,eva 10-0096
lindholm,a. 05-0115
lindner,a. 02-0084
lindner,arno 03-0027
lindner,r. 10-0614
lindsay,david s. 10-0460
lindsell,c. e. 02-0664
lindsten,tullia 11-0057
lindstroem,s. 02-0078
lindstroem,u. b. 03-0549 11-0637
linehan,john h. 06-0145
ling,gerald v. 06-0403 08-0345
ling,n. 08-0045
ling,nicholas 06-0141 12-0072
lingelbach,k. 03-0521
lingnau,ewald 07-0424
link,victoria c. 12-0300
linke,arno 05-0177
linke,p.inhold 05-0314
linklater,k. a. 06-0326 08-0424 08-0476
linnabary,robert d. 11-0604
linnert,norbert 07-0062
linney,elwood 04-0461
linsenmeier,robert a. 07-0141
lintermans,p. 02-0323 05-0429 07-0313 10-0168
linton,r. a. f. 11-0102
lio-po,gilda 08-0169
lipavsky,aja 06-0220
lipinski,zbigniew 04-0545
lipkova,m. 08-0237
lipman,j. m. 04-0015
lipnickijj,s. s. 11-0561
lipovka,v. a. 08-0413
lipowski,andrzej 04-0308 04-0498
lipp. walther 07-0045
lippton,h. l. 05-0678
lipshutz,greg m. 06-0048
liptrap,r. m. 10-0243
lis,henrik 09-0373
lisovenko,v.g. 04-0679
lissman,barry a. 08-0474
lister,george 11-0172
lister,s. a. 08-0360
litinskijj,ju. i. 02-0320
litke,othon m. 12-0317
litovchenko,v. g. 07-0228
little,john b. 05-0159
little,p. b. 03-0425 03-0426 04-0376
little,t. w. a. 04-0443 09-0327
littledike,e. t. 05-0528
littlefield,l. gayle 07-0268
litvinenko,l. t. 09-0490
litvinenko,v. 02-0307
litvinenko,v. v. 04-0194
litvinov,o. b. 09-0380
litvinov,s. v. 05-0250
litvinov,v. f. 11-0543
litvjak,v. s. 11-0519
litynska,anna 01-0068 01-0076
liu,chung-cheng 04-0077
liu,si-kwang 02-0188 08-0534
lium,bjoern 12-0273
liven,e. 02-0571
livesey,c. t. 03-0648
livingston,a. 11-0123
livshic,v. i. 09-0074
lizotte,raymonde 04-0229
ljubinskijj,g. v. 06-0162
ljudogovskaja,l. a. 04-0691
ljungberg,otto 06-0179
llinas,rodolfo 01-0053 01-0060
lloyd,l. c. 09-0317
lloyd,s. 01-0434
lloyd,w. eugen 11-0083
lloyd jun.,thomas c. 05-0054 10-0029
lo,c. y.ore 08-0091
lo,f.-s. 02-0078
lobb,c. j. 04-0188
lobel,s. a. 07-0229
lober,u. 05-0721
loblay,r. h. 04-0279
locatelli,a. 07-0671
locci,d. 07-0277
locher,maria 04-0479
lock,james e. 07-0085
loechelt,m. 08-0206
loefdahl,sven 10-0228
loeffler,k. 07-0670
loeffler,k. 10-0003 11-0035
loehnert,h.-j. 08-0488
loeken,t. 07-0567
loeliger,h. ch. 08-0337 09-0288 12-0583
loenaas,lars 11-0698
loesch,andrzej 02-0006 02-0008 02-0018
loesslein,leena k. 03-0601
loetsch,d. 05-0237 11-0508
logan,e. f. 03-0595 11-0636
loganathan, periathamby 01-0279
loginov,a. g. 10-0276
loglio,g. 03-0379
logtestijn,j. g. van 10-0657
loh,horace h. 11-0671
lohiya,n. k. 05-0100
lohrbach,w. 06-0456
lohse,carleton l. 11-0004
lojda,l. 10-0576
lokai,m. d. 06-0557
loken,m. r. 11-0309
lokhande,s. m. 08-0307
lolait,stephen j. 06-0019
lollar,pete 05-0328
lom,j. 02-0156 04-0206
lom,jiri 05-0209
lomax,l. g. 09-0402
lomax,m. a. 07-0041
lomba,f. 09-0409
lombard,christophe w. 02-0548
lombard,m. 09-0341
lomedico,peter t. 11-0455
lomsadze,b. a. 03-0225
long,g. g. 05-0612 08-0527
long,gerald g. 03-0587
long,p. h. 05-0632
long,p. l. 05-0543
long,peter l. 03-0502
long,walker a. 09-0480
longarce,shirley 05-0542
longstaffe,j. a. 05-0264
lonigro,andrew j. 06-0153
lonnerdal,bo 02-0382
loo,lian s. 01-0185
loomis,michael r. 05-0540
lopes,ulisses g. 10-0445
lopez,a. 10-0328
lopez-berestein,g. 05-0318
lording,p. m. 11-0308

lorenz,g. 08-0011
lorenz,m. d. 06-0566
lorenz,michael 10-0520
lorenz,w. 04-0629 10-0637
lorenzen,w. 10-0641
lorgue,g. 04-0648
lorija,zh. k. 01-0318
lorin,d. 01-0316
los,johannes a. 04-0035
losacco,charles l. 01-0589
losch,k. 06-0611 06-0614
losco,p. e. 06-0274
losert,j. 08-0486
loskant,barbara maria elisabeth 05-0670
lostrie-trussart,n. 05-0322
lotfi,zaki s. 04-0660
lotlikar,p. d. 02-0636
lott,dale f. 01-0218
lott-stolz,g. 12-0268
lotz,michael j. 07-0477
loucp,c. 08-0205
lough,john 01-0031
louis,jean 08-0483
loupal,g. 03-0216 03-0226 08-0619 09-0364
louvard,daniel 06-0297
love,d. n. 06-0413
love,r.. j. 06-0413
lovelock,lance k. a. 03-0139
loverde,philip t. 04-0365
loveren,h. van 02-0193
low,p. a. 01-0054
lowenstine,l. j. 06-0554
lowndes,herbert e. 10-0606
lowrie,m. b. 01-0052
lowry,j. b. 12-0565
lowy,adam 04-0249
loxam,j. g. 10-0395
loyd,james e. 06-0063
lozanov,ljuben 05-0556 05-0581
lu,zheng-xing 11-0682
lubiarz,jacek 01-0557
lucas,m. j. 02-0569
lucchi,l. 03-0588
luce,john m. 04-0051
lucey,s. 04-0609
luchenko,m. b. 04-0094
luchko,m. a. 10-0343
lucio,aldiva 11-0030
lucky,z. 02-0155 11-0221
ludatscher,r. m. 02-0536
ludbrook,j. 05-0081
ludes,a. 03-0412
ludes,arnold 04-0406
ludva,jaroslav 09-0584
ludwig,k. s. 07-0026
ludwig,kevin g. 10-0491
luedemann,rudolf 06-0393
luedtke,robert j. 12-0233
luengyosluechakul,s. 03-0622
lues,inge 08-0098
luethgen,werner 11-0439
luethy,juerg 03-0661
luetkemeyer,j. 05-0430
luganskaja,e. l. 03-0252
luganskij,s. n. 11-0255
luginbuehl,h. 07-0038
lugovojj,m. 04-0688
lugtenberg,ben 03-0188 03-0189
luijendijk,s. c. m. 10-0034
luk'janov,a. s. 05-0222
lukash,l. l. 01-0391
lukes,s. 07-0491
lukesova,daniela 02-0471
lukoschus,f. s. 10-0517
lukshis,l. p. 02-0401
lumbers,eugenie r. 10-0066
lumsden,j. h. 11-0324
lun,a. k. 11-0239
lund,e. 03-0458
lund,john e. 02-0231
lund,l. j. 08-0382
lund,lisa a. 05-0421
lundberg,jan m. 02-0106 08-0120
lundblad,arne 08-0208
lunde,milford n. 04-0529
lundeheim,nils 04-0608 05-0641
lundgren,ove 05-0107
lundin,stefan 04-0054
lundkvist,oe. 11-0010
lundstroem,kerstin 06-0510
lung,m. a. 04-0087
lungershausen,w. 02-0647
lunteren,erik van 06-0047 06-0088
lunteren,william b. van de 08-0055
lupandin,ju. v. 06-0049
lupetti,m. 11-0029
lurz,rudi 11-0456
lusby,keith s. 08-0506
lusky,k. 07-0264 08-0283 08-0296 12-0352
lusky,klaus 02-0280
lust jun.,robert m. 09-0087
luster,michael i. 12-0403
lustermann,harry 02-0208
luther,p. d. 04-0389
lutherer,lorenz o. 09-0087
lutte,g. h. 01-0655
lutter,k. 03-0337 03-0392 05-0409 07-0573
lutton,claude 02-0091
lutz,h. 01-0357 02-0105 04-0464
lutz,hans 12-0452
lutz,m. f. 02-0070 03-0036
lutz,w. w. 10-0471
luu,bang 10-0035
luzhkov,a. d. 03-0270
luzin,a. v. 08-0152
lwin,t. 07-0503
lyapustin,victor n. 07-0429
lye,s. j. 03-0329 04-0155
lyhs,l. 06-0058
lyle,r. r. 11-0581 11-0582 11-0583 11-0585
lynch,p. b. 06-0361
lynch,william h. 05-0124
lynn,b. 03-0067
lyons,e. t. 02-0566 12-0482
lys,g. perez 11-0197
lysenko,a. ja. 08-0443 09-0426
lysons,r. j. 12-0393
lyzlova,s. n. 03-0279
maag,urs 04-0040
maala,c. p. 02-0654
maardh,per-anders 08-0208
maartensson,lena 06-0051
maas,j. 01-0167
maas,werner k. 12-0388
mabuchi,teizo 02-0183
mac diarmid,s. c. 11-0480
macadam,j. f. 09-0482
macallister,charles g. 02-0642
macartney,l. 11-0494 12-0456
macaso,t. 06-0202
macdiarmid,s. c. 11-0479
macdonald,a. j. 09-0483
macdonald,b. j. 06-0331
macdonald,gordon 06-0325
macdonald,hector s. 10-0321
macdonald,i. a. 07-0543
macdonald,j. w. d. 06-0616
macdonald,m. a. 11-0611
macdougall,d. f. 08-0192
macewen,e. g. 05-0256 05-0261 12-0274
macewen,e. gregory 06-0279
macgregor,ronald r. 08-0099
machev,m. 05-0729
machholz,r. 03-0662
machiavelli,g. a. 07-0156
machill,g. 06-0512
machnai,b. 05-0607
macholz,r. 08-0628
macia,richard a. 03-0169
maciak,teresa 03-0487
macintire,douglass k. 12-0538
macintosh,susan c. 05-0328
mack,douglas g. 04-0522
mackenz)ie,n. m. 01-0195
mackenzie,a. 01-0016 10-0334
mackenzie,c. d. 09-0411 10-0483
mackenzie,grace 12-0506
mackenzie,ian c. 08-0020
mackenzie,j. s. 05-0493
mackenzie,l. w. 08-0065
mackie,d. p. 11-0636
mackinnon,j. d. 10-0593 12-0419
macknight,anthony d. c. 03-0001
macko,jozef k. 02-0498
maclaughlin,david t. 06-0039
maclean,a. a. 06-0550
macleod,g. k. 02-0260
macmillan,james d. 02-0345
macmillan,k. l. 05-0381 07-0248
macombe,c. 01-0539
macpherson,a. 09-0477
macpherson,b. r. 10-0022
macura,b. 03-0187
macvittie,thomas j. 12-0471
macy,d. w. 05-0249
madan,m. l. 03-0103 12-0369
madarasz,b. 11-0027
maddison,jill e. 12-0550
maddox,john 08-0202
madec,f. 02-0534 02-0535 04-0416 05-0622 08-0515
madej,janusz a. 01-0335
mader,j. a. 07-0543
madias,nicolaos e. 09-0099
madigan,john e. 10-0598
madiraju,murty v. v. s. 10-0174
madison,v. v. 02-0267
madsen,e. b. 07-0293
madsen,per 10-0369
madzhidov,a. v. 03-0264
maeda,k. 11-0331
maeda,kayo 08-0144
maeda,minoru 02-0421 02-0457
maejima,kazuyoshi 05-0667
maertens,l. 02-0349 07-0334
maes,j. h. j. 11-0406
maes,l. 04-0511
maffeo,g. 10-0282
magassa,soungalo mamadou 04-0012
maggee,d. f. 12-0139
maggio-price,lillian 09-0614 10-0544
maglione,enrico 07-0425 07-0631
magnol,j. p. 01-0537
magnuson,j. a. 06-0295
magot,m. 08-0365
maguire,kathleen a. 01-0041
magunsky,kl.-j. 07-0406
magura,i. s. 05-0096
magyar,t. 10-0231
mahaffey,m. b. 06-0506
mahboubi,z. e.-a. 08-0305
mahfouz,m. f. 05-0371 05-0696
mahieu,h. 10-0666
mahin,l. 09-0499
mahler,d. 09-0199
mahon,m. 10-0015
mahoney,arthur w. 03-0560 08-0106
mahoney,d. f. 04-0531
mai,w. 05-0697
maier,k. j. 12-0242
maiers,j. d. 12-0615
mailloux,m. 10-0236 12-0422
mailvaganampillai, thavalingam 03-0002
mainil,j. 07-0320
maita,keizo 12-0340
majak,w. 08-0550 08-0551
majanskij,d. n. 05-0133
majaro,o. m. 09-0415 09-0416
majeed,s. k. 05-0203 07-0210
majerciak,pavol 09-0258
majewski,h. s. 12-0232
majiyagbe,k. a. 07-0362 07-0460

majichuk,ju. f. 04-0691
majjer,mejjda 03-0333
majjorova,l. p. 08-0399
majjskijj,v. g. 05-0442
major,j. h. 08-0502
mak,alan s. 05-0111
mak,n. k. 01-0342
makabe,tomomitsu 11-0622
makarov,v. v. 03-0427 12-0435
makedonski,ilija 10-0393
makeeva,e. e. 08-0315
makhaneva,l. g. 04-0445
makinde,a. a. 06-0475
makino,shio 09-0073
makogon,v. f. 04-0467
maksimovich,v. v. 01-0555
maksutov,a. m. 04-0441
mal'ceva,n. v. 12-0291
mal'kut,m. v. 12-0502
malaj,zace 08-0008
malajjcev,v. v. 05-0299
malakauskas,v. 09-0275
malakhov,a. v. 09-0531 09-0637
malakhov,ju. a. 09-0547
malakhova,e. l. 07-0408
malan,f. s. 03-0538
malatesta,t. 11-0029
malchevski,milcho 11-0657
malczewski,andrzej 07-0512
malecha,jean 12-0225 12-0226
maleckar,j. r. 01-0409
maleszewski,jozef 03-0487
malhocky,zdenek 09-0583
malik,asrar b. 01-0039
malik,g. 07-0371
malinovskaja,g. v. 11-0474 11-0475
malinovskaja,v. v. 07-0228
maljkovic,m. 09-0544 12-0455
malkin,k. 05-0464
mallick,b. b. 06-0441
mallinson,c. b. 04-0607
mally,m. 09-0465
malmberg,l. 06-0109
malo,jacques 11-0602
malone,j. f. 09-0178
malpartida,f. 04-0258
malushko,v. 02-0444
malvaldi,gino 06-0577
malven,p. v. 09-0160
malygin,a. m. 06-0278
malyshev,s. n. 10-0454
malyzheva,t. d. 04-0209
mamerzhanov,s. i. 09-0529 11-0550
mammerickx,m. 07-0392 07-0401
mammola,c. 07-0024
mamykova,o. i. 05-0572
manalan,allan s. 11-0121
manda 3,joseph a. 12-0548
mandahl,agneta 05-0073
mandel,paul 08-0129
mandelli,g. 04-0468
manderino,donna m. 11-0594
mandrik,f. i. 09-0555
mandrik,k. a. 09-0069
manganiello,vincent c. 01-0043
mangeat,paul 07-0084
manger,h. 05-0738
mangold,beverly l. 01-0432
mann,d. d. 10-0437
mann,david r. 03-0148
mann,g. e. 02-0043 03-0079 09-0092
mann,k. 05-0043
manning,marcia 01-0404
manning,p. 05-0536
manning,s. j. 08-0297
manolescu,n. 11-0486
manova-todorova,k. 05-0170
mansell,g. p. 11-0584
manser,tim 03-0247
mansfield,john m. 04-0524
mansfield,p. d. 05-0449
mansmann,richard a. 06-0502
manso-martinez,rafael 12-0159
manston,r. 06-0207
manthey,g. 08-0549
manukjan,k. g. 05-0117
manz,d. 05-0486 05-0648
manzat,r. moga 02-0410 02-0412
manzhos,a. f. 04-0537
mapes,edward l. 11-0266
maquart,f. x. 12-0182
maran,b. 05-0229
marani,e. 12-0105
marasco,wayne a. 08-0255
marastoni,mauro 07-0620
marbehant,p. 02-0430
marcano,m. 05-0135
marcato,p. s. 03-0593
marceau,normand 07-0040
marceau-day,m. l. 05-0447
marcet,m. 10-0122
march,t. 06-0592
marchal,a. 01-0299 01-0301
marchand,a. 04-0525
marchetti,j. 06-0148
marchiondo,alan a. 05-0575
marchis-mouren,guy 11-0156
marchisio,pier carlo 03-0445
marciniak,lech 11-0228
marcinskowski,karol 01-0244
marck,e. a. e. van 06-0486
marcovistz,r. 01-0371
marel,g. m. v. d. 10-0337
maresca,victoria a. 04-0401
margolis,l. 05-0217
maribel,j. m. 01-0578
maric,s. 01-0253
marie,j. 07-0164
marinov,m. f. 01-0124 02-0121
marinov,marin f. 03-0178
marinov,pavel 02-0124
marion,richard s. 03-0267 03-0271
marjankova,karla 01-0659
markarjan,marchel 05-0290
markarjan,r. n. 01-0486
markel,mark d. 07-0647
markert,clement l. 03-0339
markevich,n. b. 10-0177
markham,j. 07-0280
marklung,stefan l. 11-0059
markov,a. g. 03-0621
markov,kh. m. 07-0125
markovic,b. s. 04-0388 05-0154
markovic,jozef 07-0470
markovic,z. 12-0007
markowsky,g. 10-0306
markozashvili,m. i. 11-0031
marks,jan 12-0179
markus-silvis,l. 07-0182
markusfeld,o. 03-0320
markwardt,f. 02-0034
marliave,j. b. 12-0244
marlot,daniel 06-0065 06-0221
marmo,e. 02-0029
marolt,j. 01-0639 09-0407
maros,t. g. 06-0011
maros,t. n. 06-0011
marquardt,william c. 10-0467
marquet,a. 10-0558
marr,j. joseph 04-0530
marrie,t. j. 03-0432
marriner,s. e. 06-0484
marriott,c. 10-0549
marriq,claudine 05-0140
marrs,t. c. 04-0017
marsboom,r. 02-0635
marschall,h.-j. 03-0428
marschang,f. 03-0604 12-0347
marschke,ronald j. 05-0723
marsh,james a. 07-0146 11-0660
marsh,mark 04-0451
marsh,y. vivienne 03-0435
marshall,a. b. 01-0587
marshall,j. a. 05-0517
marshall,r. b. 09-0328
marshall,roger b. 10-0345
marshall,s.arke 11-0294
marshall,valerie m. 02-0596
martain,l. 11-0472
martegani,enzo 05-0162
martel,j. l. 07-0376
martel,marc 07-0039
martem'janov,v. i. 03-0197
martemucci,g. 10-0265
martens,j. 05-0251
martens,mark a. 04-0705
martin,alcides a. 01-0403
martin,anne 09-0229
martin,b. a. 04-0047
martin,benedicto wladimir de 03-0423
martin,d. 09-0479
martin,diana rae 08-0227
martin,f. 06-0333
martin,g. p. 10-0549
martin,g. s. 06-0642
martin,jean 01-0462
martin,john j. 09-0122
martin,k. a. c. 12-0082
martin,k. l. 10-0644
martin,kevan a. 11-0131
martin,kevin j. 06-0146
martin,l. 04-0302 08-0559
martin,lori d. 01-0653
martin,m. c. 08-0630
martin,p. j. 07-0503
martin,r. 05-0657
martin,r. j. 07-0009
martin,robert 03-0635
martin,s. c. 01-0434
martin,s. c. 08-0463
martin,s. w. 04-0662 10-0281
martin,w. b. 04-0449 04-0513 11-0443
martinat botte, francoise 08-0288
martinat-botte, francoise 04-0734 07-0290
martineau,g. 08-0358
martineau,g. p. 11-0265
martineau,g.-p. 12-0579
martinec de pino, alfonso 03-0288
martinet,l. 08-0135
martinez,elsa 01-0564
martinez,j. 07-0265
martinez,j. r. 07-0626
martinez-hernandez, antonio 02-0010 02-0011
martinov,svetoslav 05-0454
martinov,svetoslov 04-0430
martinovich,a. e. 03-0251
martinsson,k. 03-0461 10-0462
martinsson,kjell 04-0552 05-0641
martland,m. f. 03-0383
martling,claes-roland 03-0171
martyn,p. 07-0159
martynenko,v. b. 06-0489 12-0399
martyshhenko,n. v. 10-0118
maruyama,y. 09-0029
marx,arthur 07-0234
marx,g. 05-0234
maryniak,hieronim 04-0600
marzoev,a. i. 05-0104
marzou,a. 09-0499
masahito,prince 09-0194
masbar,sofyan 08-0462
mashtakov,a. v. 03-0190
masic,v. 04-0635
masimov,n. a. 02-0409
maskajjkin,a. v. 12-0256
maslakova,i. 06-0384
masland,r. h. 11-0181 12-0022 12-0040
mason,d. k. 08-0531
mason,p. c. 10-0497
mason,r. w. 09-0208 09-0270
mason,s. j. 12-0615
mason,w. t. 09-0064
massamba,n. n. 02-0470
massey,john w. 06-0006
massip,a. 11-0366

massip,a. 12-0366
masters,paul s. 03-0465
mastro,andra m. 02-0223
masuyama,izumi 11-0097
matasin,z. 02-0140
mate,z. 07-0436
mateusiak,k. 05-0362
matharoo,j. s. 07-0175
mathe,denis 02-0091
matheka,heinz-dietrich 03-0446
mather,i. h. 02-0327
mather,ian h. 03-0244
mathew,r. c. 02-0199
mathias,sheila f. 02-0232
mathis,pat d. 08-0510
mathur,r. s. 03-0162
matjugina,n. i. 09-0371
matos,a. p. alves de 07-0193
matros,a. a. 05-0432
matschullat,g. 02-0501 07-0332 12-0450
matskasi,i. 02-0151
matson,g. l. 12-0095
matsuda,akihisa 12-0466
matsui,kanji 02-0066 11-0097
matsui,n. 07-0278
matsui,t. 04-0544 09-0503 10-0041
matsumoto,h. 10-0109
matsumoto,haruyasu 11-0638
matsumoto,m. 03-0403 08-0497
matsumoto,y.' 09-0115
matsumura,takakatsu 10-0043
matsuo,hisayuki 09-0135
matsuoka,satoru 08-0175
matsuura,a. 04-0262
matt,dennis w. 06-0325
matteson,d. r. 02-0046 03-0259
matteson,karla j. 03-0151
mattheeuws,d. 10-0542
matthes,s. 08-0337 12-0618
matthews,b. 07-0129
matthews,janice m. 11-0401
matthews,l. c. 11-0155
matthews,p. r. j. 06-0409
matthews,r. a. 08-0174
matthews,thomas j. 10-0389
matthews,william d. 03-0169
matthiesen,david t. 05-0614
matthiessen,martin e. 11-0269
mattiasson,a. 08-0038
mattiasson,anders 06-0097
mattick,j. s. 10-0396 12-0453
mattie,h. 01-0203
mattinson,a.d. 05-0469
mattos,ana l. g. 11-0245
mattos,r. c. 01-0127 11-0245
matuk,yousef 08-0542
matusu,alena 07-0574
matusumura,k. 01-0433
matveev,l. v. 03-0561
matyas,z. 02-0673
matyas,zdenek 11-0342
matz,bertfried 10-0411
matzinger,polly 03-0245
matzke,p. 05-0385
mauchline,j. 09-0190
mauel,j. 09-0423
maugh 2,thomas h. 11-0074 12-0079
maul,f. d. 05-0077
maul,v. 06-0262 11-0251 11-0256
mauleon,h. 12-0504
mauron,charlotte 03-0165
mavlikaev,r. g. 04-0469
maxie,m. g. 04-0376
maxwell,d. j. 01-0088 06-0069 09-0019 10-0087
may,e. b. 12-0215
may,s. a. 05-0557 11-0696
mayan,m. h. 01-0221 09-0156
mayberry-carson,k. j. 07-0328
mayer,e. p. 07-0317
mayer,h. 04-0370 12-0134
mayer,mark l. 05-0089
mayer,p. 12-0308
mayer,peter w. 09-0071
mayer,r. john 04-0177
mayevsky,a. 02-0123
mayhew,ian g. 11-0429
mayhew,t. m. 09-0033
mayhew. i. g. 05-0623
maylie,j. 11-0128
mayr,a. 02-0313 03-0265 03-0296 07-0304 07-0379 09-0336
mayr,anton 01-0575 11-0383
mayr-bibrack,barbara 07-0222
mayrhofen,elisabeth 12-0551
mayrhofer,elisabeth 01-0518 01-0525 08-0619
mazaitis,anthony j. 12-0388
mazena,v. n. 07-0223
mazlin,i. d. 11-0524
mazo,v. k. 10-0055
mazoch,michael 07-0306
mazol',e. p. 11-0714
mazurenko,n. p. 01-0387
mazurina,m. 03-0378
mazurkiewicz,michal 02-0372
mazzonelli,g. t. dorta de 10-0236
mazzonelli,j. 10-0236
mazzonelli,j. g. 12-0422
mc caw,everett 06-0563
mc grath,james j. 12-0047
mcaleer,william j. 03-0448
mcallen,r. m. 12-0112
mcanulty,jonathan f. 06-0571
mcanulty,r. 12-0481
mcarthur,morgan j. 01-0626
mcbride,g. e. 08-0313
mcburney,robert n. 05-0055
mccabe,b. j. 09-0111
mccall,e. 12-0027
mccall,john w. 10-0481
mccandlish,i. a. p. 02-0521 11-0494 12-0456
mccann,peter p. 04-0524
mccarthy,c. m. 05-0461
mccarthy,d. h. 02-0131 05-0191 08-0160
mccarthy,janet d. 04-0435
mccarthy,t. k. 11-0230
mccaughan,c. j. 08-0630
mccaughan g. w. 11-0289
mccaughey,w. j. 08-0370 10-0352
mccausland,i.p. 04-0540
mccaw,dudley 04-0625 05-0272 06-0286 07-0466 09-0497 11-0688 11-0689
mcclure,diane e. 07-0071
mcclure,k. e. 10-0490 11-0556 11-0557
mcclurkin,a. w. 05-0528
mccomb,peter 03-0108
mccorkle,f. m. 02-0269 08-0381
mccormick,arthur e. 08-0618
mccormick,david a. 11-0132
mccracken,j. a. 06-0181
mccracken,r. m. 08-0422
mccracken,r. o. 08-0448
mccraw,b. m. 12-0498
mccrey,d. 02-0041
mccrimmon,d. r. 02-0075
mccullough,rosann 07-0075
mcdevitt,michael a. 02-0098
mcdiarmid,j. j. 09-0274
mcdonald,f. d. 11-0109
mcdonald,f. m. 10-0067
mcdonald,j. 07-0600
mcdonald,l. e. 02-0279
mcdonald,p. j. 01-0421
mcdonald,terence f. 09-0090 09-0091
mcdonald,v. 04-0534 10-0463
mcdonell,w. n. 11-0706
mcdougall. k. w. 07-0624
mcelwain,t. f. 06-0280
mcentee,k. 05-0361
mcfadden,k. d. 10-0015
mcfarlane,j. r. 07-0140
mcferran,j. b. 01-0365 08-0422 09-0359
mcgarry,michael p. 11-0538
mcgill,c. a. 02-0664 10-0553
mcgowan,katherine 10-0307
mcgrath,c. j. 06-0629
mcgregor,g. p. 07-0091
mcguffey,r. k. 10-0593
mcguire,r. l. 06-0461
mcguire,tobi 11-0567
mcguire,travis c. 10-0350
mcguirk,s. m. 04-0626 05-0615
mchale,n. g. 08-0248 10-0062 11-0126
mcilwraith,c. w. 06-0642
mcilwraith,c. wayne 09-0596
mcinnes,a. 11-0607
mcinnes,janet l. 03-0442
mcintosh,d. a. d. 08-0291
mcintyre,a. k. 10-0089
mckay,larry l. 02-0197
mckechnie,nicol m. 10-0124
mckenna,r. v 04-0592
mckenzie,h. a. 11-0331
mckenzie,john a. 08-0483
mckenzie,randolph a. 01-0187
mckerrell,r. e. 08-0533
mckibbin,a. w. 08-0383
mckiernan,brendan c. 04-0728
mckillop,e. r. 09-0359
mckinney,jerry s. 04-0074
mclachlan,elspeth m. 04-0020
mclaren,diane j. 08-0465 09-0454
mclaren,i. 12-0384
mclean,scott 12-0245
mcleod,b. j. 05-0138 06-0187
mcleod,rima 04-0522
mcloghlin,m. f. 09-0478
mcmillan,i. 11-0324
mcmonagle. elizabeth c. 07-0444
mcmurray,c. h. 07-0536
mcmurtry,ivan f. 01-0071
mcnatty,k. p. 06-0349 08-0270
mcneel,s. v. 12-0267
mcnew,r. w. 05-0455
mcnicholas,janet m. 11-0309
mcnulty,m. s. 01-0365 02-0431 04-0481 04-0488 07-0428
mcorist,s. 04-0565
mcorist,steven 03-0313
mcparland,p. j. 08-0422
mcphee,i. 09-0085
mcphee,s. r. 02-0275 02-0277
mcpherson, avis v. 05-0740
mcphillips,thomas h. 08-0407
mcrae,brian j. 07-0136
mead,g. c. 06-0379
meads,w. j. 11-0717
medler,josepha 05-0072
medvedev,f. a. 12-0066
medvedev,ju. a. 11-0662
medvedeva,i. m. 07-0310

medvedkova,n. a. 03-0397
meek,a. h. 04-0662
meek,barbara 09-0015
meerovitch,e. 01-0413
meershoek,b. 07-0609
meerson,f. z. 07-0224
meezan,elias 10-0060
mehaia,mohamed a. 02-0073
mehdi,n. a. q. 11-0605
mehley,e. 07-0155
mehlfeld,r. 10-0003
mehlhorn,g. 02-0503 06-0390 07-0314 08-0342 08-0633 10-0285 11-0369 11-0370
mehlhorn,h. 01-0599 11-0527
mehlhorn,heinz 04-0538
mehlitz,d. 05-0551 05-0554
mehmeti,naim 05-0305
mehner,alfred 11-0038
mehnert,e. 01-0098 02-0087
mehraban,fuad 03-0170
mehrotra,b. s. 10-0428
mehta,k. 05-0318
meier,h. 01-0210
meijer,g. a. 01-0606
meijer,p. 01-0283
meijering,albert 04-0315
meinecke,b. 01-0252
meinecke-tillmann,s. 01-0252
meisel,p. 01-0207
meister,j. 04-0470 05-0501 11-0425
meixner,f. 06-0463
mekata,f. 03-0172
mekhtiev,a. a. 11-0157
mekkawy,m. y. 02-0281
mekki,nayla t. 05-0690
mel'nik,v. n. 12-0251
mel'nikov,e. n. 01-0165
mel'nikova,l. a. 05-0502
melcher,a. h. 06-0026
melendez,l. v. 05-0443
melendez,luis v. 04-0293 04-0295
meleshkov,s. f. 01-0481
melhem,randa f. 04-0365
melle,elaine van 10-0374
meller,karl 05-0023
mellgren,ronald l. 11-0108
mello,walmor c. de 02-0033
mellow,george h. 09-0385
melman,e. p. 11-0054
meneely,d. j. 11-0636
meneghini,rogerio 04-0651
menge,a. c. 01-0059
mengeling,william l. 07-0434
menger,h. 10-0173
menghi,giovanna 07-0614 09-0147
menkes,e. 06-0616
menkevich,s. v. 07-0126
menkshi,minella 06-0581
ment,laura r. 05-0348
mentzel,ute 04-0569
meolnarova,marie 01-0247
mercer,james b. 05-0067
mercer,stewart w. 09-0075
merchenthaler,istvan 12-0294
mercier,g. 03-0454
mercin,v. g. 09-0134
merck,c. c. 05-0395
meregalli,a. 09-0285
meren,haruya 10-0043
mergardt,gaby 06-0206
meriaux,j. c. 12-0334
merin,uzi 01-0663
merkal,r. s. 04-0438
merkal,richard s. 08-0377
merkens,h. w. 02-0356
merker,j. 06-0057
merkt,h. 05-0346
merlevede,wilfried 10-0134
mermerski,krahstju 02-0200
mermerski,krahsto 03-0414
mero,kendall n. 01-0533
merom,mira 10-0541
merrill,e. g. 07-0124
merrithew,michael a. 06-0398
merry,b. j. 03-0156
merry,d. l. 06-0448
mersel,marcel 10-0035
mertsching,hollie j. 08-0247
mesbah,m. m. 08-0590
meshherjakov,a. a. 11-0257
meshherjakova,i. s. 01-0323 02-0598
meslin,j.-c. 06-0014
messer,j. 11-0535
mestecky,j. 11-0315
meszaros,j. 01-0340 01-0343 07-0442
meszaros,jozsef 09-0278
methiyapun,s. 12-0391
mettler,d. 05-0383
mettler,d. 05-0386
mettler,f. 04-0616
mettrick,d. f. 04-0589 11-0545 12-0488
metz,a. l. 05-0468
metzger,dietrich 05-0601
metzler,a. e. 05-0485 07-0446
meulemeester,l. de 05-0458
meunier,p. c. 10-0406
meusy-dessolle,nicole 05-0019
meuten,d. j. 12-0035
mews,karin 07-0673
meyer,d. j. 05-0686
meyer,e. 01-0212 11-0338 11-0339
meyer,ernest a. 11-0522
meyer,f. 05-0647 10-0123
meyer,h. 01-0260 01-0271 02-0084 03-0349 05-0405 06-0570 07-0222 07-0577 09-0492
meyer,h. h. d. 03-0324
meyer,h. j. 01-0473
meyer,j. 06-0070
meyer,l. 12-0464
meyer,michael 01-0066
meyer,richard f. 02-0345
meyer,robert e. 06-0634
meyer,u. 07-0395 12-0310
meyers,d. e. r. 02-0023
meyers,k. m. 02-0638
meyers,t. r. 01-0156 05-0180
meyers,vicki n. 08-0537
meyerstein,n. 07-0072
meylan,m. 10-0006
meyrick,barbara 04-0011
meziou,wided 11-0358
mezza,l. e. 04-0620
mgassa,m. n. 11-0382
mialhe,p. 11-0154
mialot,j. p. 07-0616
michael,a. f. 03-0260
michael,richard p. 07-0161
michailova,l. i. 08-0224
michalkiewicz,maria 04-0600
michalski,a. 03-0045
michaux,c. 01-0543
michel,g. 01-0137 06-0005 11-0001
michel,r. p. 09-0625
michelli a.r. 06-0208
michna,h. 04-0025
mickelson,milo n. 02-0350
mickwitz,g. von 03-0610
miclea,m. 11-0024
middel-erdmann,ingrid 05-0331
middlebrook,johm l. 10-0298
middleton,bruce 12-0128
middleton,gordon 02-0594
mierau,rudolf 04-0286
miert,a. s. j. p. a. m. van 01-0596 02-0602 03-0396 04-0637
mierzejewska,maria 04-0498
mieskes,gottfried 05-0113
mifuchi,ichiji 10-0181 10-0182
miglietta,lisa m. 04-0401
mihai,m. 03-0672
mihalj,a. 10-0650
mihalka,s. 07-0360
mikasa,hiroaki 03-0607
mikhajjlenko,g. v. 04-0329
mikhajjlov,georgi 04-0163
mikhajjlov,i. n. 07-0215
mikhajjlov,p. n. 09-0441
mikhajjlov,v. m. 06-0288
mikhajjlova,e. v. 03-0153
mikhajjlova,v. e. 01-0559
mikhnev,v. a. 05-0095
mikolajczyk,edward 07-0218
miksch,duane 04-0656
mikucki,jerzy 07-0335
mikulik,antonin 07-0682
milanko,a. ja. 06-0385
milhaud,guy 02-0631
milhaud,pr. g. 02-0627
milic,d. 01-0452
miljanovskijj,a. g. 07-0297
miljauskas,l. 09-0275
mill,j. 05-0708
millar,b. d. 10-0364
millar,k. r. 04-0128 09-0141 11-0717
millard,b. j. 01-0561
miller,b. 03-0393
miller,b. g. 03-0310
miller,craig w. 05-0700
miller,d. s. 09-0563
miller,e. phillip 01-0264 05-0665 07-0630
miller,e. r. 06-0210
miller,g. k. 05-0602
miller,h. r. p. 03-0520
miller,ilonas 02-0345
miller,jane m. 07-0232
miller,jordan d. 06-0060
miller,kenneth r. 03-0490
miller,l. g. 02-0539
miller,l. m. 05-0617
miller,marc a. 03-0551
miller,michael r. 01-0084
miller,r. h. 10-0575
miller,r. l. 06-0473 10-0431
miller,richard i. 11-0437
miller,thomas a. 11-0655
miller,walter l. 03-0151
miller,william j. 03-0448
millot,pierre 05-0050
mills,e. h. 09-0058
mills,j. w. 11-0181 12-0022
mills,s. e. 11-0582 11-0583
mills,t. m. 07-0157
milne,elspeth m. 11-0460
milner,robert j. 12-0096
milon,a. 01-0194 10-0346
milosevic,z. 07-0004 10-0146 12-0008
milovan,gh. 08-0642 08-0643
milroy,e. j. g. 12-0633
mims,c. a. 10-0221
mims,j. pat 08-0510
mims,w. b. 06-0174
minagawa,takeo 10-0186
minamino,kyuko 06-0516 11-0578
minamino,naoto 09-0135
minamoto,nobuyuki 06-0376 10-0327
minasjan,g. m. 03-0278
minasuev,ju. i. 02-0420
minchenko,a. g. 05-0045
miner,william s. 01-0589
minev,min'o kr. 04-0369
minezaki,hiromichi 03-0377
minina,l. a. 09-0592
minist. land-,forst- u. nahrungsgueterwirt 04-0218 07-0286 07-0287 07-0336 07-0361 07-0390 07-0439 07-0675 08-0183 08-0258 08-0262 08-0263 08-0265 08-0266 09-0249 10-0240 10-0295 11-0337

ministerrat der ddr
08-0262
minne,b. 04-0060
minnear,fred l.
01-0039
minor,j. todd 03-0354
minter,d. w. 01-0144
mintz,clifford s.
03-0390
minut-sorokhtina,o. p.
06-0049
minzhasov,k. l.
06-0392
mira,jean-claude
09-0014
mirakhmedov,a. k.
03-0088
miras,i. 07-0312
mircheva,zh. 11-0283
mirdita,lazer 08-0418
mirle,ch. 08-0449
mirmakhmudova,s. i.
04-0094
miron,n. i. 06-0238
09-0262
mironec,n. v. 10-0118
mironenko,v. a.
10-0330
mirzabekov,k. d.
04-0542
misawa,naoaki
11-0318
misdorp,w. 11-0282
miserocchi,girseppe
06-0062
mishell jun.,daniel r.
06-0035
mishhenko,b. a.
03-0263
mishina,masayoshi
03-0068
mishra,b. k. 01-0155
misiewicz,iwona
07-0318
misk,n. a. 09-0601
misley,a. 07-0531
misljenovic,z. 05-0358
misra,d. s. 10-0649
misra,s. k. 03-0493
mitchell,b. a. 11-0644
mitchell,d. s. 05-0342
mitchell,g. f. 10-0504
mitchell,gordon s.
06-0219
mitchell,j. r. 05-0172
mitchell,l. g. 02-0150
05-0213
mitchell,s. c. 05-0182
mitchell,susan 11-0142
mitchell,timothy j.
04-0427
mitchison,n. a.
02-0206
mitchison,tim 11-0012
11-0013
mitema,e. s. 09-0570
mitema,eric s.
01-0578
mitenev,v. k. 10-0193
mitin,i. e. 10-0055
mitin,n. i. 07-0604
mitin,v. n. 03-0642
mitjushin,v. v.
11-0152
04-0106
mitov,bojjko 10-0560
mitra,jyoiti 10-0065
mitra,jyoti 01-0094
06-0088
mitrofanov,p. m.
02-0370
mitrovic,d. 12-0027
mitrovic,r. 10-0144
mitsucka,tomotari
12-0433
mitsuoka,t. 03-0122
mitterpak,j. 05-0219
mitui,tadao 12-0418
mityushina,galina v.
07-0067
mitzner,wayne
09-0054 10-0033
miura,katsuyuki
03-0168
miura,yasuo 02-0427
03-0463
miyagawa,sachiko
02-0543
miyahara,masanobu
06-0607
miyahara,tatsuro
04-0159
miyake,yoh-ichi
05-0151
miyamoto,takeshi
08-0401
miyamura,kikuko
06-0438
miyashita,toshio
12-0196
miyata,kenji 04-0252
miyauchi,takeo
05-0573
miyazaki,mitsutada
08-0017
miyazaki,shigeru
05-0629
miyazaki,teruo
12-0196 12-0211
12-0212
miyazaki,yasukiyo
02-0562
mizgireva,m. f.
06-0479
mizukami,hiroshi
06-0215
mizutani,m. 09-0503
mizutani,takaharu
07-0151
mizutani,takeo
09-0502
mjascova,t. ja.
11-0549
mjujrsepp,i. ja.
09-0290
mkhitarov,v. a.
05-0047
mladenov,mladen g.
01-0648
mladenov,z. 11-0284
mleczko,jozef 05-0428
mnacakanov,s. t.
02-0332 03-0398
mnikova,l. a. 08-0412
mobley,d. m. 05-0445
mochalkin,v. p.
05-0199
mochizuki,masami
09-0378
mochmann,hanspeter
07-0473
mock,beverly a.
03-0497
mock,e. j. 08-0087
09-0156
mocsari,e. 10-0407
moczon,tadeusz
03-0071
modrakowski,andrzej
02-0662
modzelewska,anna
02-0377
moe,dennis 10-0012
moe,lars 12-0273
moegle,h. 09-0374
moellby,r. 12-0392
moelle,g. 03-0615
moeller,heino 12-0246
moeller,karl 04-0536
moeller,z. 02-0119
moennig,v. 04-0453
moenning,v. 04-0264
moerner,torsten
08-0355
moestl,e. 01-0062
02-0102 08-0274
moga manzat,r.
06-0412 08-0402
mohammed-brahim,b.
03-0585
mohan,ram 11-0422
mohell,nina 12-0091
mohrig,w. 01-0207
moir,arthur j. g.
10-0164
moiseev,s. z. 01-0103
mojjbenko,a. a.
05-0078
moldovan,m. 01-0205
02-0660 02-0661
08-0199 08-0604
08-0623
molen,e. j. v. d.
05-0642
molenda,jerzy 11-0396
moles,adam 02-0162
molitor,thomas w.
10-0408
moll,g. w. 05-0059
molloy,p. l. 10-0161
molnar,k. 02-0165
12-0217
molnar,kalman
01-0145
molokwu,j. u. 07-0362
molony,v. 08-0066
11-0067
moltmann,ulrich g.
04-0538
molyneux,d. h.
11-0533
molzahn,h. 08-0547
molzer,brunhilde
10-0532
momen,hooman
10-0445
momotani,eiichi
12-0421
monastyreva,l. a.
02-0422
moncharmont,bruno
09-0053
mondet,m. 07-0288
mongha,i. v. 07-0176
monk,susan 05-0343
monov,goran 12-0647
monrad,j. 01-0630
monreal,g. 09-0239
monroe,john g.
04-0249
montagnier,l. 05-0483
monteil,h. 07-0322
07-0323
montel,g. 08-0592
montgelas,albert von
06-0212
montgomery,kim
05-0111
monti,j. c. 02-0097
montigny,claude de
10-0051
montoya,r. 04-0071
montville,thomas j.
08-0223
mooers,s. u. 09-0081
mookerjea,sailen
03-0032
moon,harley w.
10-0310
moon,young 03-0108
moor,pieter de
09-0061
moore,alan f. 12-0053
moore,d. 06-0159
moore,david l.
10-0036
moore,f. m. 04-0238
moore,g. p. m.
06-0338
moore,karen 01-0420
moore,ronda 01-0292
01-0293 03-0575
04-0621
moore,t. c. 04-0129
moorhead,philip d.
06-0482
moorhouse,p. 12-0438
moorman,antoon f. m.
04-0035 06-0175
morad,m. 11-0128
morales,teresa i.
08-0076
morandi,n. 02-0479
morar,r. 12-0573
more,j. 08-0003
moreau,philippe m.
01-0622
morein,b. 10-0223
11-0634
morel,p. c. 09-0462
morel,y. 12-0173
morell,georgina
07-0087
morera,anna-marie
05-0127
morgan,j. h. 04-0654
morgan,sara-jane
01-0424
morgenegg,gottfried
07-0031
mori,takahide 08-0140
mori,yasuyuki 10-0356
moriarty,k. 09-0228
09-0234
moriarty,k. m.
05-0287 08-0241
morii,s. 06-0276
morii,t. 04-0544
morikawa,s. 02-0168
morilla,a. 12-0289
morimoto,naoko
08-0394
moring,john r.
11-0237
morishige,masayuki
06-0376
morison,w. l. 07-0006
morita,k. 08-0105
moriyama,ryuichi
09-0073
morkoc,a. c. 05-0349
moro,i. 10-0170
moro,l. 09-0011
moroz,a. f. 02-0343
moroz,a. m. 09-0215
morozov,v. g.
01-0188 03-0243
morozova,a. n.
03-0655
morozova,t. v.
11-0658
morrestein,g. m.
08-0594
morris,b. 11-0123
morris,j. a. 11-0616
morris,j. g. 09-0245
morris,j. s. 05-0145
morris,r. g. 08-0107
morris,thomas w.
02-0004
morris jun.,mark l.
03-0579 06-0569
morris. vincent l.
03-0442
morrison,c. m.
12-0200 12-0201
morrison,carol
05-0202
morrison,carol m.
02-0163
morrison,d. c.
11-0317
morrison,j. k. 10-0196
morrison,r. b.
10-0300
morrison,s. d.
12-0068
morrison,w. i.
11-0300
morrison,wallace b.
04-0634
morrison,william d.
07-0268
morscher,h. 03-0604
morsy,ann a. 03-0084
mortellaro,c. m.
10-0625
morter,r. l. 04-0396
morter,raymond l.
06-0382
mortimer,r. g.
11-0691
mortimer,w. j.
01-0286
mortola,jacopo p.
04-0046 06-0062
09-0117
morton,c. r. 10-0047
morton,r. j. 01-0568
moruzzi,p. 11-0130
morys,janusz 07-0027
morzaria,s. p. 02-0378
moser,mike 04-0199
moses,w. 08-0104

mosig,g. 06-0091
moskalewski,stanislaw 08-0022
moskvichev,k. k. 01-0337
moss,j. 08-0448
moss,maurice o. 11-0186
moss,s. 06-0602
mosse,j. 02-0534
mostov,keith e. 05-0303
motejunas,l. i. 01-0323
motha,m. x. j. 03-0480
mothersill,carmel 09-0178
motlik,j. 01-0248
motoi,yoshiko 06-0192 06-0516 09-0617 11-0568
motovski,angel 09-0369 10-0393
mott,m. r. 10-0160
mouat,g. s. v. 11-0089
moudrianakis, evangelos n. 07-0143
mougin,annie 11-0150
mougin,christiane 06-0141
mouille,paule 03-0025
mount,m. e. 08-0555
moustafa,a. r. i. 01-0120
moustafa,m. s. m. 11-0005
movsesjan,r. s. 11-0574
mowbray,john 08-0078
moy,bruce c. 01-0579
moyaert,i. 10-0273
moysan,f. 08-0485
mraz,f. m. 08-0601
mroczkowski,b. 06-0091
mrsulja,branislava j. 12-0165
mucsi,i. 08-0522
mudra,k. 06-0540
mudry,dwight r. 01-0152
muehlethaler,m. 06-0150
mueller,e. 12-0298
mueller,g. 02-0225 05-0320 07-0109 09-0236 09-0237
mueller,h. 07-0416 11-0465
mueller,h. l. 08-0112
mueller,h.-m. 01-0393
mueller,h.-p. 12-0323
mueller,hans-peter 12-0317
mueller,henning 11-0439
mueller,jochen 01-0374
mueller,k. 05-0460
mueller,klaus bertram 05-0720
mueller,ludwig 02-0558
mueller,m. 02-0210 06-0419
mueller,manfred j. 04-0150
mueller,miklos 05-0550
mueller,p. 02-0531 08-0471
mueller,r. 05-0043 07-0446
mueller,r. e. 10-0215
mueller,r. l. 01-0070
mueller,richard e. 10-0112
mueller,u. 10-0006
mueller,w. 02-0519 04-0720
mueller-roemer,d. 02-0186
muenker,m. 03-0349
muenz,h. 10-0641
muenzer,b. 03-0650 09-0626 10-0633
muenzer,beate 07-0670
muff,f. 11-0546
muffat-joly,m. 08-0090
mugford,r. a. 12-0552 12-0562
mugridge,r. e. r. 05-0218
muho,agim 05-0387
muir,a. d. 08-0550 08-0551
muir,c. k. 12-0131
muir,s. 01-0208
muir,w. w. 02-0650 04-0626 05-0615 08-0526
muir,william w. 01-0045 03-0576
muir ,w. w. 12-0050
muirhead,m. r. 08-0311
mujais,s. k. 11-0105
mujica,g. 05-0246
mukhin,a. g. 12-0089
mukhopadhyay,a. k. 09-0154
muksimov,f. 05-0119
mul,a. j. 05-0351
mulcahy,d. 01-0139 02-0137 02-0138 02-0139
mulcahy,m. f. 10-0197
mulchyk,marian 05-0428
mulder,john b. 08-0574
mulder,r. w. a. w. 08-0211
muller,theresa a. 10-0467
mulley,r. c. 04-0658
mulligan,w. 12-0478
mulugeta,a. 03-0536
mulvaney,c. j. 09-0294 11-0703
mumford,j. a. 01-0388
muminovic,m. 09-0316
munjaeva,t. ju. 12-0379
munkittrick,k. r. 12-0243
munro,c. d. 09-0067
munz,patricia l. 08-0416
muraja,l. 11-0363
murakami,m. 10-0091
murakami,takayuki 11-0287 12-0012
muramatsu,masami 10-0156
muramatsu,s. 06-0289
murata,h. 10-0109
murata,kenjiro 11-0416
murawski,u. 12-0161
murayama,satoru 05-0448
murdoch,w. j. 02-0283
muresam,e. 11-0024
murina,e. a. 08-0397
murmann,d. 11-0330
muroga,kiyokuni 08-0165 08-0168 08-0169 10-0186 12-0202 12-0203
muroga,kyiyokuni 08-0161
murphy,ellen 10-0228
murray,c. 05-0353
murray,c. j. 10-0302
murray,max 04-0541
murray,p. k. 11-0523
murray,r. d. 09-0261 10-0246
murray,robert k. 10-0083
murrell,k. d. 03-0516 03-0529
murrell,w. g. 04-0425
murtaugh,r. j. 09-0427
murtaugh,robert j. 07-0242
murtazin,b. 10-0441
murthy,jb. s. keshava 01-0313
murthy,h. m. s. 06-0095 10-0137
murti,r. 11-0240
murty,m. v. v. s. 06-0291
murzagulov,k. k. 09-0500
murzenok,p. p. 05-0319
musacchia,x. j. 11-0311
muser,r. k. 06-0606 07-0490
musewe,v. o. 09-0570
mushi,e. z. 07-0417 12-0511
musienko,v. n. 06-0256
musin,a. zh. 02-0383
musina,n. ju. 03-0623
musoke,antony j. 01-0406
musselman,eugene e. 06-0601
mustafa,a. h. m. 08-0361
mustafa,a. i. 08-0602
mustafaev,a. s. 04-0599
mustafovic,amira 04-0642
mutafov,ljubomir 09-0377
mutafova,k. 03-0671
mutchnik,raymond 12-0143
mutet,christine 02-0030
mutharia,lucy m. 09-0238
muto,shuhei 03-0269
mutti,antonio 10-0142
mutuzkina,z. p. 09-0420 11-0530
muxeneder,r. 08-0615
muylle,e. 10-0543
mxguigan,j. a. s. 01-0091
myerburg,r. j. 07-0128
myers,christina a. 01-0084
myers,lyle l. 04-0360
mygaard,l. 06-0530
myler,peter 05-0541
myles,lynn 11-0587
myrvik,quentin n. 09-0322
myrzabekova,sh. b. 01-0304
mzail,a. h. k. 11-0110
nabbut,nassim h. 06-0380
nabeshima,yo-ichi 10-0156
nabrzyski,michal 02-0681
nabuurs,m. j. a. 05-0642
nachbaur,karin 01-0020
nadazdin,m. 09-0543
nadel,ethan r. 08-0051
nadel,j. a. 06-0117
nadelhaft,irving 10-0014
nadir,b. 04-0057
nadirov,n. k. 05-0609
nadtochijj,o. o. 10-0564
nadtochnij,o. o. 08-0562
nadykto,m. v. 05-0676
naeher,helmut 08-0352
nafornita,m. 02-0027 02-0545
nafstad,inger 01-0578
nagahata,hajime 12-0284
nagai,hiroshi 01-0019
nagai,y. 11-0464
nagai,yutaka 11-0014
nagajewski,michal 07-0619
nagakura,yoshitomo 10-0190
nagamura,yoshiaki 10-0187
nagasawa,hideyuki 08-0597
nagasawa,kazuya 11-0225
nagayama,fumio 01-0142
nagele,m. j. 11-0487
nagelkerke,j. fred 01-0040
nager,k. 01-0627
naglic,d. hajsig 09-0407
naguib,m. 10-0609
nagy,andras 08-0301
nagy,b. 03-0467 07-0420
nahhas,fuad m. 12-0222
nair,n. b. 07-0201
naito,yoshihisa 06-0167
najjdenov,najjden khr. 02-0124
najjmanov,a. kh. 11-0430
najjmanov,i. l. 04-0653
najjmanov,p. i. 05-0156
nakagawa,michio 11-0548
nakai,hiroyasu 03-0666
nakai,toshihiro 08-0161 08-0168 10-0186 12-0202 12-0203
nakai,toyotsugu 02-0335 12-0430
nakajima,masatoshi 07-0135
nakajima,nagaaki 04-0127
nakajima,ryohei 08-0353
nakajima,yasuyuki 06-0469 12-0329
nakakoshi,kazutoh 08-0162
nakama,sanenori 03-0222 12-0540
nakamura,h. 04-0702
nakamura,m. 05-0238 09-0009
nakamura,masataka 03-0247
nakamura,rieko 09-0118
nakanaga,kazue 02-0194
nakano,t. 07-0035 12-0553
nakari,tarja 09-0195
nakase,michiyuki 04-0002
nakashima,hiroshi 09-0073
nakatsugawa,toshio 10-0185 11-0210
nakatsuji,norio 06-0038
nakaya,haruaki 03-0105
nakayama,hiroyuki 02-0194 11-0279
nakayama,teruo 04-0050

nakel,v. 06-0452
nakonechnaja,m. g. 04-0195
namen,a. e. 06-0295
namura,hiroki 08-0168
nanda,s. a. 06-0323
naneva,gjurgena 05-0499 12-0447
nansen,p. 01-0630
nantulya,vinand m. 01-0406
napoli,joseph l. 07-0073
narang,h. k. 12-0460
narayan,opendra 01-0347
narce,suzanne l. 02-0064
narihara,takahiko 07-0151
narikawa,s. 05-0434
narita,m. 06-0582
narita,minoru 01-0279 02-0449
narkiewicz,olgierd 07-0027
narres,hans-dieter 10-0640
naruse,mitsuhide 06-0149
naruse,s. 12-0139
narushima,tsuguto 12-0636
nash,a. 12-0282
nash,sherrie l. 05-0673
nashat,f. s. 04-0052 11-0098
nashed,samir m. 04-0660
nasir,pir 05-0215
naso,r. b. 03-0440
nasonova,t. a. 04-0711
nassau,pamela m. 08-0340
nastenko,w. d. 06-0385
nastuneak,jiri 07-0638
nasu,tetsuo 12-0012
nath,michael w. 02-0424
nattermann,h. 06-0362 11-0375 11-0656
nattie,e. e. 02-0059 02-0060
nattie,eugene e. 09-0476
natzke,r. p. 03-0611
nau,h.-r. 06-0058
nauk,v. a. 03-0177
naumann,j. 03-0555
naumann,s. 10-0470 12-0459
naumenkov,v. i. 06-0431
naumycheva,m. i. 09-0441
nauryzbaev,l. b. 08-0325
navratil,s. 11-0221
nawathe,d. r. 08-0403
nawathe d. r. 07-0460
nayar,k. n. m. 02-0669 06-0008
naylor,j. r. 06-0496
nazarov,s. s. 03-0208
nazarova,l. f. 04-0273
nazarova,o. l. 02-0632
ncnatty,k. p. 07-0248
neassens,j. 11-0301
nebbia,c. 06-0619 06-0623 07-0259
nebel,r. l. 05-0166
neblock,donald s. 11-0088
nechaev,v. n. 07-0220
nechinennyjj,a. d. 09-0432 09-0433
nedava,v. ju. 04-0329
nederbragt,h. 07-0569
needs,eric c. 04-0669
neef,philippe de 06-0126
neering,ian r. 05-0055
nefedov,l. i. 09-0069
nefelova,m. v. 07-0219
neff,j. m. 04-0210
negoro,h. 03-0049
negrin,j. g. sanabria 12-0262
negrini,daniela 06-0062
neher,erwin 11-0125
neill,s. d. 10-0344
neitzel,h. 09-0538 09-0542
nejjmark,t. ju. 01-0544
nekrasov,a. v. 03-0264
nelson,d. r. 06-0526 10-0534
nelson,j. f. 09-0151
nelson,pierre 06-0024
nelson,r. w. 05-0612 08-0509 08-0527 12-0146
nelson,richard g. 05-0541
nelson,stephen o. 01-0269
nelson,willard b. 04-0618
nemchenko,m. i. 02-0573
nemcsok,j. 02-0171 02-0176
nemeth,f. 04-0726
nemeth,patti m. 06-0124
nemilov,v. a. 08-0316
nenkov,milko 03-0676
neogy,p. k. b. 06-0397
neoh,s. h. 01-0421
nepoklonova,i. v. 02-0397
nepokroeff,carl m. 03-0149
neresov,z. 01-0336 05-0488
nesbitt,william r. 02-0236
ness,erik 03-0399
nesterenko,i. t. 01-0458
nesterenko,v. f. 02-0416 02-0417 07-0421
nesterenko,z. i. 02-0416
nestler,eric j. 12-0098
nestrov,n. 05-0731
nett,t. m. 04-0142
neuberger,michael s. 12-0303
neubert,andreas 06-0466
neugebauer,h. 12-0627
neuhaus. walter 12-0486
neukirch,m. 10-0188
neukirch,manfred 09-0184
neukirsch,manfred 12-0214
neumann,friedmund 03-0101
neumann,g. 10-0104
neumann,jaroslav 09-0553
neumann,p. 08-0573
neumann,r. 02-0503
neumann,sylvia m 07-0582
neumann,sylvia m. 08-0541
neumann,u. 01-0175
neumeister,e. 07-0597
neums,dieter 02-0280
newberry,n. r. 05-0664
newby,t. j. 02-0448 03-0393
newby,thomas j. 09-0519
newman,eric a. 05-0088
newman,kenneth n. 04-0619
newman,m. j. 04-0595
newman,s. s. 02-0348 11-0404
newmark,peter 04-0455
newnam,john h. 06-0063
newsome,j.vid 06-0398
newson,j. 11-0301
newson,r. m 12-0509
newton,j. r. 03-0571
newton,james c. 04-0632
ney,kathryn a. 05-0149
ngai,philip k. 12-0157
ngin,lahu van 05-0730
ngomuo,a. j.@ 06-0484
nguen thki ngan 02-0568
nguyen hyu thong 02-0561
ngwenya,benjamin z. 08-0468
niazi,z. m. 04-0652
nibart,m. 02-0290 12-0367
nichelmann,m. 06-0052 06-0053 06-0054 06-0055
nicholas,f. w. 04-0595
nicholas,warwick l. 10-0501
nicholls,m. j. 07-0384
nicholls,t. j. 01-0521 07-0452
nichols,nancy r. 09-0168
nicholson,bruce h. 03-0093
nickel,p. 07-0475
nickel,r. 05-0004 06-0003
nickel,s. 08-0449
nickerson,s. c. 06-0022 11-0645
nicoara,elena 11-0114 11-0115
nicolas,a. 08-0197
nicolas,j. a. 03-0316 11-0553
nicolas,j.a. 09-0566
nicolet,j. 01-0276 12-0587
nicoll,r. a. 05-0664
nicoschi,m. 11-0608
nicosia,santo v. 03-0304
nicot,georges 10-0085
nicot,m. c. 06-0134
nie,c. j. van 07-0011
niebauer,g. w. 01-0525
nielsen,d. hald 02-0515
nielsen,dorte hald 01-0171
nielsen,ejner 08-0621
nielsen,gitte dalsgaard 12-0638
nielsen,k. 12-0279
nielsen,k. h. 11-0412
nielsen,morten h. 04-0299
nielsen,o. 05-0182
nielsen,ragnhild 07-0373
nielsen,thor b. 07-0163
nieman,c. j. 11-0080
niemann,h. 04-0333 04-0336
niemczuk,wiktor 04-0207
niemczyk,krystyna 09-0306
nienaber,j. a. 12-0341
niepage,h. 08-0246
nieper,i. 01-0654
nierste,d. m. 08-0448
niesvisky,rosa 01-0116
nieto-sampedro, manuel 09-0508
nieuwenhuis,paul 12-0107
nieuwstadt,a. p. k. m. i. van 03-0449 11-0612
nieuwstadt,a.p.k.m.i. van 02-0404
nieva,o. 07-0280
niezgoda,jadwiga 05-0225
nigam,j. m. 05-0710 09-0601
nigrelli,r. f. 04-0205
nijazov,u. eh. 09-0333
nijhuis,h. 10-0210
nikaido,hiroshi 08-0357
nikanorov,b. a. 06-0396
nikiforova,n. e. 08-0315
nikinmaa,mikko 12-0190
nikishina,i. v. 02-0244
nikitenko,a. g. 06-0244
nikitin,a. s. 11-0542
nikitin,a.a. 11-0615
nikitin,i. n. 07-0478
nikitin,ju. i. 11-0613
nikitin,v. f. 03-0498 10-0487
nikitjuk,e. g. 04-0240
nikitjuk,i. e. 04-0240
nikolaenko,v. p. 05-0497
nikolaev,v. a. 02-0271
nikolaeva,a. n. 12-0306
nikolajczuk,maria 03-0123
nikolic,judith anna 04-0099
nikolic,lj. 04-0388
nikolov,ivan 09-0271
nikolov,n. d. 07-0114
nikolov,spassimir d. 10-0007
nikolova,evdokija 09-0342
nikonenko,b. v. 09-0215
nikonorov,b. a. 10-0343
nikrolov,nikola d. 12-0572
nikulin,v. i. 04-0185
nikundiwe,alfeo m. 09-0021
nilius,angela m. 08-0214
nilius,b. 01-0067 02-0067 06-0101 07-0116 10-0152
nilolaeva,o. v. 11-0445
nilsen,o. g. 10-0040
nilson,k. m. 03-0685
nilsson,b. ove 11-0010
nilsson,holger 11-0085
nilsson,mikael 05-0025
nilsson,nils-gunnar 12-0497
nilsson,o. 03-0461 10-0462
nilsson,olle 04-0552
nilsson,siv f. e. 09-0137
ninov,nino v. 08-0366
nir,s. 05-0607
nisenbaum,l. a. 09-0582
nishanbaev,k. n. 05-0033
nishi,michiko 11-0320
nishi,s. 04-0043
nishi,yoshimi 01-0085

nishida,t. 10-0091
nishida,takao 06-0001 10-0010
nishikawa,hiroshi 08-0410 12-0581
nishikawa,shouko 11-0175
nishikawa,yoshikazu 12-0346 12-0358
nishimura,ryohei 10-0627
nishimura,y. 09-0363
nishino,yukishige 03-0101
nishio,susan j. 02-0014
nishiyama,katsumi 04-0002
nishiyama,yukihiro 07-0445
nissler,k. 12-0119
niswender,g. d. 08-0087 09-0155
nithiuthai,s. 01-0467 01-0477
nitsch,cordula 07-0673
nitsch,lucio 03-0445 05-0042
niwa,k. 03-0338
nixon,j. e. 05-0223
nobl,h. 08-0500
noble,a. r. 04-0037 11-0110
noble,d. 09-0097 09-0116 11-0039 11-0098
noble,denis 11-0045
noble,j. w. 10-0329
noble,mark i. m. 03-0118
noble,r. 08-0049 08-0625
noble,s. j. 11-0039
noblet,j. 02-0089
nocek,j. e. 04-0259
noda,hiroshi 12-0284
noda,lafayette h. 07-0153
noda,masaharu 08-0137
noda,ryoji 12-0483
noerby,jens g. 04-0061
noergaard,aage 11-0135
noeva,k. 06-0559 10-0385
nogawa,koji 04-0160
noguchi,y. 11-0469
noland,thomas d. 09-0181
noland jun.,thomas a. 11-0055
nold,j. b. 08-0558
nold,jim 09-0206
noleto,alba lucia 10-0610
nolte,j. f. 05-0082
noma,akinori 07-0122 11-0041
nomoto,s. 06-0524
nomura,koichi 05-0359
nomura,tetsuichi 11-0220
nomura,y. 04-0462
nonaka,fujio 12-0436
nonnecke,b. j. 12-0293
nonnecke,brian j. 05-0651 11-0349
noordhuizen,j. p. t. m. 02-0253 09-0253
nooter,k. 07-0609
nordborg,claes 06-0074
nordhoff,cvornelia 07-0412
nordmann,h. 04-0638
norheim,gunnar 03-0058
norman,t. n. 05-0163
normier,g. 09-0307
norris,catherine j. 09-0565
north,geoffrey 10-0158
norton,m. g. 04-0212
noseir,m. b. 03-0057
nosik,n. n. 01-0370 06-0594 08-0388 11-0445
nossal,g. j. v. 12-0304
nostitz,d. 06-0440 07-0416 11-0465
nostitz,dietrich 07-0424
notini,mats 09-0193
notkins,abner louis 10-0535
notohara,a. 09-0009
notter,mary f. d. 12-0387
nougayrede,ph. 09-0318 10-0354
nouwen,e. j. 12-0297
nouws,j. f. m. 05-0674
novak,i. 04-0101
novak,m. 01-0368 08-0237
novakofski,j. e. 07-0009
novikov,b. g. 04-0092
novikov,b. v. 02-0216
novikov,v. m. 04-0715
novohradska,j. 02-0118 02-0119
novoselova,v. p. 04-0694
nowacki,jerzy 08-0351 09-0311
nowak,g. 10-0605
nowak,l. 06-0138
nowakowski,wieslaw 07-0174
nowicki,bogdan 07-0318
nowicki,leszek 01-0658
nowosad,romuald 05-0576
nowosielski,tadeusz 03-0589
nowotny,n. 09-0387
noxon,james o. 03-0241
nozdrachev,a.d. 03-0111
ntokalou,m. 05-0036
nuernberg,hans-wolfgang 10-0640
nunes,jose roberto veloso 12-0642 12-0643 12-0644
nunez,l. gonzalez 12-0262
nunn,vic 09-0572
nunoya,tetsuo 12-0418
nussenzweig,victor 02-0476
nutter,w. t. 09-0261
nuytten,j. 10-0543
nyack,buxton 04-0239
nye,jeffrey s. 04-0641
nygaard,l. 06-0529
nygaard,roderick 01-0111
nyomba,bulangu l. 09-0061
o'brien,p. j. 12-0277
o'brien,r. w. 05-0561
o'byrne,p. m. 10-0064
o'donoghue,p. j. 10-0457
o'donoghue,peter j. 10-0456
o'donovan,michael j. 02-0040 03-0131
o'grady,j. f. 06-0361
o'grady,r. t. 02-0497
o'hanley,p. 01-0275
o'keeffe,m. 12-0614
o'lamhna,m. p. 04-0682
o'leary,dennis d. m. 12-0094
o'neil,b. w. 07-0458
o'rand,michael g. 08-0234
o'regan,r. g. 11-0023 11-0127
o'rourke,d. j. 05-0415
o'shea,j. 11-0669
o'shea,j. d. 04-0305 05-0139
oakes,melanie 08-0332
oatson,e. d. 06-0331
ob''edkov,g. a. 11-0413 11-0431
obal jun.,f. 02-0623
obara,yoshiaki 06-0192
obasaju,m. f. 05-0315
oberholzer,m. 02-0085
oberoi,m. s. 05-0476
oberosler,r. 04-0468
obert,hans-georg 04-0708
obijalski,miroslaw 05-0661
oboznaja,eh. i. 04-0172
obradovic,j. 05-0229
obreschkov,kirill 11-0335
obsjannikova,i. v. 08-0309
obukhov,l. m. 02-0532
obukhov,m. l. 03-0212
ocampo,l. 12-0604
ocken,e. r. van 09-0055
oda,takanori 02-0390 02-0391
odarenko,k. i. 07-0354
odell,william d. 03-0104 06-0203
odell w.d. 09-0257
odend'hal,s. 04-0452
odeon,a. c. 10-0361
odincova,s. p. 07-0078
oefverholm,toraten 05-0025
oefverholm,torsten 12-0038
oeheg 03-0675
oehlen,britta 12-0556
oehme,frederick w. 05-0673
oei,h. l. 04-0352
oelke,h. 08-0359
oelrichs,b. a. 04-0062
oerskov,frits 02-0325
oerskov,ida 12-0314
oestergaard,vagn 08-0561
oettel,m. 07-0606
oeztuercan,orhan 05-0112
ofori,esther 11-0322
ogandzhanjan,p. p. 05-0559
oganesjan,a. s. 03-0278
ogasa,akira 12-0360
ogawa,kazuo 08-0171
ogawa,m. 05-0057
ogden,d. c. 05-0063
ogden,james d. 01-0298
ogihara,sadahiko 02-0194
ogino,toshio 06-0438
ogletree,martin l. 06-0063
ognjanov,dimitahr 02-0369
oguma,keiji 05-0448
ogundipe,g. a. 04-0588
ogungbade,s. g. 08-0450
ogunrinade,a. f. 04-0588 05-0315 08-0450 08-0452
ohashi,o. m. 07-0270
ohff,r. 04-0518
ohishi,hideo 02-0391
ohishi,isamu 02-0511 05-0587
ohishi,iwao 05-0451
ohkubo,yukihiro 05-0505
ohmura,e. 04-0152
ohnishi,s. tsuyoshi 11-0141
ohno,yoshio 08-0140
ohsawa,motoyasu 09-0589
ohshima,kan-ichi 08-0394 08-0545
ohshima,m. 04-0093
ohta,h. 06-0293
ohtomo,toshichika 04-0397
ohtsukaj hiroyuki 08-0161
ohwada,s. 08-0072
oi,v. t. 05-0302
oikari,aimo 09-0195
oirschot,j. t. van 07-0449 08-0419
ojeda,j. l. 03-0582
ojeda,s. r. 11-0122
oka,chiaki 07-0301
okahara,takeshi 03-0168
okamoto,n. 05-0189
okamoto,nobuaki 01-0131 10-0190
okamura,naomichi 01-0036
okauchi,k. 07-0170
okayama,hiroshi 07-0074
okayama,michiko 07-0074
okazaki,k. 02-0408
okazaki,koei 03-0017
okeke,e. n. 07-0384
okerman,l. 02-0349 07-0334
oksche,a. 10-0019
oksche,andreas 08-0005 08-0029
oku,yuzaburo 01-0436 01-0451 08-0456
okuda,koken 05-0613
okuda,t. 01-0199
okulicz,w. c. 06-0181
okumasu,eiji 06-0607
okunev,o. v. 02-0220
okuyama,harue 09-0323
olah,j. 02-0146 02-0147 02-0171 02-0176 12-0238
olah,j. (hrsg.) 02-0129
olascoaga,r. casas 11-0447
oldford,gregory m. 03-0298
oldmixon,eben h. 06-0034
oldstone,michael b. a. 06-0287
olejjnik,i. i. 01-0281
olejjnikov,s. g. 09-0386
olexson,d. w. 12-0277
olgaard,klaus 06-0146
olins,gillian m. 08-0082
oliveira,joao sabino de 12-0642
oliveira fernandes,luis carlo de 03-0321
oliven,arie 06-0628
oliver,j. r. 08-0023
oliver,j. w. 11-0120
oliver,r. a. 08-0249
oliver,r. e. 11-0478
oliver,r. f. 09-0089
oliver,s. p. 11-0644
olivier,n. bari 12-0537
olson,c. 02-0405 09-0358
olson,d. m. 03-0329

olson,gary e. 09-0181
olson,j. d. 11-0691
olson,pekka 04-0385
olson,w. g. 03-0584 07-0564
olsson,christine a. 09-0168
olsson,eva 11-0621
olsson,k. 07-0605
olsson,tore 03-0552
olszewski,wlodzimierz 03-0544
oltner,roland 07-0169 08-0147
oluju,m. p. 07-0524
olverman,h.j. 06-0135
omata,y. 11-0528
omata,yoshitaka 04-0257
omkar 11-0240
onaga,hiroshi 08-0439
ong,david e. 02-0191
ongradi,j. 12-0181
onishi,takafumi 05-0627
ono,h. 01-0220
ono,kenichiro 03-0311 12-0025 12-0026
ono,takeshi 12-0468
ono,yuzuru 08-0517
onoviran,o. 07-0362
onuma,m. 07-0397
onwuliri,c. o. e. 09-0078
onyango-abuje,jael a. 10-0506
ooi,hong-kean 01-0436
ooi,winnie 05-0450
oonuma,yutaka 09-0309
oosterom,j. 05-0728 10-0304
opalchenova,g. g. 06-0430
opasina,b. a. 09-0460
opdenbosch,e. van 10-0561
opstelten,davine 12-0107
orban,s. 07-0430
orbulescu,doina 05-0571 05-0583 08-0329 08-0440
orci,l. 06-0021
orgebin-crist,m.-c. 09-0163
orgorodnikova,t. n. 12-0575
orikasa,m. 04-0251
orlov,v. d. 02-0605
orlova,v. a. 04-0409
orlovskijj,v. i. 11-0536
ormas,p. 04-0070
oroszlan,s. 06-0422
orr,j. p. 05-0245
orsini,j. a. 04-0242
orsini,james a. 12-0629
ortega,g. 09-0179
ortega-pierres, guadalupe 01-0440 09-0452
ortel,b. 02-0221
ortese,a. a. 05-0549
ortiz,olga e. 12-0113
ortiz-velarde,cesar f. 01-0262
ortmann-falkenstein,g. 01-0599
orzechowska-juzwenko,k. 08-0596
osada,masaru 02-0449
osadchaja,e. f. 04-0194
osaki,humio 08-0597
osborne,jerry b. 01-0512
osborne,neville n. 03-0119
ose,e. e. 12-0419
osek,jacek 07-0640
oshevskaja,z. a. 11-0377
oshima,ken 04-0190
osianu,doina 11-0114 11-0115
osidze,d. f. 02-0422 05-0502
osidze,s. d. 09-0383
osikovski,emilian 05-0563
osin,n. s. 04-0377
osinski,bogdan 02-0662
osipov,p. p. 05-0644
oskarsson,agneta 06-0578
osledkin,ju. s. 11-0371
osman,a. h. k. 06-0040 12-0028
osman,d. i. 11-0015
osman,k. m. 08-0240
osman,y.i 10-0467
osmanov,s. k. 11-0677
osmers,hinrich 01-0125
osna,n. a. 06-0306 07-0380
ossent,p. 06-0591
ostadal,bohuslav 02-0643
ostashko,f. 02-0126
osterhaus,a. d. m. e. 07-0422 11-0454
osterrieder,w. 07-0036
ostreni,fatmir 09-0350
ostrovskij,n. s. 03-0644
ostrowska,zofia 08-0040
osuchowska,ewa 01-0650
osuna,a. 09-0179
osweiler,g. d. 10-0437
otesile,e. b. 05-0315
oth,d. 03-0454
otsuka,kam-ling/ yao 07-0150
otsuka,kichibee 07-0149
otta,j. 11-0576
ottesen,b. 07-0131
ottesen,bent 06-0041
otto,h.-d. 06-0037
otto,p. 07-0427 07-0580
otto,r. 03-0545
ottolenghi,paul 04-0061
otubu,j. a. m. 07-0120
ouaissi,m. a. 02-0480 04-0539
oudemans,g. 10-0497
oudenaren,a. van 03-0253
ouhelli,h. 12-0503
ouldridge,e. j. 07-0388
oulevey,j. 09-0248
ourisson,guy 10-0035
ovdienko,n. p. 11-0430
overby,e. 04-0459
overdijk,e. 02-0326
overdulve,j. p. 01-0411
overend,d. 08-0461
overgoor,g. h. a. 10-0368
overhauser,joan 04-0461
overstreet,r. m. 05-0206 05-0207
overstreet,robin m. 01-0146
owen,dawn g. 04-0535
owen,j. j. 11-0307
owen,l. n. 06-0503 08-0200
owen,m. j. 12-0307
owen,whyte g. 05-0328
owman,ch. 12-0039
ownby,c. l. 04-0598 09-0463
oxford,gerry s. 08-0047
oymanns,kurt 03-0096
oyrzanowska,janina 12-0454
ozaki,hisao 07-0204
ozaki,y. 01-0267
ozegovic,l. 07-0465 09-0401
ozegovic,t. 07-0457
ozegowski,joerg-hermann 07-0472
p'janov,v. m. 06-0244
paalsson,goeran 10-0370
paape,m. j. 11-0627
paar,g. 07-0247
pacheco,arli de campos 05-0027
pacheco,elaine 04-0572
paciejewski,stanislaw 10-0511
pack,r. j. 09-0018
pacova,zdena 11-0385
padalekova,drahomira 12-0152
padbury,james f. 10-0026
padel,y. 10-0107
padgett,richard a. 08-0056
padmanabhan,r. 12-0011
padmanabhan,vasantha 03-0328
padmore,cuthbert l. 04-0239
padron,r. 04-0013
paducheva,a. 04-0331
paduraru,v. 06-0263
paez,eduardo 05-0524
page-dansereau, monique 11-0168
pahrvulov,b. 09-0202
pahud,j. j. 02-0097
pahwa,g. s. 10-0138
pai,vitalino dall 05-0027
pain,roger h. 09-0145
paintz,m. 10-0605
paisley,a. c. 02-0068 07-0121
pak,s. g. 04-0374
pak,t. a. 03-0273
pakhomov,g. a. 01-0514 05-0639
pal,m. 10-0428
pala,p. 05-0311
palachek,r. m. 12-0231
palacios,ronald 05-0286
palavinskas,r. 04-0303
palavinskas,richard 04-0301
palaznik,n. v. 11-0613
palfi,v. 07-0407
palicica,r. 08-0010 08-0010 08-0012
palin,l. 06-0205
paliwoda,tadeusz 03-0078
palkovits,miklos 03-0073
pallavicine,g. 06-0597
pallone,annmarie 04-0590
palmer,d. g. 07-0344
palmer,g. h. 01-0587
palmer,guy h. 10-0350
palmer,jonathan e. 03-0578
palmer,robert m. 03-0098
palmieri,james r. 08-0462
palomares,rosario 12-0159
paltineanu,d. 11-0486
paluch,adam 08-0040
palumbo,n. e. 02-0481
pambucol,zoe 08-0642 08-0643
pan,bin tao 09-0042
pan,l. g. 10-0032 12-0109 12-0110
pan'ko,i. s. 02-0663
panaitescu,sanda 02-0410 02-0412 02-0500 08-0402
panalis,j. 04-0643
panaretto,b. a. 06-0338
panasjuk,s. d. 09-0595
panayotov,ch. a. 06-0468
panayotov,p.p. 02-0464
panchenko,l. a. 04-0466
pandey,kamleshwar 06-0247 07-0205
pandey,r. n. 02-0636
pandey,r. s. 10-0138
panich,o. p. 05-0048
panilov,a. n. 01-0544
panilov,n. a. 01-0544
pankey,j. w. 11-0645
pannwitz,s. 04-0414
panova,m. k. 03-0153
pant,h. c. 02-0268
pant,jagdish c. 05-0226
panula,pertti a. 02-0012
panzica,g. c. 08-0035
panzig,b. 12-0444
papa,k. e. 04-0516
papacek,jan 07-0291
papasova,m. 03-0133
papasova,m. d. 07-0097
pape,h.-c. 10-0069
papenthin,v. 07-0264 08-0283
paperna,i 01-0148
paperna,i. 01-0140 05-0212 07-0193
paperna,ilan 07-0202
papkoff,h. 06-0095 08-0087 10-0137
papkoff,harold 10-0280
par'kov,v. v. 08-0319
parakin,v. k. 01-0401
paranzhilova,marija 08-0334
pardon,p. 07-0311 09-0295
pare,peter d. 01-0073
parfenov,i. s. 08-0556
pariente,felix 12-0159
parigi bini r. 09-0282
parihar,n. s. 01-0540
parikov,v. a. 10-0577
paris,herve 06-0152
parish,s. 02-0189
parisi,e. 06-0205
park,j. f. 01-0181
park,soo-il 11-0209
park,young w. 03-0560
parker,bruce c. 10-0360
parker,c. 11-0556
parker,c. f. 10-0490
parker,dennis m. 06-0047 08-0055
parker,h. r. 01-0588
parker,harold r. 02-0641
parker,j. c. 04-0048 09-0479 09-0552
parker,james c. 06-0568
parker,john c. 08-0251
parker,mark g. 11-0401
parker,nick c. 11-0238

parker,r. j. 08-0433
parker,richard e. 10-0027
parker,robert b. 05-0714
parkhomenko,n. t. 07-0126
parkhouse,r. m. e. 09-0439 09-0452 11-0294
parkins,j. j. 12-0580
parmigiani,e. 01-0597 10-0251
parris,lorraine s. 05-0258
parris,reginald g. 05-0258
parrott,r. f. 06-0200
parsegian,v. a. 11-0164
parsons,g. 04-0471 05-0496 07-0414
parsons,thomas s. 06-0004
parsons,v. 11-0423
parsons,v. h. 08-0367
partlow,g. d. 11-0008
partos,m. 02-0414
parvizi,n. 03-0024
pascal,o. 12-0173
paschen,ulrich 04-0150
pascho,r. j. 02-0137 02-0139
pascoe,p. j. 12-0550
pascoe,r. r. 09-0405
pascual-leone,a. m. 01-0499
pashen,r. l. 07-0273
pasqualini,catherine 10-0100
pass,d. a. 08-0540
pass,m. a. 08-0550 08-0551
passia,d. 07-0154
pastea,e. 03-0006 03-0007
pastoret,p.-p. 05-0527 08-0385
pastorova,v. e. 08-0581
pastukh,l. p. 01-0002
pataricza,j. 10-0602
patel,g. b. 05-0292
patel,hasmukh v. 12-0129
patel,pragna 01-0084
patel,r. 04-0176
pathak,r. c. 10-0380
patnaik,a. k. 05-0256 05-0261 11-0280 12-0272 12-0274
paton,g. 11-0555
patritti-laborde,nilsa 03-0104
patten,b. e. 07-0366
patten,phillip 12-0080
patterson,d. f. 03-0548 07-0160
patterson,d. s. p. 01-0398
patterson,j. t. 10-0660
patterson,m. r. 05-0735
pattison,j. r. 11-0496
patton,nephi m. 06-0386
patton,stuart 05-0022
patwardhan,vasant v. 08-0125
pau,s. 08-0280
paukert-adam,ina 01-0235
paul,a. k. 01-0610 01-0611
paul,j. w. 06-0606
paul,judith a. 01-0345
paul,michael 06-0538
pauli,a. 11-0346
pauli,d. r. 07-0528
paulova,j. 01-0535
pauwels,h. 03-0667
pavlasek,i. 03-0498
pavlasek,ivan 02-0486
pavlenko,g. i. 04-0216
pavlicek,a. 05-0358
pavlikov,n. v. 10-0638
pavlock,gail s. 10-0039
pavlov,atanas 05-0290
pavlov,todor 01-0545
pavlova,i. b. 07-0294
pavlova,i. p. 04-0408
pavlovic,r. 09-0401
pawer,s. s. 04-0136
pay,t. w. f. 07-0389
payares,g. 01-0444
payne,j. m. 02-0628
payne,j. w. 05-0632
payne,l. n. 11-0506
paz,g. f. 11-0076
peach,michael j. 09-0066 10-0127
pead,m. j. 05-0264
peaker,m. 04-0089 11-0134
pearson,edwin c. 10-0050
pearson,g. r. 03-0595
pearson,gregory d. n. 03-0247
pearson,l. d. 08-0209
pearson,r. e. 10-0575
pech,michael 12-0302
pechan,p. 04-0419 11-0518
pecheur,m. 07-0488 10-0591
pechura,c. m. 11-0124
pedersen,knud boerge 10-0335 12-0395
pedersen,niels c. 01-0329
pedrana,r. g. 08-0383
pedroia,v. 04-0247
peduzzi,r. 12-0198
peet,r. l. 09-0031
peeters,g. 01-0566
peeters,j. e. 07-0467 07-0590 10-0433
peetes,j. e. 10-0594
peeva,tatjana 10-0579
pegel,h. 02-0536
pegg,d. e. 12-0061
pehrson,bo 06-0511
peiffer jun.,robert l. 04-0622
peiper u. 11-0091
pejsak,zygmunt 04-0308 07-0434 11-0415
pekhov,a. p. 03-0397 05-0285
peladan,f. 07-0322 07-0323
pelczynska,elzbieta 09-0016
pell,j. 11-0069
pellegrino,nicola 07-0579 10-0469
pellerin,j. l. 10-0346
pelliccioni,a. 06-0587
peltonen,j. 11-0699
pelzer,dieter 09-0090 09-0091
pen'kova,r. a. 07-0495
penev,pen'o 05-0556
peneva,ivangka 12-0167
penhale,w. j. 11-0308
pennefather,p. 06-0068
penner,abraham 12-0023
penninckx,f. 03-0275
penninks,a. h. 07-0568 08-0582
pennock,paul w. 09-0467
penny,michael s. 06-0114
penny,r. h. c. 11-0273
penrose,m. e. 04-0410
pensaert,m. 03-0459 04-0511
peoples,s. a. 01-0588
pepin,m. 11-0492
peppard,j. v. 10-0219
percy,d. h. 04-0390
perdrizet,john a. 09-0207
pereira,alonso salustiano 12-0643 12-0644
pereira,c. a. 03-0454
pereira,j. g. l. 06-0009
perenyi,t. 06-0624
perera,v. y. 12-0407
perez,a. 10-0328
perez,r. l. 07-0156
perheentupa,j. 06-0202
peric,v. 05-0719
perie,n. m. 04-0548
perjes,istvan 09-0278
perk,k. 01-0331 03-0431
permutt,solbert 10-0033
perotti,l. 02-0259 11-0368
perreau,p. 06-0405 07-0376
perret,catherine 04-0553
perrudet-badoux,anne 04-0578
perry,b. n. 10-0140
perry,brian d. 11-0418
perry,m. m. 03-0115
perry,malcolm b. 09-0308 12-0404
04-0391
perry,r. a. 08-0540
perryman,f. 06-0372
persson,a. erik g. 09-0096
persson,elisabeth 03-0461
persson,ingeman 05-0641
pertovaara,a. 05-0102
pester,evelin 01-0174
peter,h. h. 07-0645
peter,o. 02-0374
peter,w. 03-0456
peter,wolfgang 07-0424
petermann,h. g. 03-0402
peters,a. r. 02-0284 07-0263 08-0287
peters,d. e. 01-0183
peters,gabriele 07-0208
peters,gudrun 04-0170
peters,helmut 12-0389
peters,n. 01-0132
petersen,b. kirkegaard 10-0415
petersen,brigitte 04-0601 06-0358
petersen,g. v. 04-0741
petersen,o. h. 09-0029
petersen,torben ellebaek 04-0123
peterson,a. j. 03-0289 05-0131
peterson,c. j. 09-0494
peterson,d. e. 12-0543
peterson,ellen 03-0496
peterson,johnny w. 03-0388
peterson,mark e. 04-0285 08-0534
peterson,per a. 03-0028
petersson,harald 05-0279
pethers,g. 06-0157
pethes,g. 08-0215 08-0498
pethick,d. w. 02-0069
petkov,atanas 02-0338
petkov,georgi 02-0293 02-0296 02-0303 11-0379
petkov,l. d. 07-0321
petkov,petko 09-0390
petkov,rumen 12-0647 12-0648
peto,richard 06-0281
petrakova,n. s. 12-0442
petrenko,s. i. 11-0549
petri,a. 08-0427
petrie,l. 01-0450 02-0295
petrov,g. e. 02-0668
petrov,malcho 02-0652
petrov,r. v. 02-0201
petrov,v. m. 09-0548
petrova,antoaneta 05-0310
petrova,e. v. 10-0055
petrova,l. v. 02-0340 02-0342
petrova,liljana 03-0558
petrovic,b. 07-0002 12-0005
petrovich,s. v. 02-0462
petrovskaja,v. g. 05-0413
petrovskij,v. v. 10-0454
petruschka,l. 06-0512
petsko,gregory a. 11-0052
petskoj,p. g. 09-0268
pette,dirk 06-0124
pettersson,goesta 09-0065
pettersson,hans 06-0470
petushkov,v. n. 03-0489
peukert-adam,i. 09-0279
peyton,l. c. 07-0309
pfaff,donald w. 01-0058
pfannhauser,w. 08-0648
pfefferkorn,e. r. 04-0555 07-0481
pfeil,christiane 03-0216 12-0551
pfeil l. 06-0636
pfenninger,e. 04-0720
pfirter,h. p. 07-0584
pfister,claude 08-0121
pfister,k. 04-0597
pfisterer,m. 03-0439
pfitzer,g. 08-0074
pflueger,g. 09-0618
pfueller,k. 01-0495
pfuetzner,h. 01-0647 05-0337 05-0459
phares,c. kirk 03-0533
philippart,c. 01-0527
philippu,a. 08-0086
phillips,r. w. 05-0636
phillips,s. f. 11-0068
phillips,s. michael 02-0491
phillips,w. a. 10-0238
phipps,gary l. 05-0231
phipps,r. j. 04-0087 11-0069
piasecki,george j. 08-0054
picard,b. 08-0117
picard,odile 05-0254
picard, didier 03-0250
picavet,d. p. 07-0364 08-0371
piccardi,p. 12-0608
pich,e. merlo 10-0102

pichugina,t. d. 09-0375
pick,m. 03-0653
pickering,a. d. 08-0176
pickering,b. t. 08-0025 08-0067
pickering,quentin h. 05-0231
picmausova,dagmar 07-0635
piechaczyk,m. 11-0176
pierau,fr.-k. 07-0108
piercy,d. w. t. 01-0594
piere,f. 09-0393
pierre,f. 09-0320
pierschbacher,michael d. 07-0007
pies,j. 07-0665
pietsch,w. 02-0601 02-0603
pijoan,c. 10-0300 10-0313
pijoan,p. j. 11-0144
pike,b. v. 03-0546
pike,i. l. 07-0058
pikula,ryszard 04-0355
pileckaja,i. v. 12-0247
pilgrim,christoph 09-0624
pilinskaja,m. a. 02-0540
pilipenko,v. p. 01-0101
pillion,dennis j. 10-0060
pilloud,m. 11-0666 11-0667
pilot,marie-anne 12-0064
pine,leo 12-0398
pinegin,b. v. 03-0252
pinelis,v. g. 07-0125
pingel,h. 03-0173 08-0279
pink,david a. 11-0169
pinsent,p. j. n. 10-0531
pinsky,michael r. 06-0120
pintea,v. 08-0503 08-0605
pinter,zsolt 08-0306
pinto,ora 02-0120
piosczek,artur 12-0252
piper,i. r. 07-0249
pipers,f. s. 12-0342
pipkin,fiona broughton 03-0100
pirih,d. 06-0426
pirmamatov,f. p. 10-0559
pirola,byron a. 11-0062
piroli,pal 08-0376
pirtle,e. c. 12-0461
pisarenko,o. i. 11-0159
pisarri,t. e. 09-0050
piskac,a. 01-0394
pistoresi-palencia, maria c. 07-0236
pitogo,celia 08-0169
pitra,ch. 11-0192
pitt,bruce r. 11-0172
pittenger,gary l. 08-0050
pittler,h. 05-0478 05-0479 05-0507 05-0515
pitzel,l. 04-0324
pivko,j. 01-0248
pivont,p. 04-0261
pivovar,l. m. 11-0304 12-0546
pivovarov,ju. i. 02-0539
pjutova,v. p. 04-0512
pkhakadze,g. a. 06-0043
plagemann,o. 04-0421 07-0257 10-0234
plagemann,peter g. w. 09-0227
plakseev,a. a. 10-0274
plamateer,garry 12-0194
planert,chr. 08-0279
plante,gerard 07-0039
plas-roser,s. 06-0197
plat,martine 09-0220
platonov,a. v. 08-0557 11-0618
platt,t. e. 02-0257
plauska,v. 09-0293
plenderleith,r. w. j. 10-0267
pleschka,k. 09-0101
pleschka,klaus 11-0133
pljashhenko,a. i. 04-0027
ploeg,m. van der 01-0411
ploesse,c. 02-0210
ploetner,a. 01-0242
ploetner,j. 01-0242
plonait,h. 03-0318 06-0451
plopper,charles g. 02-0014
plorin,gordon g. 07-0507
plotka,e. d. 09-0086
plotnikov,n. ju. 07-0100
plotsky,paul m. 04-0044
ploug,thorkil 05-0053
plumb,j. a. 02-0170 05-0186
plumb,john a. 02-0130 07-0192
pnzet,g. 07-0659
poczopko,p. 04-0059
podchernjaeva,r. ja. 09-0361
podger,d. m. 10-0166
podkopaev,v. m. 02-0579
podkowinska,izabela 07-0612 07-0652
podlesnov,a. v. 06-0491
podunova,l. g. 03-0655
poelmans,s. 03-0275
poeschel,k. 02-0657
poggi,andreina 01-0209
pogodina,o. n. 06-0278
pogodina,v. v. 10-0421
pogorelyjj,a. o. 06-0608
pogorelyjj,a. s. 09-0585
pogson,c. i. 07-0041
pohl,p. 02-0323 05-0429 07-0313 07-0467 07-0590 10-0168 10-0433
pohlann,r. 07-0105
pohle,margitta 11-0591
pohlenz,j. f. 12-0425
pohlenz,j. f. l. 07-0462 12-0391 12-0393
pohlmeyer,k. 10-0004
poincelot,b. 11-0136
poissonnet,p. 01-0580
pokidov,i. i. 06-0498
pokorny,r. 03-0342
pokorny,teri s. 11-0405
pokorny,vladimir 07-0682
pokrovskij,m. v. 05-0090
pokrovskijj,v. n. 01-0281
pol'shin,v. v. 05-0047
poladov. eh. 11-0359
polan,carle. 11-0190
polasek,lubomir 09-0586
poletaev,a. b. 11-0157
poletaeva,o. g. 07-0500
polge,c. 05-0376
polianski,juliette 06-0111
poljak,r. ja. 11-0461
poljakov,a. a. 04-0354
poljakova,o. a. 11-0393
poljakt,r. ja. 09-0233
polkinghorne,i. 08-0433
pollack,g. 10-0279
pollock,roy v. h. 03-0618
polockijj,ju. e. 04-0405
polosa,c. 09-0040
polosova,r. g. 11-0659
poloz,d. d. 11-0441
polten,b. 05-0501
poluehktov,v. sh. 05-0676
poluehktova,p. f. 09-0438
polushin,g. v. 12-0571
polzin,david j. 01-0512
pomeroy,b.s. 05-0422
pommer,jerry 02-0331
pomveranceva,m. d. 12-0009
pomyers,harold marie de 02-0528
pongratz,g. 11-0409
pongratz,h. 06-0057
ponirovskijj,e. n. 06-0479
ponjakina,i. d. 02-0347
ponnudurai,t. 03-0503
ponomarev,v. s. 03-0603 04-0721
pontois,m. 07-0277
ponzilius,k.-h. 03-0024 05-0094
poole,robert k. 10-0001
poonacha,k. b. 09-0505
poore,e. r. 06-0090 08-0031
poorman,roger a. 06-0172
pop,m. 01-0310
pop,p. 08-0244 08-0245 08-0559
popa,g. 03-0672
popa,m. 11-0486
popa,o. 08-0220
popa,v. v. 03-0004
popescu,i. 06-0483
popesko,peter 12-0013 12-0014 12-0015
popiel,irene 04-0573
popkova,n. i. 11-0390
popoff,m. r. 02-0358 06-0400
popoff,m. y. 07-0312
popov,b. k. 02-0464
popov,e. p. 02-0620
popov,e. t. 03-0211 04-0216
popov,georgi 04-0430 04-0508
popov,m. a. 11-0559
popov,n. 09-0287
popov,v. i. 03-0255
popov,v. l. 01-0303 03-0419
popovic,dragana 07-0167
popovic,marija 05-0154
popovic,s. 07-0167
popovski,k. 01-0253
popp-weckend,brigitte 03-0665
porcher,h. 01-0193
porcia,m. 10-0104
porokhov,f. f. 07-0315
porter,david d. 11-0511
porter,helen g. 11-0511
porter,john c. 05-0074
porteteile,d. 07-0392 07-0401
portetelle,daniel 07-0393
portha,bernard 06-0509
portnoi,d. 11-0493
portokalakis,p. 07-0172
poseveja,t. a. 04-0507
posner,b. i. 12-0141
pospieszny,n. 11-0033
pospieszny,norbert 12-0088
pospishil,r. 02-0385
post,g. 05-0193
post,george 02-0160
post,h. a. 05-0703
postel-vinay,marie-catherine 10-0141
postma,pieter w. 01-0269
postokhodov,a. v. 04-0441
postovar,a. ja. 02-0584
potgieter,fred t. 05-0455
poucher,s. m. 11-0107
pougin,monika 10-0631
poulain,d. 08-0092
poulard,j. 06-0115
poulos,p. w. 01-0168
poulsen,j. steen dirch 08-0064
pounpon,marie-france 05-0254
pouplard,l. 05-0562 07-0488
pouplard-detry,m. 07-0488
poutrel,b. 01-0569 05-0649 05-0652
pow,i. 02-0437
powell,k. 05-0536
powell,p. c. 03-0473 03-0474
powell,perry 01-0017
powell-jones,c. h. j. 05-0376
powers,james c. 07-0136 09-0077
powers,r. d. 05-0449
powzaniuk,wolodymyr c. 01-0093
poyser,n. l. 01-0219
poznansky,m. j. 03-0125
prado,eline s. 04-0141
praendl,o. 01-0646
prahl,h. 04-0339
prakash,b. s. 12-0369
prasad shukla, jagdamba 06-0247
pratt,s. e. 07-0490
prave,m. 01-0266
predoi,g. 11-0481
preedy,victor r. 09-0052
preinerova,marta 09-0581
preiswerk,g. 04-0624
prescott,j. f. 04-0390 11-0610 12-0413
prescott,nicola j. 06-0137
preston,j. m. 10-0486
preziosi,p. 12-0617
priboth,w. 08-0493
price,m. a. 12-0056
price,patricia 03-0530 03-0531 02-0490
price,peter w. 01-0149
prichard,r. k. 04-0563

prichard,r. k. 05-0561
priedkalns,j. 10-0019
prieur,d. j. 05-0617 08-0196
prieur,w. d. (hrsg.) 10-0619
prifti,skender 05-0387 06-0344
prigara,v. v. 07-0258
prigli,m. 02-0134
prijjmjagi,l. s. 10-0587
prikhod'ko,ju. a. 04-0537
prikryl,i. 11-0200
prilhofer,k. 01-0316
princev,m. d. 09-0134
pringle,j. d. 07-0570
pringle,murray l. 03-0567
prior,ronald l. 04-0105
priore jun.,joseph d. 08-0645
pristupa,z. b. 09-0173
pritchard,d. l. 01-0435 03-0517
pritchard,g. c. 10-0390
pritchard,j. 06-0567
pritchard-briscoe,h. 04-0279
pritulin,p. l. 09-0468 11-0314
pritzel,m. 08-0034
pritzker,k. p. h. 08-0198
privett,orville s. 03-0136
probst,u. 11-0502
prochazka,a. 10-0090
prochiantz,a. 03-0033
prociv,p. 01-0437
prodanov,eugenio 11-0156
profe,d. 10-0292
profumo,a. 06-0597
proia,richard l. 02-0317
prokhorova,eh. m. 07-0448
prokof'ev,m. i. 10-0276 10-0278
prokop'eva,v. d. 03-0628
prokopchakova,g. 02-0385
prokopek,d. 03-0674
prokopenko,l. g. 02-0346
prokopic,j. 03-0519 07-0491
prokopic,jan 02-0486
prokopp,a. 12-0134
prometnojj,v. i. 02-0396
prose,l. poliacu 02-0003
prosjanaja,v. v. 04-0191
proske,u. 10-0089
prosi,a. 11-0564
prosi ,h. 04-0575 12-0512
prosperi,s. 10-0405
prosperi-porta,l. 10-0180
prospero,terence d. 10-0050
prost,e. k. 08-0626
prost,edmund 09-0016
prost,maria 07-0227
proudman,j. a. 02-0072
proulx,mario 04-0400
provot,francoise 10-0108 12-0348
prozorovskijj,s. v. 09-0319
prozorovskijj,v. n. 03-0232
prudnikov,v. s. 03-0389
prunier,armelle 08-0312
prus,l. n. 04-0018
prusak-glotov,v. eh. 11-0452
prusevich,n. a. 01-0165
pruslin,fred h. 02-0125
przekop. f. 05-0362
przybylska,barbara 07-0683
przychodzki,andrzej 11-0228
pucci,l.minick 01-0042
puderbaugh,steven 01-0246
pugh,j. c. 08-0339
pugh jun.,george w. 04-0444
pulatova,m. k. 04-0016
pulsford,ann 08-0174
pung,oscar j. 12-0403
puri,c. p. 08-0065
purohit,r. k. 02-0666
purvance,jonathan e. 11-0571
pusch,h. 10-0078 10-0079
pushkarev,ju. p. 03-0072
pushkareva,s. 03-0625
pustovar,a. ja. 04-0466
pusztaine,ilosvay m. 12-0235
putney,scott d. 05-0153
putney jun.,james w. 04-0067
putter,l. 12-0492
pybus,m. j. 08-0457 11-0562
pycock,j. j. 05-0264
pyerin,w. 09-0148
pyke,d. a. 08-0507
pyoernilae,a. 01-0083 04-0069
pytkowski,b. 09-0126
qadri,s. m. hussain 06-0372
qasba,pradman k. 04-0113
qavi,hamida 06-0460
qiqi,jorgji 06-0622
quan,phuc-canh 09-0422
quarini,l. 07-0326
quastel,d. m. j. 06-0068
quay,j. f. 12-0589
quechon,m. 11-0553
queval,r. 11-0302
quigley,e. m. m. 11-0068
quigley,gary j. 12-0592
quigley,p. j. 01-0180
quinn,r. 05-0569
quint,p. 10-0005
quievey,jacques 03-0274
raasch,marie-luise 02-0611
rabcevich,m. a. 04-0076
raberger,g. 07-0639
rabitsch,a. 12-0512
rachac,vladimir 01-0659
rachkov,v. m. 02-0620
rachkovskaja,l. a. 04-0712
rack,p. m. h. 03-0124
racz. l. 06-0011
raczkiewicz,jacek 08-0511
radanyi,christine 05-0071
rademacher,eva 08-0186 11-0258
radenkovic,brana 07-0167
radespiel,e. 05-0739
radhakrishnan,s. 07-0201
radositis,o. m. 02-0264
radoutcheva,t. s. 12-0402
radulescu,i. 03-0183
radunz,b. l. 07-0368
raego,lembit k. 04-0098
raethel,heinz-sigurd 05-0239
raether,w. 07-0479 08-0435
raff,hershel 08-0083
ragab,r. s. a. 05-0371
rager,g. 08-0034
rager-zisman,bracha 09-0422
raggenbass,m. 06-0150
rahm,s. 10-0025
rahman,h. abdel 01-0121
rahman,t. 01-0459
rahmani,tahereh m.-z. 04-0032
rai,a. 07-0383 09-0343
raibaud,anna 05-0542
raich,p. c. 09-0358
raidaru,g. 11-0631
rainard,p. 05-0649
rainaut,j. 01-0489
rais,o. 05-0589
raisz,lawrence g. 01-0033
rajcani,j. 07-0592
rajchard,josef 04-0320 06-0613
rajjd,l. v. 09-0290
rajjkis,b. n. 05-0301
rajtar,vojtech 09-0431
rakba,a. m. 05-0446
rakha,a. m. 04-0298 06-0018
rakhimov,k. r. 03-0063 04-0091
rakhimova. l. r. 03-0564
rakhmanov,m. 05-0364
rakich,l. 09-0630
rakich,pauline m. 09-0404
rako,anesti 05-0546 07-0372 11-0435
rakowicz-szulczynska, ewa m. 06-0292
raksha,n. a. 04-0346
ramadass,p. 10-0649
ramajjja,l. k. 12-0009
ramakrishna,seethala 01-0042
ramantanis,s. 07-0685 07-0686 07-0687
rambags,p. g. m. 11-0534
rambeck,w. a. 08-0564
ramieri,g. 04-0030
ramig,robert f. 08-0407
ramirez,c. 10-0313
ramisz,a. 08-0588
rammensee,hans-georg 06-0299
ramos,s. suarez 12-0408
rampacek,george b. 04-0147
ramsden,martin 05-0252
ramsey,h. w. 10-0196
ramshaw,j.a. m. 01-0183
ran,s. 11-0316
rand,r. p. 11-0164
randall,linda l. 08-0343
randazzo,b. 04-0267
randermeersch,r. 05-0458
randolph,anne 06-0172
randolph,john f. 01-0502
randoux,a. 12-0182
rani,c. s. sheela 08-0042
ranisavljevic,m. 04-0388
rankin,a. j. 09-0242
ransom,d. p. 07-0197
ranucci,h. grol 01-0373
ranucci,s. 01-0373 06-0548
ranus,witold 08-0356
rao,a. seshagiri 01-0313
rao,b. g. 07-0543
rao,b. u. 02-0399
rao,k. r. s. sambasiva 06-0246 06-0249
rao,k. s. prasada 06-0246
rao,k. siva prasada 06-0252 07-0207 10-0204
rao,k. v. ramana 06-0249 06-0252 07-0207 10-0204
rao,mrinalini c. 09-0291 12-0140
rao,p. v. 02-0560
rao,r. l. n. 05-0710
rao,v. h. 07-0176 10-0271
rapoport,s. 01-0107
rapp,g. p. 06-0273
rapp,j. 09-0188
raptopoulos,d. 07-0632
rapuntean,gh. 01-0310
rasbech,n. o. 05-0369
raschke,eberhard 06-0314
rashbass,j. 09-0023
rasheed,suraiya 03-0441
rasheed,victoria 07-0192
rasheva,m. k. 04-0281
rasic,jeremija lj. 08-0222
rask,lars 03-0028
rasmussen,folke 03-0634
rasmussen,howard 09-0144
rastegaev,ju. m. 05-0584
rastunova,g. a. 11-0661
ratajczak,kornel 05-0693
ratcliffe,anthony 05-0021
ratliff,donald e. 01-0143 11-0216
rattan,p. j. s. 02-0619
rattenhuber,st. 07-0468
ratz,f. 02-0135 07-0402
ratzinger,sabine 09-0558
rau,m. e. 01-0463 04-0566 12-0492
raub,chr. 11-0539
rauch,b. 02-0214
rauch,lauren s. 08-0622
raul,francis 07-0541
raulston,gilbert l. 04-0241
raulus?zkiewicz, stanislaw 01-0232
rauluszkiewicz, stanislaw 01-0244 02-0593
raum,w. 11-0077
raum,w. j. 05-0135
rauscher,h. 08-0648

raushel,frank m. 01-0111
rautenberg,w. 06-0515 06-0524
rawal,s. b. 03-0360
rawlings,clarence a. 09-0470
rawls,w. e. 11-0500
rawson,j. a. 10-0089
ray,allen c. 06-0618
ray,d. e. 04-0311
raybourne,richard 10-0484
raymann,k. 03-0343
razdan,m. n. 03-0103
razoznaeva,o. n. 09-0395
rdurand-arczynska, wanda 03-0143
read,d. j. c. 06-0217
read,w. k. 02-0187
reagor,john c. 06-0618
reanney,darryl 06-0284
rebar,a. h. 04-0396
rebhun,william c. 01-0506 05-0472 06-0575 09-0207 12-0265
recca,a. 04-0584
rechkemmer,g. 10-0056
rechl,h. 09-0597 09-0622
reddi,a. h. 04-0117
reddy,s. 03-0309 08-0023 12-0285
reddy,s. j. 02-0560
reddy,y. 05-0227
redekopp,c. 09-0063
redfield,david c. 04-0454
redfors,s. 06-0075
redfors,staffan 09-0056
redl,p. 07-0501 12-0577
redman,r. m. 10-0192
redmond,susan c. 04-0427
reed,d. e. 09-0392
reed,john r. 12-0535
reed,norman d. 04-0543
reed,s. m. 02-0638
reed,stephen m. 10-0557
reed,willie m. 01-0399
reeder,ralph 02-0059
reeds,peter j. 03-0098
reef,virginia b. 02-0533 06-0551
reese,norman d. 09-0196
reetz,v.bergmann 06-0504
reeves,michael w. 12-0398
refai,m. 04-0652
refors,s. 06-0094
refsdal,a. o. 03-0547
rege,j. e. o. 12-0345
register,thomas c. 04-0109
rehacek,jozef 11-0424
rehbein,g. 12-0576
rehbinder,claes 12-0479 12-0497
rehder,k. 09-0479
rehfeld,j. f. 07-0092
rehfeldt,ch. 02-0020
rehmann,u. 06-0359
rehulka,j. 03-0187 03-0191
rehwald,wolfgang 08-0636
reichardt. louis f. 10-0097
reichel,frantisek 04-0320 06-0328 06-0613 07-0635 09-0578
reichenbach,a. 12-0021
reichenbach-klinke,h.-h. 07-0505
reichert,l. e. 09-0162
reichert jun.,l. e. 06-0605
reid,h. w. 02-0437 07-0443
reid,i. m. 07-0548 08-0069
reid,r. h. 11-0310
reidenbach,jean-marie 08-0481
reiersen,l.-o. 08-0163
reig,j. a. 07-0070
reilly,carol a. 04-0199
reilly,christopher f. 09-0077
reimann,i. 07-0387
reimer,gerhard 09-0189
reinac.,21 lit. 02-0209
reinauer,h. 03-0052
reinauer,hans 02-0101
reinecke,m. 01-0049
reinecke,peter 02-0058
reinertson,eric l. 05-0712
reiney,william e. 05-0129
reingold,alfred m. 08-0030
reis,ana maria 08-0007
reiser,h. 03-0254
reiser,raoul 10-0610
reisner,a. h. 12-0158
reisshauer,g. 09-0188
reitemeyer,h. 02-0531
reitemeyer,hermann 05-0596
reiter,b. 11-0630
reith,albrecht 09-0628
reithmeier,reinhart a. f. 10-0121
remennik,i. v. 05-0250
remick,linda h. 07-0232
remond,michelle 06-0447
rempel,e. 11-0076
renard,j.-p. 02-0289 07-0276
renaud,jean-francois 01-0044
renault,l. 01-0547 09-0307
rendano,victor t. 01-0623
rendel,j. 12-0333
rendemann,s. 05-0332
renfree,m. b. 05-0653
renkema,j. a. 04-0319 06-0312 12-0338 12-0339
renkeme,j. a. 05-0392
renlund,r. c. 08-0198
renner,e. 10-0578
renner,h. w. 01-0534
rennie,m. 03-0474 07-0482
rennke,helmut g. 08-0062
renoir,michel 05-0071
rensonnet,nathalie 07-0393
renton,j. 05-0353
renton,j. p. 10-0257
renton,jean 02-0263
rerat,a. 05-0407
rerkucin,r. 01-0256
resink,j. w. 08-0156
resli,istvan 05-0165
rethy,l. 10-0235
rethy,l. a. 10-0235
reudelhuber,tim 10-0163
reuschel,g. 04-0665 05-0699
reuter,g. 10-0636
reventos,j. 10-0021
reviczky,anita 10-0026
reviers,m. de 10-0332
revington,m. l. 04-0425
rew,r. s. 07-0499
rex,georg 03-0332
rey,b. m. de 04-0717
rey,francois 03-0165
reyes,milagros p. 04-0394
reynolds,b. l. 04-0265
reynolds,d. j. 03-0453 04-0476
reynolds,j. d. 02-0564
reynolds,k. 09-0031
reynolds,l. p. 02-0079
reynolkds,g. w. 10-0074
reyolds,m. l. 11-0149
rezapkin,g. v. 09-0399
reznik,g. k. 07-0509
reznikova,m. m. 03-0280
rezvan,s. p. 11-0675
rezvykh,a. 12-0446
rfrape,d. l. 07-0570
rhyan,j. c. 12-0474
riaad-el sabouty,s. 11-0176
ribatti,d. 07-0022
ribbeck,regine 03-0542 04-0596
ribeiro,h. f. l. 07-0270
ribelin,w. e. 06-0277
ricci,l. c. 05-0275
rice,d. a. 07-0536
rice,d. a. 09-0478
rice,daniel l. 01-0517
richard,a. 04-0698
richard,j. 07-0600
richard,john l. 04-0444
richard,y. 02-0364
richards,d. e. 09-0095
richards,h. k. 04-0037
richards,james c. 09-0308
richards,jon m. 07-0381
richards,k. sylvia 07-0504

01-0443 01-0453 11-0544
richards,r. j. 01-0558
richards,robert 12-0048
richards,w. graham 09-0076
richardson,a. 04-0192
richardson,d. w. 11-0694 12-0626
richardson,daniel c. 09-0602
richardson,j. a. 04-0396
richardson,m. d. 05-0535
richardson,t. 11-0155
richardus,j. h. 06-0391
richert,lysiane 03-0060
richman,douglas d. 04-0454
richmond,f. j. r. 03-0067
richmond,s. 02-0366
richmond,t. j. 11-0053
richou-bac,l. 01-0602
richter,a. 03-0678
richter,d. w. 03-0038 12-0085
richter,dietmar 06-0282
richter,erik a. 05-0053 06-0086
richter,j. 10-0545
richter,k.-d. 10-0632
richter,l. 03-0319 06-0327 06-0345
richter,m. 10-0605
richter,petra 11-0355
richter,s. 10-0526
richter,w. 11-0693
rick,a. de 10-0613
rickaby,david a. 06-0145
rickard,m. d. 06-0495 11-0551
ricketts,a. p. 07-0010
ricketts,s. w. 04-0697
ricksten,s.-e. 04-0054
rico,j. 12-0289
riddell,r. j. 05-0687
rider,v. 07-0251
ridgway,marcella d. 11-0590
ridl,m. 02-0221
riebe,r. 07-0400
rieck,georg wilhelm 10-0153
riedel,g. 11-0345
rieger,e. 07-0663 07-0664
rieger,joseph 05-0375
riemann,hans p. 02-0382 09-0315
riemelt,i. 01-0667
riera,clelia m. 07-0236
ries,sabine 02-0209
riese,richard l. 01-0246 03-0354
riessen,h. a. van 03-0637
rietveld,w. j. 12-0105
rifat,j. f. 09-0601
riffkin,g. g. 10-0477
rigaut,jean paul 09-0628
rigelnik,ljuba 04-0309
rigg,dale l. 03-0646
riha,jaromir 11-0344
rijkenhuizen,a. b. m. 04-0726
rijnberk,a. 02-0312 07-0549 12-0612
rikhireva,g. t. 04-0016
riley,p. a. 04-0176
riley,r. l. 11-0297
rimaila-paernaenen,e. 01-0497
rinderer,thomas e. 08-0187
riner,jayme c. 10-0516
rings,d. m. 09-0501
rinne,ari 09-0010
rintelmann,william f. 04-0394
rinzema,j. d. 08-0594 10-0120
rioche,m. 11-0160
rippe,b. 09-0552 11-0094
rippel,w. 12-0621
rische,h. 08-0346
riser,w. h. 04-0244
risley,d. 06-0592
ristau,e. 01-0200 02-0224 07-0398 12-0440
ristic-djuric,z. 09-0473 09-0598 09-0600
ritchie,d. a. 08-0339
ritchie,j. m. 06-0228 07-0034
ritchie,l. j. 10-0166
ritter,w. 06-0261 11-0259
ritzen,e. m. 05-0130
ritzenberg,amy l. 04-0038
rius,f. xavier 09-0065
rivas-alcala,r. 10-0483
rives,matthieu johan 07-0545
riviere,francoise 04-0584
riviere,jim edmond 10-0599
rizk,norman w. 04-0051

rizza,charles 11-0327
rizzo,aldo 02-0509
rjabova,v. a. 09-0637
rjabykh,v. p. 10-0278
roa,r. 06-0443
roach,c. j. 04-0485
rob,oldrich 06-0328 09-0267
robbel,l. 12-0315
robberecht,patrick 06-0126
robbins,ruth n. 10-0610
robel,paul 10-0258
robenek,horst 04-0122
roberson,s. m. 08-0391
roberts,b. a. 01-0398
roberts,c. j. 08-0069
roberts,clive r. 05-0108
roberts,m. s. 01-0133
roberts,malcolm c. 12-0595
roberts,r. j. 05-0230 07-0194
roberts,r. m. 04-0121
roberts,s. 12-0275
roberts,s. m. 08-0520
robertson,barbara a. 07-0200
robertson,d. m. 03-0330 10-0058
robertson,g. m. 05-0467
robertson,h. thomas 06-0573
robertson,iain g. c. 01-0096
robertson,john j. 05-0698
robertson,m. d. 04-0489
robertson,miranda 07-0008 09-0211
robertson. h. d. 10-0448
robertson-smith,r. g. 06-0550
robin,b. 11-0670
robinette,h. randall 11-0236
robinson,a. 12-0485
robinson,i. m. 02-0090 12-0425
robinson,j. 03-0156
robinson,j. t. 01-0600
robinson,m. m. 07-0099
robinson,n. e. 11-0090
robinson,p. m. 12-0042
robinson,w. 01-0332 01-0333
robishaw,janet d. 12-0156
roche,j. f. 04-0682
rock,e. 10-0057
rodenbeck,h. 04-0502
rodgers,f. g. 10-0326
rodgers,r. j. 05-0139
rodin,s. d. 10-0357
rodionov,a. a. 03-0163
rodionov,i. m. 07-0125
rodionov,n. n. 01-0061 08-0315
rodionova,n. s. 03-0489
rodman,toby c. 02-0125
rodolakis,a. 02-0368
rodriguez,esteban m. 08-0005 08-0029
rodriguez,j. i. 11-0697
rodriguez,moses 06-0287
rodway,r. g. 06-0100
roecken,h. 01-0177 12-0269
roeder,p. l. 02-0435
roemert,paul 11-0269
roepke,w. j. 06-0439
roessler,helga 06-0425
rogers,b. jane 03-0306
rogers,k. t. 10-0443
rogers,quinton 01-0104
rogers,w. a. 12-0224
rogol,alan d. 08-0499
rohde,eberhard 04-0556
rohde,rosemarie 03-0665
rohde,w. 10-0105
rohleder,k. 05-0732 05-0733
rohlicek,c. v. 09-0040
rohn,karl 02-0250
rohner-jeanrenaud, francoise 03-0076
rohovec,j. s. 02-0132 07-0197
rohrbacher,h. 10-0242
rohrich,pamela j. 08-0345
rohrmann,b. 05-0470
rojahn,a. 01-0211 09-0250 10-0239 12-0253
rojas,m. 03-0534
rojjtrub,b. a. 05-0068
rokicki,e . 11-0372
roland,g. 07-0185
rolley,nicola j. 10-0334
rollin,p. e. 08-0205 11-0493
rollinson,david 09-0449
roloff,m. v. 06-0277
roma,j. 07-0104
romakhov,v. a. 09-0333
romakhova,m. a. 08-0405
roman,g. colonna 01-0348
romancev,f. e. 03-0232
romanelli.alessandro 10-0142
romanenko,n. a. 04-0562
romanenko,v. d. 04-0209
romaniuk,j. 10-0252
romaniuk,konstanty 02-0182 07-0512 10-0211
romano,m. i. 07-0156
romanova,l. ja. 08-0379
romanowski,r. 10-0495
romas',i. i. 03-0087
romatowski,joseph 06-0555 08-0505
rombaut,bart 04-0482
romer,alfred sherwood 06-0004
romero,c. carcia 05-0574
romero,c. h. 10-0384
romero,f. j. 05-0039
romianiuk,konstanty 04-0545 04-0579
rommel,m. 10-0216 10-0458
rommel,wilfried 08-0295
rommelspacher,hans 02-0639
ronaldson,j. w. 10-0424
roncali,l. 05-0031 07-0022
roncalli,r. a. 09-0458 10-0472
roneus,otto 12-0497
ronne,hans 03-0028
rooijen,n. van 04-0010
roose,p. de 03-0667
roost,hannelore 04-0339
rose,andrea 11-0311
rose,c. h. 05-0568
rose,j. h. 03-0518
rose,kathleen m. 01-0041
rose,m. elaine 01-0561 04-0535 07-0482
rosef,o. 01-0294
roselius,r. 11-0362
roselli,robert j. 10-0027
rosenbauer,k. a. 05-0010
rosenberg,burton 09-0053
rosenberg,emiko y. 08-0357
rosenberg,f. j. 08-0387 11-0447
rosenberg,j. k. 03-0400
rosenberg,lawrence c. 06-0042
rosenberg,u. 01-0197
rosenbruch,m. 04-0639 05-0251 07-0332
rosenfeld,mechael g. 12-0081
rosenfield,r. l. 05-0059
rosengren,e. 12-0039
rosenkranz,b. 10-0550
roser,j. f. 06-0095
roser,j. f. 10-0137
roshdy,mohamed a. 10-0519
roshhepkin,v. z. 03-0628
rosickijj,b. 09-0537
roslanowski,k. 06-0394
roslanowski,kazimierz 04-0600
rosner,g. 08-0606 10-0095
rosner,h. 05-0431 06-0387
rosolowska-huszcz, danuta 03-0236
ross,a. d. 01-0178
ross,g. a. 09-0033
ross,graham 09-0449
ross,j. g. 12-0506
ross,m. l. 01-0608
ross,r. 06-0508
rosser. jun.,e. j. 10-0546
rossi,a. 04-0097
rossi,andrea 04-0046
rossi,bernard 01-0044
rossi,charles r. 03-0462
rossi,g. l. 07-0038
rossi,r. de 01-0444
rossier,j. 11-0065
rosskopf,w. j. 08-0576
rosso,a. 11-0213
rossow,n. 11-0576
rossow,norbert (hrsg.) 02-0544
rost,david r. 12-0525
roszak,d. b. 04-0371
roszel,j. f. 05-0544
roszel,jeffie f. 12-0331
rotaru,o. 01-0360
rotem,carmela 10-0169
rotenberg,s. 04-0613
roth,b. 03-0420
roth,e. 05-0402 10-0596
roth,g. 02-0516 08-0503
roth,l. a. 05-0292
roth,susanne 01-0378
roth,ulrich w. 02-0035
rothbard,jonathan 12-0080
rothe,k. 07-0267
rothenbuhler,walter c. 08-0187
rothschild,m. f. 10-0575
rothschmitt,j. 05-0608
rothstein,a. 02-0233
rothstein,ronald j. 02-0064
rott,m. 08-0372
rott,r. 06-0427 11-0466
rotz,a. von 04-0426 12-0523
roubicek,c. b. 04-0311
rourke,j. e. 07-0608
rouse,robert v. 04-0250
rousseau,j. p. 02-0051
rousseaux,c. g. 05-0675 08-0201
roussel jun.,al jo. 02-0541
rovnejjko,z. p. 11-0413
rowe,c. a. 10-0384
rowe,r. f. 02-0405
rowe jun.,l. d. 06-0131
rowlands,g. j. 04-0609 12-0328
rowley,g. 06-0533
roy,a. f. 02-0348 11-0404
roy,christian 09-0032
roy,roland r. 01-0017
royal,l. 01-0237 01-0537 04-0325
rozaeva,n. r. 09-0362
rozemond,h. 12-0336
rozen,michael g. 03-0240
rozenberg,o. a. 05-0668
rozengart,v. i. 10-0206
rozhanskaja,t. i. 05-0109
rozhdestvenokijj,i. 09-0397
rozhdestvenskijj,i. k. 03-0256
rozonov,ju. b. 11-0658
rozsa,zsuzsa 06-0600
ruben,l. n. 07-0235
ruben,z. 11-0019
rubin,emanuel 11-0141
rubin,lionel f. 01-0093
rubin. l. j. 05-0082
rubinstein,s. 09-0146
rubinstein, lucien j. 12-0171
ruby,annette l. 08-0345
ruch,w. 03-0095
rucinski,boguslaw 01-0209
ruckebusch,a. 06-0133
ruckebusch,m. 03-0080
ruckebusch,y. 01-0080 08-0272
ruckerbauer,g. m. 10-0342 12-0437
rudenko,a. f. 04-0415
rudenko,l. a. 07-0623
rudenskaja,g. n. 08-0118
rudloff,h. e. 11-0290
rudloff,p. r. 11-0350
rudobielska,maria 12-0076
rudolff,p. r. 09-0265
rudolph,r. 11-0458
rudolph,w. 03-0238
rudulier,daniel le 05-0157
rudy,andrzej 11-0415
rudzit,eh. a. 03-0404
ruebel,a. 04-0616
ruecken,h. 05-0692
rueffle,e. 02-0601

rueffle,e. 02-0603
rueger,r. 04-0465
ruegg,j. c. 04-0120
ruehl,w. 01-0208
ruehl,william w. 02-0112 03-0572 04-0166 06-0367 11-0275 12-0597
ruempler,g. 10-0584
ruesch,p. 01-0225 03-0602 05-0663 06-0591 07-0595
ruesse,m. w. 01-0224
ruetschi,d. 07-0266 08-0293
rufo jun.,gerald a. 03-0174
ruggieri,g. d. 04-0205
ruhnke,h. l. 06-0595
ruhr,lawrence p. 03-0583
ruitenberg,e. j. 01-0110 04-0578 04-0681 08-0603
rumachik,i. i. 11-0432
rumph,paul f. 06-0536
rumyantsev,e. a. 01-0154
rumyantsev,p. p. 11-0031
rundgren,m. 06-0201 11-0047
runnels,paul l. 10-0310
runte,wilhelm 02-0185
ruoslahti,erkki 07-0007
rupes,v. 05-0588
rupp,gary 06-0637
ruppert,siegfried 05-0150
ruprah,n. s. 03-0541
ruprich,j. 01-0392 01-0394
rurangirwa,f. r. 12-0510
rurangirwa,frederick r. 01-0406
rusev,iv. 10-0655 10-0656
rusev,r. 11-0284
rush,r. a. 10-0048
rush,sheila j. 02-0617
rushton,b. 11-0053
rusinov,a. f. 10-0432
rusnak,michael g. 11-0402
russ,g. 01-0368
russel,a. j. f. 08-0273
russell,david w. 07-0012
russell,deborah a. 12-0493
russell,james a. 10-0592
russell,james t. 07-0051 07-0152
russell,m. w. 11-0315
russell,r. g. 09-0391
russell-jones,g. j. 04-0265
russo,p. 07-0382
russo,rosemarie c. 02-0173 12-0233
russo-marie,f. 11-0136
rutgers,carolien 06-0505
rutili,g. 04-0048
rutishauser,u.-p. 05-0485 06-0416
rutqvist,lars 08-0430
rutter,j. m. 04-0389 10-0334 12-0396
rutter,l. m. 04-0311
ruttner,f. 05-0234
ruzicka,christopher w. 01-0553
rweyemamu,m. m. 07-0384
ryan,a. m. 01-0173
ryan,c. patrick 10-0417
ryan,john j. 04-0229
ryan,kathleen d. 10-0280
ryan,thomas p. 06-0492
rybakov,ju. n. 12-0607
rybalkin,s. d. 11-0163
rybicki,kenneth j. 06-0066
rybinska,krystyna 08-0640
rycke,j. de 11-0395
rycke,p. h. de 03-0528
rydlo,manfred 07-0203
rydlo,o. 08-0583
ryer,john t. 06-0492
ryer,katherine a. 06-0492
ryndich,a. a. 02-0396
ryniewicz,z. 10-0571 11-0626
rytenko,a. n. 03-0012
saghy,e. 07-0402
saad,k. h. m. 03-0091
saad,m. b. 09-0444
saatov,t. s. 02-0512
saba,leon 02-0229
saber,m. s. 10-0419
sabitov,e. a. 06-0479
sabitri,s. 04-0630
sabocanec,r. 05-0229
sabrautzki,sibylle 04-0367
sacco,anthony g. 03-0307
sacher,b. 04-0336
sachs,david h. 03-0237
sachs,f. 11-0075
sachs,m. 05-0607 08-0080
sachs,r. 05-0554
sack,w. o. 07-0667
sackmann,e. 06-0305 11-0165
sacquet,e. 06-0014
sadauskas,p. b. 07-0399
sadoff,jerald c. 04-0380
sadovnikova,n. v. 08-0039
sadykova,v. i. 08-0325
sae-oui,darunee 12-0203
saeed,m. 02-0062
saeki,takakiyo 02-0523
saez,jose m. 09-0167
saez,m. rubio 04-0029
saf'janova,v. m. 09-0413
safa,a. r. 07-0542
safaya,surinder k. 04-0113
saffitz,jeffrey e. 06-0160
safran,a. 08-0146
safronov,e. n. 08-0316
safronov,s. v. 01-0386
safwate,a. 06-0191
sagach,v. f. 05-0078
sagmeister,h. 01-0272 01-0315 11-0620
sahay,p. n. 02-0318
sahib,i. kabeer ahammad 06-0246 06-0249
sahleanu,cl. m. 12-0573
sahler,lawrence g. 02-0004
sahmnaliev,mikhail 05-0499
said,a. h. 05-0696
saida,kooichi 09-0030
saidov,m. z. 02-0201
sailer,j. 10-0220
sainsbury,david 06-0318
saint vincent,bruno robert de 06-0027
saito,haruhiko 08-0140
saito,haruo 11-0056
saito,hidekazu 06-0035
saito,mitsuhiro 01-0505
saito,y. 04-0462
sajgalik,m. 07-0418
sajjduldin,t. s. 09-0312
sakada,s. 07-0033
sakaguchi,genji 08-0362
sakaguchi,yoshiaki 11-0416
sakai,d. k. 01-0136 08-0167
sakai,daiku k. 05-0174 08-0170
sakai,kazuya 05-0069
sakai,masahiro 12-0206 12-0208
sakai,tadashi 12-0189
sakai,toshiyuki 01-0172
sakamoto,shinobu 02-0192
sakanari,judy a. 04-0199
sakata,t. 06-0132
sakata,taizo 08-0157
sakhackij,n. 02-0126
sakmann,b. 02-0056
sako,hiroshi 07-0186 07-0187
sakui,mutsuko 05-0573
sakurai,haruhisa 04-0257 09-0425
sakurai,kenichi 02-0682
sala,f. 07-0070
sala,m. 10-0071
salaj,j. 02-0451
salati,fulvio 12-0204
salazar,i. 11-0697
salazar,m. 08-0423
salazar,paz maria 08-0466
saldern,f. v. 08-0393
saleh,i. h. 07-0456
saleh,safwat m. 10-0447
salem,m. h. 04-0180
salerno,a. 01-0348
salerno,f. 09-0034 09-0120 09-0121 11-0158
saliba,elisa k. 01-0448
salih,mohammed ali 05-0727
saliki,j. 08-0385
salingardes,f. 09-0528
salit,irving e. 10-0374
salm,c. p. 04-0119
salmakov,m. m. 12-0377
salmon,gale 12-0494
salmon,h. 08-0247
salomon,b. 12-0034
salomon,f.-v. 12-0034
saloniemi,h. 04-0139
salsbury,d. l. 02-0433 05-0495
salvadori,severo 07-0620
salvo,joseph di 10-0130 11-0113
salyi,g. 07-0538
samanc,h. 07-0002 12-0005
samar,maria e. 06-0547
samarel,allen m. 06-0103
samborski,zbigniew 01-0232 02-0593
samejima,togo 04-0496
sameshima,muneo 12-0245
sametz,w. 03-0043
sami,m. 04-0652
samour,h. j. 03-0215 06-0592
samour,j. h. 07-0280 12-0020
sampaio,claudio a. m. 04-0141
sampaio,misako u. 04-0141
sampath,t. k. 04-0117
samuel,charles e. 03-0465
samuel,w. m. 08-0457 11-0562 11-0563
samuelson,d. a. 07-0463
samuelson,don a. 01-0182
sanabria negrin,j. 10-0132
sanabria negrin,j. g. 12-0037
sanchez,d. j. 05-0186
sanchez,r. sanchez 11-0197
sanchis,r. 07-0311
sanchis,r. 09-0295
sanda,a. 10-0466
sander-richter,h. 10-0115 10-0116 10-0117
sanders,bob g. 03-0228
sanders,donald e. 01-0550
sanders,edward 04-0035
sanders,j. e. 02-0161
sanders,t. max 07-0064
sandholm,kerstin 06-0470
sandholm,m. 06-0156
sandholm,markus 02-0590
sandhu,sandy 07-0146
sandine,william e. 05-0727
sandor,g. 07-0565
sands-freeman,l. l. 04-0433
sandusky,george e. 01-0522
saneblidze,s. v. 09-0329
sanes,joshua r. 04-0004
sanford,s. ernest 02-0475 04-0432
sanger,jean m. 08-0030
sanger,joseph w. 08-0030
sangret,m. 02-0215
sangster,n. c. 04-0563
sankari,s. 06-0156
sankari,satu 01-0102
sannes,philip l. 08-0001
sano,hiroshi 12-0434
sano,m. 02-0485
sano,t. 05-0189
sano,tokuo 01-0131
sanshmjatawyn,d. 05-0739
sansom,b. f. 06-0207 06-0208 06-0514
sansyzbaev,a. r. 11-0441
sant'ambrogio,giuseppe 09-0117
santander,r. gonzalez 04-0029
santen,f. 01-0241
santer,v. 07-0254
santos,j. m. 12-0407
santoso,a. w. budi 05-0075
santulli,rosemary 02-0074 04-0328 10-0103
sanville,ursula j. 08-0021
sanyal,p. k. 08-0458
sanyal,s. c. 06-0397
sanzharov,v. a. 05-0591 05-0597
sanzin 09-0183
sanzin,w. 11-0201
sapozhkov,s. v. 03-0018

sapronova,a. ja. 01-0087
saracevic,lejla 10-0650
saraeva,g. m. 04-0466
sarantis,m. e. p. 11-0149
saria,a. 12-0599
saria,alois 03-0171
sarkar,pranab k. 05-0029
sarkisova,g. m. 05-0046
sarkoezy,p. 07-0531
sarmah,b. c. 10-0271
sarna,marek f. 06-0081
sarra,c. 08-0650
sartin,j. l. 12-0117
sartore,g. 08-0250
sasaki,hideharu 02-0436
sasaki,hiroyuki 06-0001 10-0010
sasaki,nobuo 10-0627
sasaki,osamu 07-0238
sasaki,t. 07-0033
sasaki,takahisa 10-0023
sasaki,y. 10-0110
sasse,d. 07-0017
sasse,w. 09-0332
sasshofer,k. 03-0363
satchell,paul m. 05-0106
sathyamoorthy, venugopal 03-0416
sathyanesan,a. g. 05-0224
sato,eiji 03-0146
sato,gihei 12-0466
sato,k. 01-0358 04-0251
sato,kazue 09-0589
sato,keiko 10-0482
sato,shigeru 08-0545
sato,tetsuji 12-0148
satoh,koh-ichi 12-0202
sattar,abdus 01-0664
sattorov,i. t. 08-0406
saucke,l. 12-0385
sauerwein,g. 02-0379
saumande,j. 12-0375
saunders,a. r. 02-0184
saunders,b. w. 10-0449
saunders,g. k. 11-0276
saunders,geoffrey 01-0312
saunders,n. r. 08-0146
sautiere,pierre 08-0253
sauvaire,d. 04-0677
sauviat,martin-pierre 05-0132
savage,dwayne c. 08-0214
savchenko,i.l. 02-0597
savchenko,p. ju. 05-0462
savchenko,t. a. 02-0320
savey,m. 01-0489
savina,r. v. 10-0118
savinov,v. a. 03-0617
saviozzi,michela 06-0577
savochkin,m. 03-0180
savov,atanas 02-0124
savova,margarita 04-0487
savova-bahrdarova, stojanka 09-0297
savvidis,georgios 07-0189
sawa,kunihiko 08-0612
sawada,hajime 11-0014
sawada,takuo 02-0363
sawasaki,toru 02-0066
sawata,akira 02-0335 12-0430
sawyer,charles 06-0281
saxena,a. k. 10-0623
sbieschni g. 11-0380
scanes,colin g. 11-0660
scarratt,w. kent 02-0548
schaap,g. j. p. 06-0391
schacht,frederick h. 09-0136
schacht,w. 10-0524
schad,g. a. 06-0485
schaefer,k. 04-0161
schaefer,m. 02-0608 07-0302 11-0297
schaefer,r. 07-0617
schaefer,w. 11-0192
schaefer-nolte,cornelia 01-0030 10-0583
schaeffer,e. h. 03-0601 12-0559
schaeffer,j. 12-0260
schaeg,w. 12-0316
schaening,uwe 07-0556
schafer,elisabeth 07-0540
schaffner,walter 03-0250 10-0224
schail,m. a. 01-0214
schalch,don s. 09-0071
schall,h. 07-0654
schall,william d. 11-0595
schallenberger,e. 03-0324 06-0180
schaller,d. 07-0505
schally,andrew v. 03-0127 12-0294
schams,d. 01-0236 06-0330
schanbacher,b. d. 12-0341
schantz,peter 08-0462
scharf,steven m. 04-0049
scharla,st. 08-0126
scharrer,e. 12-0125
schat,k. a. 11-0507
schat,karel a. 04-0263
schatzmann,h. j. 03-0092
schatzmann,u. 06-0627 07-0656
schatzmann,u. 09-0504 10-0615
schauberger,g. 04-0350
schayck,r. van 10-0069
scheffel,waltraud 04-0260
scheffler,jean-jacques 08-0144
scheibner,g. 07-0676 07-0681 08-0631
scheid,peter 06-0076
scheidl,i. 08-0648
scheidt,a. b. 10-0355 10-0434
schein,e. 12-0576
schein,eberhard 04-0538
scheiner,o. 03-0499
schellenberg,d. 02-0097
schellenberger,w. 12-0119
schemann,michael 12-0121
schemel,d. 07-0105
schepper,j. de 09-0272
schepper,jeanette m. 10-0141
scher,i. 07-0230
scherer,gerd 05-0150
scheubeck,michael 08-0142
scheuermann,d. w. 07-0014 07-0019
scheuermann,dietrich w. 03-0003
scheuner,g. 12-0104
scheur,h. c. van de 04-0547 04-0548
schiebler,t. h. 07-0083
schiefer,g. 05-0737
schieritz,werner 03-0201
schiffer,w. 08-0578
schiffman,gerald 01-0196
schill,w. b. 12-0193
schilling,e. 09-0008 10-0263 12-0186
schilow,f. 12-0310
schilow,w. f. 07-0387 07-0395
schimmel,d. 02-0336 06-0385 12-0415
schindelmeiser,jochen 10-0002
schindler,h. 02-0120
schindler,w. 08-0260 11-0345
schindlmayr,r. 11-0517
schineff,chr. 06-0178
schipke,j. 03-0048
schipper,i. a. 02-0331
schirch,verne 06-0225
schirmer,o. 02-0646
schirrmeier,h. 11-0446
schischkow,w. 02-0407 05-0489
schlaaff,s. 02-0608
schlacht,siegfried 11-0391
schlagel,f. 02-0519
schlatter,ch. 12-0640
schlatter,christian 03-0661
schlatter,eberhard 06-0227 11-0111
schlatterer,b. 03-0656
schlebusch,u. 10-0209
schlegel,w. 04-0338 08-0292
schlegel,werner 04-0337
schlehofer,joerg r. 10-0411
schlender,keith k. 11-0108
schlenker,g. 06-0050 06-0540 11-0591
schlesinger,richard b. 08-0548
schlichting,christiane k. 10-0485
schlicker,c. 07-0313
schlieper,brigitte 05-0382
schlipf,u. 11-0254
schlolaut,w. 04-0643
schlotfeldt,h.-j. 05-0198 12-0216
schlueter,h. 06-0611 06-0614
schlunz,leslie r. 07-0331
schmale,hartwig 06-0282
schmalz,veronique 11-0020
schmatz,d. m. 06-0576
schmeer,n. 11-0425 11-0647
schmeiser,h. 10-0242
schmerold,i. 11-0680
schmerr,m. j. 01-0334
schmid,g. 09-0265
schmid,k. 03-0537 11-0539
schmid,volker 10-0147
schmid, h. r. 04-0611
schmidberger,klaus 03-0239
schmidhofer,t. 10-0665
schmidt,annette 04-0122
schmidt,bernhard 03-0627
schmidt,h. eberhard 01-0563
schmidt,j. 07-0427
schmidt,james j. 03-0416
schmidt,k.-h. 10-0229
schmidt,m. 02-0084 03-0144
schmidt,m. k. 05-0378
schmidt,paul g. 12-0074
schmidt,s. 12-0518
schmidt,stephen p. 03-0138
schmidt,ursula 05-0521
schmidt,wiebke 01-0132
schmitt,henri 03-0025
schmittdiel,e. 05-0514
schmitz,j. a. 03-0403
schmitz,john a. 11-0684
schmoldt,h.h. 10-0383
schmoldt,p. 07-0663 07-0664 10-0296
schmolke,cordula 05-0006
schnabel,elvira 10-0555
schneebeli,j. 12-0343
schneemann,w. 08-0285
schneemann,wilhelm 05-0368
schneible,peter a. 04-0082
schneider,e. 10-0529
schneider,f. 04-0170
schneider,g. 02-0646
schneider,l. g. 05-0513 09-0374
schneider,t. 08-0447 10-0458
schneiter,g. 10-0475
schnieder,t. 10-0216
schnorr,k. l. 08-0209
schnorr, betram 01-0007
schnurrbusch,ute 07-0581
schober,i. 03-0254
schoch,ulrich 03-0661
schoeberlein,lore 07-0030
schoenbauer,m. 05-0267 10-0532
schoenbaum,m. 03-0574
schoenberger,p. s. 07-0338
schoene,robert b. 06-0573
schoeneich,j. 02-0615
schoenen,j. 09-0613
schoenmakers,m. j. g. 08-0599
schoenmuth,georg 02-0058
schoess,p. 10-0338
schoetz,hartmut 05-0688
schoff,patrick k. 03-0174
scholl,d. r. 09-0347
scholler,r. 07-0288
schollum,l. m. 04-0442
schollum,linda m. 07-0370
scholtissek,c. 07-0403
scholz,allan t. 12-0221
scholz,d. 06-0425
scholz,h. 05-0603 05-0604
scholz,j. 07-0475
schomburg,e. d. 12-0122
schoon,a. 10-0545
schoon,h.-a. 02-0582 11-0473

schoone,p. 11-0534
schopper,d. 11-0182
schoups,a. 12-0150
schrader,steven c. 09-0621
schrader,william t. 04-0145
schrag,d. 12-0518
schrager,p. 06-0228
schramek,s. 01-0308 10-0358
schramm,g. p. 11-0194
schramm,michael 12-0097
schramm,w. 06-0181
schrauwen,e. 10-0301 12-0532 12-0533
schreckenbach,k. 11-0233
schreiber,james h. 12-0164
schreuder,b. e. c. 05-0548
schreyer,karin 04-0421
schriemer,t. r. 12-0411
schrijver,remi de 03-0136
schroeder,g. 07-0247 07-0663 07-0664
schroeder,h. 02-0647
schroeder,h.-d. (hrsg.) 04-0675
schroeder,hans-dieter (hrsg.) 05-0654
schroeder,walter h. 06-0110
schroeter,l. 02-0529
schroeter,ludwig 04-0501
schroter,r. c. 11-0092
schubert,christine 03-0173 08-0279
schubert,e. 02-0502
schubert,ekkehard 05-0465
schubert,g. 04-0206
schudel,a. a. 10-0381
schuelke,b. 06-0176
schuemann,hans-joachim 08-0098
schueppel,h. 03-0684
schueppel,helga 12-0639
schuerger,raymond j. 06-0268
schuett,irma 03-0417
schuettler,k. 01-0067
schuetz,guenther 05-0150
schuetz,m. 07-0168 08-0148
schuetze,bettina 04-0418
schuh,m. 08-0619
schulenburg,astrid von der 03-0622 01-0595 04-0296 05-0097 07-0689 09-0616
schulten,h.-r. 04-0303 09-0171
schulten,hans-rolf 04-0301
schultheiss,p. c. 12-0543
schultka,h. 03-0659 08-0449
schultz,a. 10-0220
schultz,a. m. 06-0422
schultz,l. h. 04-0668
schultz,r. d. 12-0439
schultz,r. h. 02-0262
schultz,ronald d. 11-0577
schulz,g. 06-0357
schulz,h. 07-0660
schulz,j. 03-0315 05-0699 06-0324 10-0563 10-0572 11-0355 11-0624
schulz,s. 04-0629
schulz,w. 10-0423
schulz, j. 03-0678
schulz-dieterich,judith 10-0429
schulze,b. 07-0573
schulze,d. 06-0310 07-0244
schulze,james l. 05-0564
schulze,p. 08-0411
schulze,w. 04-0296
schulze schleithoff, norbert 05-0242
schulze-schleithoff,n. 12-0534
schumacher,b. 08-0411
schumacher,gundel 01-0425
schumm,h. 05-0385 08-0586 10-0597
schumm,hans 07-0586
schumm,p.-m. 05-0077
schummer,a. 05-0004 06-0003
schunk,kenneth l. 05-0257
schunk,w. 02-0555
schuppan,detlef 07-0063
schusser,g. 09-0364
schuster,h. 07-0469
schuster,sheldon m. 11-0096
schutte,c. h. j. 04-0567
schutz,marian 12-0215
schwaber,j. s. 11-0130
schwark,wayne s. 10-0595
schwartz,david h. 07-0404
schwartz,g. j. 01-0113
schwartz,k. 08-0445
schwartz,ron 03-0257
schwartz-porsche, dorothea 01-0519
schwartzman,m. 09-0143
schwartzman,robert m. 06-0507
schwarz,m. 03-0082 10-0093
schwarz,peter d. 09-0621
schwarz,r. 01-0235 09-0006 12-0033
schwarz,r. t. 07-0403
schwarz,w. 12-0138
schwarze,dieter 04-0337
schwarzmaier,johanna 04-0483
schwedler,h. 01-0216 06-0319
schweighardt,h. 04-0419 11-0518
schweizer,t. f. 10-0639
schwerin,m. 02-0615
schwers,a. 01-0543 05-0527 07-0621
schwers,anne 07-0426
schwoerer,d. 11-0268
sciaraffia,f. 03-0154
scicchitano,r. 08-0233 08-0238
scott,a. c. 04-0476 11-0616
scott,d. w. 07-0010 11-0516
scott,f. m. m. 03-0608 04-0513
scott,g. m. 10-0538
scott,g. w. 10-0022
scott,june rothman 07-0307
scott,marilyn e. 08-0173
scott,marilyn l. 06-0036
scott,p. 03-0592
scott,sheryl a. 09-0007
scratcherd,t. 04-0039
scrutton,m. c. 05-0330
scudamore,j. m. 09-0335
sculz,l.-c. 09-0289
seal,u. s. 09-0086
seaman,w. j. 05-0624
seamark,r. f. 09-0276
searcy,g. p. 11-0599
sears,marvin 04-0086
seaton,barabara a. 11-0052
seaver,sally s. 10-0172
seawright,a. a. 11-0606
sebrjakov,e. v. 01-0401
secombes,c. j. 08-0156
sedinova,v. 10-0652
sedov,v. a. 02-0179
seeger,k. 05-0414
seeland,gerhard 02-0058
seeliger,h. p. r. 11-0409
seeling,leonard l. 06-0029
seemann,maria 09-0199
seerley,robert w. 08-0002
seffner,w. 02-0111 06-0543
segal,s. 11-0316
segalen,j. 07-0050
seger,c. l. 12-0438
segerson,e. c. 03-0109
sehdev,r. s. 03-0198
sehgal,h. s. 03-0198
seidah,nabil g. 06-0173
seidel,bernd 04-0674
seidel jun.,george e. 07-0275
seidler,m. 11-0503
seiferle,e. 05-0004 06-0003
seifert,h. 08-0011
seigner,christiane 11-0156
seijen,h. g. 05-0316
seijo,v. 12-0037
seiler,r. j. 04-0620
seimiya,yukio 04-0494
sein,o. b. 01-0202
seinen,w. 07-0568 08-0582
seino,j. 01-0199
seitelberger,r. 07-0639
seitz,a. 01-0546
seitz,hans 04-0150
sejersted,ole m. 06-0078 06-0093 06-0113
sekeyova,z. 10-0358
sekizaki,tsutomu 05-0667
sekretarjuk,k. v. 03-0194
selak,i. 12-0007
selbitz,h.-j. 01-0271
selcer,b. a. 07-0634 12-0267
selikhova,o. v. 10-0493
selim,m. k. 02-0609 03-0506 05-0545 05-0565
selim,s. a. 08-0240 08-0431 09-0535 10-0325
selinger,pavel 02-0442
selinger,zvi 12-0097
selivanov,a. v. 02-0422
seliverstova,i. a. 10-0175
sellers,r. f. 08-0390
sellstroem,aake 11-0070
sellwood,r. 02-0585
selman,i.e. 07-0415
selselet-attou,g. 11-0173
selsted,michael e. 08-0212
semashko,m. i. 02-0321
semenkov,l. d. 02-0680
semenov,b. f. 08-0413
semenov,b. s. 02-0524
semenov,n. v. 11-0270
semenova,n. v. 05-0220
semina,s. ju. 10-0454
semjen,g. 10-0231
semkin,v. i. 07-0215
semple,s. j. g. 12-0111
senaud,j. 11-0527
sender,g. 11-0625
senders,clive 09-0176
senegacnik,j. 12-0185
senf,w. 07-0578
senft,b. 10-0123
senger,p. l. 05-0172
senior,david f. 10-0496
seno,noboru 03-0607
sentov,lj. 09-0264
sephton,g. b. 09-0173
serabjit-singh,cosette j. 01-0096
seredenko,m. m. 08-0041
seregi,janos 08-0306
sergeev,n. 03-0344
sergeev,n. i. 10-0274 12-0368
sergeev,v. a. 02-0425 09-0386 09-0389
sergeeva,t. i. 07-0356
serieys,f. 01-0569 02-0667
serikawa,tadao 01-0287
serkov,f. n. 05-0011
serkova,g. p. 05-0683
serravezza,j. c. 06-0609
serteyn,d. 10-0616
serur,b. 08-0277 09-0481
servetnik-chalaja,g. k. 05-0116
sethi,k. k. 11-0528
settnes,o. p. 05-0555
sevcik,bohumil 07-0635 09-0579 09-0580
sevcikova,eliska 04-0320 06-0613
severidt,d. d. 05-0715
severin,g. a. 08-0520 08-0610
severin,glenn a. 09-0206
sevestre,j. 01-0644
sevestre,jacques 02-0508
sevjan,t. k. 01-0604
sewell,m. m. h. 09-0439
sewell,william f. 02-0048
seydoux,josiane 03-0076
seyfarth,d. 04-0363
seyfred,mark a. 10-0061
seyler,david e. 01-0529
seymour,c. 09-0178
seymour,c. l. 05-0213
sezen,i. y. 11-0623
sezen,y. 09-0418
sfroyman,r. 01-0385

shaban,m. a. 05-0136
shahin,m. a. 11-0027
shainline,w. e. 02-0327
shakarjan,g. a. 01-0604
shakarov,a. g. 12-0399
shakhanina,k. l. 04-0408
02-0598
shakhbanov,a. a. 02-0306
shakhtamirov,s. a. 04-0214
shakov,m.sh. 03-0673
shalatonov,i. s. 02-0532
shaluev,n. a. 08-0322
shamis,l. d. 05-0259
shamraev,v. n. 03-0644
shams,d. 12-0134
shane,simon 10-0378
shane,simon m. 09-0568
shanidze,m. g. 03-0209
shanin,s. s. 05-0435
shannon,p. 01-0126 12-0184
shapilov,v. s. 03-0179
shapilova,a. f. 05-0032
shapiro,colin m. 04-0348
shapiro,s. 03-0638
sharaf,doreya 02-0360
shariff,omer a. 02-0378
sharifi,behrooz g. 10-0125
sharipov,sh. t. 04-0441
sharma,a. k. 05-0691
sharma,b. 08-0145
sharma,d. k. 06-0599
sharma,j. m. 04-0268
sharma,r. d. 06-0323
sharma,r. n. 05-0516
sharma,s. 02-0499
sharma,s. k. 10-0380
sharma,s. n. 06-0408 06-0640
sharma,y. k. 08-0565
sharov,a. n. 08-0580
sharov,i. n. 03-0397
sharp,m. w. 06-0446
sharpe,r. m. 03-0034 10-0106
sharrow,susan o. 07-0230
shatz,carla j. 05-0034
shau,h. 11-0293
shavchenko,v. p. 07-0220
shaw,c. 06-0092
shaw,d. c. 11-0331
shaw,daniel p. 11-0433
shaw,james h. f. 08-0051
shaw,n. a. 09-0049
shay,jerry w. 05-0129
shchelkunov,i. s. 02-0136
shchelkunova,t. i. 02-0136
shea,t. b. 01-0135
shearer,j. k. 12-0500
shears,stephen b. 10-0131
shegidevich,eh. a. 11-0399
shehata,y. m. 03-0287 03-0290 03-0291
sheikh,m. iqbal 12-0116
sheikh-omar,a. r. 01-0591
shejjkin,v. n. 10-0275
shek,william r. 04-0263
shekhovcov,v. s. 07-0618
sheldon,roger e. 12-0046
sheldrake,r. f. 07-0233
shelub,irwin 07-0075
shemesh,m. 01-0223
shenberg,esther 07-0330
shenkenberg,todd 07-0137
shepherd,j. p. 02-0651
shepherd,john t. 09-0051
shepherd,s. p. 05-0529
sheppard,anthony j. 05-0511
sheraliev,a. 03-0088
sherk,truman 04-0086
sherman,david m. 10-0154
sherman,s. m. 08-0093
sherwood,o. d. 08-0102
sheshko,p. m. 11-0676
shevchenko,t. n. 02-0220
sheveleva,v. s. 01-0176
shevjakova,i. v. 03-0179
shheglova,i. 02-0444
shhenderov,b. a. 05-0683
shherbakov,a. m. 06-0489
shherbakov,g. g. 12-0529
shherbakova,eh. g. 02-0620 11-0661 11-0665
shibata,k. 05-0456
shields,j. m. 02-0213
shikhov,i. ja. 02-0288 11-0359
shikov,a. t. 04-0463
shille,v. m. 06-0147
shilova,a. v. 01-0101
shimada,h. 05-0326
shimada,t. 09-0009
shimada,yutaka 08-0017
shimamura,m. 10-0499
shimbayashi,koichi 06-0192
shimchuk,l. f. 04-0377
shimizu,f. 04-0251
shimizu,r. 07-0278
shimizu,tadayori 10-0181
shimizu,takao 07-0644
shimoda,kouji 05-0667
shimoda,minoru 07-0644
shimoni,yakhin 04-0706
shimshony,a. 04-0659
shimura,shigeru 08-0178 10-0183
shin,s. j. 08-0333
shinagawa,morikazu 12-0466
shinkai,s. 10-0499
shinnick-gallagher, patricia 07-0081
shinsako,jeanette 08-0083
shiomura,y. 08-0006 08-0072
shiota,masakazu 09-0035
shipp,s. d. 08-0071
shirai,junsuke 11-0488
shirakura,toshiya 10-0190
shirasaka,shoji 08-0363
shirasawa,nobuyuki 08-0024
shirasu,yasuhiko 12-0340
shiratsuchi,k. 03-0158
shirley,d. g. 02-0053
shirley,m. w. 04-0534 10-0463 10-0464
shirobokova,m. m. 12-0390
shiroko,yasuko 01-0172
shirota,k. 04-0462
shirvanjan,ju. a. 01-0486
shishkov,v. p. 06-0265 09-0346
shishov,b. a. 09-0451
shishov,i. n. 05-0442
shishov,v. p. 06-0396
shishova-kasatochkina, o. a. 07-0496
shivacheva,t. m. 01-0025
shivatcheva,t. m. 01-0026
shively,carol a. 05-0272
shijakhtunov,v. i. 04-0027
shlygin,a. n. 03-0626
shmidl,james a. 10-0600
shnejjder,m. a. 04-0712
shnur,v. i. 01-0314
shoback,dolores 06-0151
shojjlev,khristo 09-0522
shokibaev,sh. sh. 01-0295
shomo,napoleon 05-0726
shoop. douglàs s. 04-0360
short,c. e. 07-0655
short,charles e. 03-0635
shortman,ken 04-0274
shoshkov,docho 05-0173
shoshokin,v. a. 08-0421
shoura,samir m. 10-0519
shpon'ko,a. i. 07-0096
shpynova,l. g. 10-0289
shreeve,b. j. 01-0398
shrivastava,a. b. 05-0263
shrivastava,r. s. 08-0197
shtefan,m. k. 11-0421
shtil'bans,e. b. 04-0712
shukla,g. s. 11-0240
shukla,jagdamba prasad 07-0205
shukla,shivendra 06-0307
shul'ga,v. n. 02-0413
shul'man,b.s. 10-0193
shul'man,s. s. 11-0217
shuljak,b. f. 11-0459
shuljak,l. g. 03-0066
shuljak. l. g. 03-0074
shum,g. 05-0202 12-0200
shumilov,k. v. 11-0414
shupa,nikolla 08-0376
shupljakov,i. d. 08-0319
shuppe,n. g. 11-0162
shurevich,g. a. 04-0614
shurgaja,m. a. 02-0334
shutka,b. v. 11-0054
shuttleworth,c. adrian 06-0025
shvarc,s. a. 07-0357
shvec,v. i. 02-0095 03-0628
sibeartie,d. 09-0445
sibelle,ch. 05-0377
sibirjak,s. v. 11-0663
sibley,g. n. a. 11-0082
sibley,k. w. 05-0620
sidhagen,bjoern 05-0051
sidner,richard a. 10-0500
sidorkiewicz,elzbieta 03-0236
sidorov,m. a. 09-0210 09-0329
sidorov,s. s. 05-0222
sidorov,v. t. 08-0236
siebentritt,m. 05-0656
sieck,gary c. 01-0017
siegel,george j. 12-0164
siegel,j. 10-0047
sieger,a. 01-0619
siegler,h. h. 02-0255 03-0604
siegman,l. j. 10-0396
siegman,m. j. 09-0081
siegmann,naubearb. aufl.42:4. 01-0328
siembieda,jan 02-0662
sies,h. 05-0039
sigal,m. j. 08-0009
sigger,j. n. 08-0031 09-0107 11-0143
sigler,robert 11-0604
signorella,arthur p. 03-0543
sihkachina,v. ih. 04-0467
sikolov,a. v. 03-0107
sikorski,zdzislaw 04-0138
silberberg,r. 03-0574
silberman,m. 01-0238
silberman,steven r. 06-0152
silmanowicz,piotr 12-0620
silva,carles henrique debenedito 06-0395
silva,m. de 02-0278 02-0283
silva,m. t. 07-0471
silva,p. pinto e 06-0010
silva,r. f. 07-0440
silver,j. n. 04-0243 07-0217
silver,marian 12-0042
silvia,w. j. 01-0221
simard,rene 01-0089
simeckijj,m. 03-0356
simeckijj,m. a. 07-0623 08-0477
simensen,egil 05-0637 05-0638
simeonov,ivan 09-0390
simeonov,simeon iv. 03-0558
simesen,mogens g. 06-0211
simko,stefan 07-0587
simmons,d. g. 08-0381
simmons,k. j. 06-0147
simoens,p. 10-0249
simon,brett a. 09-0054
simon,e. 09-0101 09-0157
simon,eckhart 01-0050 05-0067
simon,j. 01-0249
simon,m. m. 04-0272
simon,mark r. 07-0672
simon,r. c. 12-0193
simone,michael j. 07-0069
simonova,eh. g. 09-0389

simonova,o. g. 08-0310
simons,p. c. m. 12-0378
simonsen,christian c. 04-0077
simpson,j. s. a. 04-0140
simpson,j. w. 11-0174
simunic,b. 03-0282
sincai,mariana 08-0033 11-0117
sinden,r. e. 03-0503
sinel'nikova,m. p. 04-0374
sinell,h.-j. 01-0197 11-0389
sinet,m. 08-0090
sing,m. v. 03-0360
singer,h 05-0500
singh,a. p. 02-0669 05-0710
singh,balwant 08-0508
singh,g. r. 10-0380
singh,gurdial 06-0008
singh,k. v. 01-0355
singh,nem 05-0476
singh,s. 04-0650
singh,s. d. 01-0540
singh,s. s. 04-0630
singh,shamer 12-0011
singh,tejendra 05-0226
singh,toolsee j. 06-0163
singh,u. b. 04-0673
singh,vijendra k. 08-0242
singh,yashwant 06-0008
singhal,mitra c. 02-0406 02-0459
sinha,j. n. 06-0599
sinha,y. n. 07-0216
sinicyna,e. v. 05-0288
sinkovics,gyorgy 06-0464
sinnecker,rita 08-0400
sinowatz,f. 08-0617 09-0008
sinowatz,fred 07-0045
sinski,edward 01-0429 09-0455
siqueira,p. s. 05-0275
sirazhdinov,r. s. 03-0302
sirbasku,david a. 05-0243
sirks,j. l. 04-0681
sissoko,saidou 03-0606
sissom,janice f. 05-0074
sisson,david 03-0572 12-0536
sissons,john w. 03-0135
sivertsen,tore 03-0058
siwicki,andrzej 04-0187 07-0177
sizov,ignat 12-0572
sjaastad,oeystein v. 12-0160
sjaliljonene,ja. 09-0491
sjodin,r. a. 12-0113
sjoegren,sven 08-0131
sjoestroem,a. 05-0105
sjoevall,h. 06-0075
sjoevall,henrik 05-0107 09-0056
sjurin,v. n. 02-0397 03-0619 09-0380
sjusjukin,v. a. 11-0413 11-0431
skafar,debra f. 10-0172
skakun,n. p. 09-0513 11-0664
skalka,boris 11-0407
skancke,ellen m. 12-0530
skangiel-kramska, jolanta 03-0134
skarda,j. 10-0652
skarda,r. t. 02-0650
skardova,olga 09-0534
skardova,0. 10-0652
skarka,josef 09-0534
skarlat,i. v. 03-0223
skarra,torleif k. 04-0713
skelbeck,n. w. 08-0428
skerritt,g. c. 10-0498
ski,andrzej sadzikow 10-0439
skinner,karolina 03-0329
skipenes,per 06-0525
sklan,d. 09-0059
sklenar,v. 04-0338
sklenkova,e. 10-0647
sklobovskaja,i. eh. 07-0095
skofitsch,g. 12-0599
skolek-winnisch,rita 07-0045
skopenko,e. v. 10-0551
skorkski,p. 06-0499
skorping,a. 01-0447
skorstengaard,karna 04-0123
skottun,b. c. 09-0112
skovorodka,v. v. 09-0361
skovronskijj,r. v. 05-0578
skrobanek,peter 05-0169
skrypnik,e. i. 12-0249 02-0180
skurat,eh. k. 06-0240
skurnik,mikael 12-0320
skusek,f. 06-0424
skvorcova,f. k. 09-0434
skwarek,pelagia 02-0309 07-0298
skwarek,teresa 07-0646
skwarlo-sonta,krystyna 03-0236
slack,jonathan 09-0025
slade,e. alison 06-0566
slatter,douglas h. 08-0525
slavchev,georgi 08-0230 10-0579
slaweta,roman 09-0182 12-0187
slee,k. j. 10-0297
slehoferova,ladislava 03-0630
slepnev,n. k. 11-0543
slimane,n. 02-0290
slobodenjun,m. 12-0446
slocombe,j. o. d. 05-0579 12-0498
slojewska-zareba,ewa 07-0346
sloniewski,pawel 07-0027
slucka,r. 10-0296
sluckijj,l. i. 05-0007
slugin,v. s. 11-0343
slusher,steven h. 12-0331
slutzky,g. m. 04-0549
smaje,l. h. 08-0019
smale,freda-anne 01-0114
smales. lesley r. 08-0454
small,a. j. 03-0518
small,j. 07-0588
smeby,robert r. 05-0120
smedegaard,h. h. 08-0621 11-0701
smego,raymond a. 10-0468
smet,e. 12-0062
smetanin,m. m. 03-0195
smidt,d. 03-0312 10-0263 12-0186
smidt,s. 04-0333
smiechowicz,jan 09-0373
smiley,david w. 10-0311
smillie,lawrence b. 09-0176
smirnov,a. m. 02-0179 02-0252 04-0354 08-0314 11-0255 11-0260 11-0378
smirnov,s. i. 01-0496
smirnov,v. n. 02-0678
smirnova,a. p. 03-0142
smirnova,o. i. 08-0477
smirnova,o. v. 05-0281
smith,a. l. 11-0509
smith,b. l. 04-0606
smith,b. s. w. 12-0528
smith,bernard f. 10-0148
smith,bradford b. 04-0381 05-0421
smith,c. a. 04-0620 11-0516
smith,c. e. 10-0196
smith,charles w. 08-0622
smith,curtis a. 06-0219
smith,d. f. 02-0654 04-0627
smith,david l. 12-0047
smith,david m. 09-0052
smith,dean o. 03-0083
smith,donald f. 05-0625 06-0639
smith,e. b. 07-0607
smith,e. j. 09-0347
smith,f. g. 04-0434
smith,g. 01-0441
smith,gary 04-0581
smith,geoffrey l. 02-0476
smith,h. v. 03-0513 05-0569
smith,henry r. 04-0384
smith,j. 09-0341
smith,j. drew 05-0532
smith,j. k. 07-0328
smith,joseph e. 03-0267 03-0271
smith,k. l. 07-0338
smith,k. larry 05-0651
smith,kent d. 05-0700
smith,m. f. 05-0145
smith,mima j. 01-0377
smith,nancy k. r. 01-0018
smith,p. n. 08-0068
smith,r. h. 06-0071
smith,richardo luiz 11-0030
smith,robert c. 09-0572
smith,robert v. 08-0219
smith,stephan b. 04-0105
smith,thomas w. 06-0154
smith,w. 04-0171
smith,w. dianne 03-0303
smits,m. a. 03-0503
smolich,j. j. 02-0007
smoljanskaja,a. z. 04-0692
smollich,a. 02-0065
smolova,marta 10-0011
smorag,zdzislaw 01-0245 09-0281 10-0277 10-0283
smorodincev,a. a. 08-0399 11-0461
smylie,w. a. 07-0558
smyrnis,ellie m. 08-0242
smyshljaev,i. v. 02-0272
smyslova,n. i. 12-0368
smythe,g. a. 04-0125
snabes,m. c. 07-0636
snapper,james r. 08-0063 08-0079
snary,d. 01-0424
snel,f. 10-0126
snider ,theron g. 12-0538
sniffen,c. j. 12-0527
snijders,j. m. a. 10-0657
snoddy,christina b. 01-0404
snodgrass,d. r. 03-0460
snow,d. h. 01-0583
snow,p. j. 02-0023
snowdowne,kenneth w. 04-0143
snyder,c. a. 03-0586
snyder,s. p. 05-0249 10-0644
snyder,solomon h. 09-0198
snyder,stan p. 04-0246
snyder ,william t. 01-0617
snyder jun.,harry w. 02-0406 02-0459
soback,stefan 01-0590 12-0650
sobanski,e. 03-0456
sobchak,e. 06-0374
sobko,a. i. 10-0394
sobko,a. ih. 04-0343
sobocinski,ryszard 05-0630
sobolev,a. s. 11-0163
sobolevskijj,v. i. 03-0231
soboll,s. 05-0039
sobti,v. k. 04-0630
sockijj,o. p. 05-0046
sodhi,s. p. s. 02-0619
soeberdt,r. 02-0212
soederlind,olof 11-0621
soedersten,p. 03-0631
soejima,michimasa 07-0122
soeling,hans-dieter 05-0113
soffietti,m. gennaro 06-0619 06-0623
sofronov,b. n. 02-0219
sogn,jan 08-0124
sogo,j. m. 05-0518
sohrab,sassan 03-0011
soi,r. k. 12-0351
sojjfer,r. d. 03-0639
sojka,w. j. 12-0384
sokhanenkova,t. l. 07-0492
sokol,hilda weyl 08-0085
sokoloff,l. 04-0015
sokolov,a. 01-0416
sokolov,v. d. 03-0107
sokolov,v. i. 05-0220 12-0564
sokolova,g. o. 05-0462
sokolova,m. a. 02-0550
sokolova,n. a. 11-0393
sokolovskaja,i. i. 03-0261
sokolovskaja,n. e. 02-0557
sol,j. 05-0391 05-0392 05-0393 06-0312 12-0338 12-0339 12-0376
sola,s. cerruti 06-0619
solangi,m. a. 05-0206

solangi,m. a. 05-0207
solarikova,l. 08-0398
soldani,g. 12-0151
solheim,anne e. 02-0031
solisch,p. 09-0241
sollmann,h. 10-0614
solodenko,v. a. 07-0126
solodovnikov,v. l. 09-0518
sologub,v. k. 08-0405
solomatina,e. s. 11-0159
solomatova,v. p. 08-0152 12-0223
solomon,gene b. 10-0484
solomon,samuel 08-0052
soloneko,a. a. 11-0432
solov'ev,l. b. 06-0396
solov'ev,m. e. 06-0491
solov'eva,l. f. 11-0261
solov'eva,v. s. 09-0547
solov'jan,n. 06-0378
solovyev,b. v. 01-0389
solyom,f. 02-0414 06-0624 11-0450
soma,lawrence r. 08-0544
somers,robert l. 10-0136
somlyo,andrew p. 05-0144
sommer,h. 02-0214 05-0356
sommer,h. (hrsg.) 07-0066
somorjai,g. 08-0215
somov,g. p. 01-0284
somova,s. 03-0155
sondermann,r. 06-0411
song,byung-joon 12-0063
soni,m. g. 04-0136
sonina,n. v. 11-0162
sonnenschein,b. 12-0298
sontag,k.-h. 03-0082 10-0093
sood,m. l. 01-0466
soos,t. 03-0438
sopelak,v. m. 01-0057
soph,marek 02-0576
sopinska,antonina 05-0225
soprunov,f. f. 07-0506
sorca,elena 01-0222
sordillo. l. m. 06-0022
sordyl,holmer 05-0177
sorensen,d. k. 01-0334
soria,b. 07-0104
soriano,f. martinez 08-0016
sorimachi,minoru 07-0187
sorkin,ju. l. 05-0156
sorochinskaja,e. p. 11-0390
sorokin,v. m. 09-0631
sorvisto,pauli 04-0330
sotirov,n. 09-0351
soule,c. 04-0553
soulsby,e. j. l. 01-0457
sousa,candace a. 09-0403
soute,berry a. m. 02-0234
southard,j. h. 02-0070 03-0036
southard,james h. 10-0039
southern,peter a. 06-0079
souza,j. b. de 02-0472
souza,w. m. 06-0009
sova,z. 07-0566
sovdagarova,eh. m. 01-0549
soveri,t. 03-0614
sovetkin,s. v. 03-0626
sovik,ladislav 09-0431
sovorcov,f. f. 08-0326
sowa,b. 01-0078 12-0279
sowers,james r. 09-0028
spackman,claire j. a. 11-0687
spackman,d. 01-0361
spanel-borowski, katharina 11-0020
spangenberg,r. 11-0233
spanns,w. 07-0609
sparks,j. w. 04-0300
spasibina,t. v. 04-0692
spasova,dimitrija 02-0127
spassova,d. i. 06-0472
spassova,d. v. 02-0121
specht,h. 05-0738 05-0739
speck,d. f. 02-0075
speden,r. n. 04-0045
speers,john g. s. 11-0373
speirs,v. c. 02-0655
spek,e. 11-0016
spence,j. b. 10-0390
spencer,j. l. 08-0386
spencer,jo. 02-0198 05-0313 04-0287
spencer,michael 06-0294
spencer,t. l. 05-0735
sperling,oded 10-0169
sperling,uwe 08-0352
speth,maria 05-0142
spiegel,h. u. 11-0048
spiess,b. 12-0271
spindler,franois 03-0181
spiridonov,b. s. 05-0350
spitschak,. 11-0079
spitschak,k. 06-0322
spivak,n. ja. 04-0679
splisteser,h. 05-0585
spooner,r. l. 08-0249
sprague,randy s. 06-0153 06-0223
sprague,v. 02-0163
spraker,t. r. 08-0558
sprang,a. p. van 03-0512
springbett,a. j. 08-0249
sprockhoff,h.v. 03-0428
sprouse,r.-f. 12-0557
spry,douglas j. 06-0254
sprygin,v. g. 04-0383
spyer,k. m. 11-0130
spyropoulos,e. 01-0527 10-0616
squire,phil g. 10-0311
squires,e. l. 08-0269
sreenathan,r. n. 12-0011
srere,paul a. 01-0112 11-0043
sretavan,david 05-0034
sridaran,r. 03-0148
srinivasa 05-0227
srinivasan,v. a. 07-0388
srivastava,g. c. 01-0430
srivastava,gopesh 11-0062
srivastava,n. 08-0565
staak,ch. 03-0413
stabenfeldt,g. 07-0119 10-0250
stabenfeldt,g. h. 05-0367
stach,j.-l 11-0323
stach,w. 07-0014 07-0019 07-0020
stach,werner 03-0003
stachelberger,herbert 01-0649
stades,f. c. 02-0196 04-0723
stadler,peter 03-0059
stagni,n. 09-0011
stahlknecht,t. r. 12-0102
staib,f. 10-0429
stainsby,w. n. 09-0110
stair,e. l. 01-0568
stair jun.,ernest l. 12-0499
stallbaumer,m. f. 10-0498
stallybrass,h. g. 05-0218
stamatov,t. p. 11-0641
stanchev,stancho 02-0575
standbrook,hilary s. 01-0071
standen,n. b. 10-0059
standkiewicz,miroslaw 04-0570
stanekova,d. 07-0592
stanfield,p. r. 10-0059
stankiewicz,miroslaw 03-0535
stankov,b. 11-0348
stankovic,slobodanka 10-0144
stann,susan e. 12-0457
stanton,thad b. 10-0114
stappen,f. 03-0164
starceva,l. v. 07-0252
starcheus,a. p. 04-0477
starick,e. 12-0440
stark,deborah a. 05-0347
starker,w. 06-0638
starlin,james r. 10-0039
starliper,c. e. 11-0204
starodubceva,l. i. 05-0289
stasiak,andrzej 06-0283
stastny,jan 09-0520
staub,norman c. 06-0077
stauber,erik h. 01-0327
staudacher,gerhard 04-0231
stavikova,m. 10-0576
stead,donald 01-0662 05-0741
stear,m. j. 04-0595
stecko,a. n. 12-0354
steedman,wilma m. 08-0066
steele,j. g. 12-0092 12-0126 12-0127
steele,joy a. 03-0125
steen,peter andreas 06-0078
stefanatos,joanne 01-0513
stefaniakowa,anna 02-0002
stefanov,n. d. 11-0641
steffan,j. 12-0356 12-0371
steffan,p. e. 10-0361
steffen,joseph m. 11-0311
steffens,h. 12-0122
stegena,b. 07-0665 10-0241
stegmann,h. 03-0429
stegnijj,b. t. 04-0174 04-0175
steibert,e. 01-0078
steiger,a. 08-0318 08-0327
steimle,fritz 02-0302
stein,april j. 12-0296
stein,h. 01-0211 09-0250 10-0239
stein,ingeborg 06-0411
steinbach,g. 01-0271 07-0577 12-0600 06-0570
steinberg,roy h. 07-0141
steinberg,susan f. 02-0017
steiner,josefina 01-0159
steinhardt,m. 05-0599 07-0532
steinmann,w. 10-0006
steinmetz,michael 05-0286
steinwall,xxosar 11-0086
stel'mashenko,l. n. 05-0152
stelwagen,j. 04-0319 05-0391 05-0393 12-0376
stem,e. s. 08-0333
stemberger,bridget h. 05-0022
stemberger,h. 03-0499
stenchever,morton a. 03-0303
stenderup,joergen 02-0325
stene-larsen,g. 01-0082
stengel,gerhard 07-0688
stensaas,f. j. 12-0086
stepanishvili,v. g. 12-0254
stepanjan,s. g. 01-0556
stepanova,g. a. 12-0564
stepanova,l. s. 02-0540
stepanova,m. a. 03-0190
stepanova,n. i. 10-0450
stepchenko,s. ih. 02-0443
stephan,v. 05-0394
stephany,r. w. 04-0041 04-0714
stephaonjan,s. g. 05-0566
stephen,john 04-0427
stephen,w. p. 11-0262
stephens,d. b. 06-0320
stephens,d. j. 01-0226
stephens,l. r. 08-0571 10-0297
stephens,newman l. 05-0080
stephens,paul e. 01-0274
stephenson,alan h. 06-0153 06-0223
stephenson,frances a. 08-0499
stepin,v. s. 06-0392
sterbova,jarmila 11-0344
sterling,kenneth 05-0037
stermitz,frank r. 09-0511
stern,claudio d. 03-0014
stern,david f. 12-0300
stern,naftali 09-0028
sternweis,paul c. 12-0156
stettin,p. 01-0666
steuer,dorothea 08-0359

stevens,c. e. 04-0100
stevens,charles f. 07-0134 11-0044
stevens,d. l. 07-0555
stevens,j. b. 03-0584 07-0564
stevens,s. 06-0576
stevenson,j. s. 05-0378
stevenson,r. 12-0428
stevenson,s. h. 01-0450
stewart,aimorn c. 10-0502
stewart,d. j. 05-0184 05-0200 10-0376 11-0436
stewart,g. 10-0589
stewart,k. a. 03-0581
stewart,n. p. 08-0473
stewart,r. b. 10-0342
stewart,william b. 05-0348
stick,c. 11-0046
stick,john a. 11-0600
stickle,r. l. 09-0629
stickney,k. 05-0128
stief,e. 11-0001
stier,a. 09-0148
still,j. 12-0619
stiller,j. 12-0279
stiller,k.-j. 08-0141
stipkovits,l. 01-0120 07-0363 07-0442 11-0427
stirm,s. 07-0474
stirm,stephan 07-0411
stirnimann,j. 12-0381
stjernschantz,johna 04-0086
stock,volker 01-0265
stock-damge,christine 07-0541
stockemer,j. 01-0654
stockes,c. r. 03-0393
stodolna,felicja 03-0352
stoelen,s. 12-0024
stoffregen,dana a. 09-0602
stofft,e. 10-0009
stogdale,lea 08-0190 11-0340
stojanov,p. 10-0288
stojjkov,dimitahr 11-0398
stolbov,n. m. 06-0259 11-0250 11-0565
stolla,r. 04-0148
stolpe,j. 06-0359
stolzenburg,p. 05-0355
stone,b. 06-0370
stone,b. a. 09-0276
stone,bill 02-0469
stone,carol 03-0104
stone,g. m. 03-0310
stone,h. lowell 07-0068 09-0567
stone,r. t. 06-0193
stoops,james k. 01-0038
stopa,edward g. 02-0109
storch,e. 07-0144
storeng,ritsa 01-0609
storey,b. t. 06-0233
storey,bayard t. 01-0122
storey,diane j. 10-0131
storper,m. 06-0590
storset,a. 04-0284
stothert,j. 04-0057
stott,g. g. 04-0210
stovbun,s. f. 07-0357
stow,nigel d. 07-0444
stowe,c. m. 12-0596
stowe,h. d. 06-0210
stoye,m. 01-0405 04-0520 10-0485 10-0646
stracciari,j. malvisi 12-0616
straeuli,peter 01-0013
stragier,patrick 10-0233
straight,gary l. 05-0410
strak,josef 11-0347
strakova,j. 01-0535
strakova,jana 07-0638 09-0577
stratil,a. 06-0303
stratton,j. s. 11-0442
straub,o. c. 10-0399
strauch,a. 06-0539
strauch,d. 02-0310 03-0365 03-0374
strauss,arnold w. 07-0098
strauss,guenter 04-0674
strauss 3,j. 01-0223
strauss 3,jerome f. 06-0184
straw,barbara 06-0368
straw,rodney c. 06-0625
strayer,james g. 03-0401
streibel,ellen j. 03-0304
streitel,r. h. 11-0557
strel'cov,a. g. 09-0548
strickland,k. l. 01-0428 08-0349
striegel,paul 01-0372
stringer,michael f. 04-0428
strohl,kingman p. 06-0047
strohmaier,k. 09-0340
strokova,t. p. 09-0381
stromer,m. h. 06-0143
strona,v. i. 04-0172
strosova,z. 01-0535
strotmann,k. 04-0601
strouhal,z. 08-0469
strouhal,zdenek 02-0487
struempf,k. h. 12-0257
strugnell,richard a. 10-0373
struthers,j. k. 05-0529
stryszak,abdon 12-0454
stryszak,marta 02-0319 06-0377
strzalkowski,leobard 06-0377
strzezek,jerzy 09-0182 12-0187
stseng,m. t. 07-0542
stuart,b. p. 08-0554
stuart,l. 05-0503
stubbs,w. a. 08-0507
studdert,m. j. 05-0517
studdert,v. p. 04-0423 11-0498
studencik,bohuslav 07-0261
studer,rebecca k. 04-0143
studnicka,maria 05-0225
stuebgen,h. 03-0659
stumpf,walter e. 01-0048
stupariu,al. 06-0483
sturen,mikael 06-0513
sturm,f. 09-0200
sturman,lawrence s. 03-0434
stylianopoulou,f. 06-0182
styne,d. m. 09-0166
su,jing-yi 02-0613
su,ying-yet t. 12-0132
subbotina,s. m. 04-0283
subramaniam,a. 06-0640
subramanian,marappa g. 03-0307
suda,hiromu 11-0547 11-0548
sudaka,pierre 10-0053
sudakov,s. k. 06-0083
sudaric,f. 07-0465
suedi,j. 03-0677
suekami,kazuhiro 05-0706
suelter,clarence h. 04-0084
suenaga,itaru 09-0334
sueveges,t. 07-0454
suffa,ingeborg 07-0246
suffin,stephen c. 11-0511
sugano,hiroyuki 11-0690
sugano,shigeru 11-0097
sugarman,b. 08-0225
sugawara,kenji 05-0526
sugimori,tadashi 03-0463
sugita,haruo 04-0190
sugita,yoshiki 01-0036
sugiura,takeo 02-0441
sugiwaka,kei-ichi 11-0218
sugiyama,masahiro 08-0513
sugiyama,yoshihiro 10-0327
sugo,teruko 06-0155
suguet,c. 07-0510
sukhanov,n. a. 04-0407
sukhdeo,m. v. k. 04-0589 12-0488
sukhikh,g. t. 02-0218 07-0224
sukumaran,k. d. 11-0312
suliman,h. b. 10-0149
sullivan,daniel j. 11-0083
sullivan,m. 02-0521
sullivan,n. d. 01-0531
sulo,xhelo 06-0235
sultan,salim 02-0167
sultanov,kh. k. 05-0119
sumano,h. 12-0604
sumegi,balazs 11-0043
sumereder 03-0675
summerlee,a. j. s. 02-0068 07-0121
summermatter,p. 11-0191
summers,brian a. 02-0495
sumner-smith,g. 09-0467
sun,marjorie 11-0678
sundberg,john p. 09-0203
sundelin,johan 06-0204
sundloef,goeran 05-0091
sundlof,s. f. 05-0686
sundquist,b. 10-0223
superti,f. 11-0490
supperer,r. 04-0575
surborg,h. 01-0582
sureau,p. 08-0205 11-0493
surewicz,krystyna 07-0335
sushko,b. s. 08-0043
sutchliffe,j. gregor 12-0096
suter,m. 02-0529 12-0268
suteu,e. 10-0459
sutherland,f. r. 06-0564
sutherland,i. h. 10-0472
sutherland,r. j. 03-0500
sutra,j. f. 03-0080
sutter-dub,m.-th. 09-0169
suttle,mary anna 11-0238
sutton,p. m. i. 04-0052
sutton,raul 06-0139
suvorov,a. v. 09-0376
suzuki,e. 10-0398
suzuki,hikaru 09-0041
suzuki,k. 08-0006
suzuki,kazuo t. 01-0077
suzuki,kunio 12-0192
suzuki,michiko 10-0155
suzuki,naoyoshi 09-0425
suzuki,satoru 07-0445
suzuki,tsuguyoshi 02-0634
svalastoga,e. 06-0108
svastova,alena 11-0407
svedenhag,jan 05-0091
svendsen,e. 06-0028
svennerholm,ann-mari 11-0621
svensmark,birgitta 02-0432
svilenov,d. 01-0445
sviridov,v. d. 05-0155
sviridova,i. p. 10-0293
svistunemko,d. a. 04-0016
svitkin,yuri v. 07-0429
svobodova,z. 03-0196
swaim,steven f. 08-0607
swan,r. a. 05-0253
swanepoel,r. 05-0529
swann,r. w. 08-0067
swanson,h. h. 05-0134
swanson,julia a. 08-0455
swanson,t. 08-0558
swatland,h. j. 01-0655
sweeney,corinne raphel 08-0544
sweeney,raymond w. 11-0433
sweet,b. j. 11-0155
sweet,c. 01-0342
swerdloff,r. s. 05-0135
swierenga,sabine h. h. 07-0040
swindle,m. m. 07-0552
swites,barabara j. 06-0630
switzer,john w. 09-0315
switzky,d. 07-0349
sydow,g. 05-0611
syed,shabih-e-hassnain 11-0063
sygusch,j. 09-0149
sykes,a. r. 12-0505
sykora,ivo 03-0220
sylvester,j. t. 06-0144
symoens,j. 01-0574
synder,a. c. 04-0119
synder,carrol a. 03-0240
sys,s. u. 09-0055
sysoev,a. a. 01-0202
syuto,b. 03-0403
syuto,bunei 05-0151 05-0448
syvaejaervi,jouko 03-0549
szabo,james r. 01-0420
szabo,s. 06-0481
szabo,z. 01-0471
szalay,d. 10-0407
szalay,d. c. 06-0580
szarek,jozef 12-0076
szczech,g. m. 05-0665
szekely,m. 04-0069

szekeres,l. 10-0602
szekeres,t. 07-0526 07-0544 07-0669
szelenyi,z. 04-0069
szeleszczuk,piotr 02-0403
szenci,o. 10-0247
szendro,zs. 07-0591
szenfeld,jerzy 08-0511
szent-ivanyi,m. 11-0450
szentkuti,l. 01-0022
sziegoleit,andreas 12-0319
szilvassy,b. 11-0361
szklarek,dorothy 08-0212
szokolay,paal von 12-0479
szulc,marcin 02-0002
szumanska,grazyna 08-0036
szutowicz,andrzej 01-0112
szyja,jozef 12-0252
szynkiewicz,z. 10-0371
szynkiewicz,zbigniew 09-0302
taagerud,s. 05-0110
tablada,lidia 01-0564
tablan,ofelia c. 04-0394
taboada,c. 10-0054
tabone,e. 10-0021
taborsky jun.,gerald j. 09-0573
tadic,m. 04-0294
tadic,vera 04-0294
taege,m. 11-0234
taehti,h. 02-0616
tafro,a. 05-0214 11-0229
taft,j. l. 05-0001
tag el din,m. h. 09-0444
tagari,vasil 09-0350
tagbemi,b. o. 09-0460
tager-kagan,pierre 08-0453
tages,howard s. 11-0061
tagg,john robert 08-0227
taguchi,f. 09-0363
taha,a. 03-0057
tai,mindy m. 05-0329
tainer,john a. 10-0225
tainturier,d. 01-0233 04-0307 04-0321 08-0275 08-0485 10-0253 12-0350
tainturiere,d. 07-0364
tait,r. murray 08-0340
tajima,kenichi 11-0205 11-0206
tajima,masanori 08-0439
tajima,t. 10-0398
takada,hiroshi 01-0287
takagaki,yohtaroh 11-0056
takagi,keiko 02-0061
takagi,masami 02-0363
takagi,shusaku 08-0175
takagi,tohru 10-0155
takahashi,h. 10-0109
takahashi,hideyuki 04-0154
takahashi,k. 09-0515
takahashi,kazuko 09-0589
takahashi,kiyoshi 10-0452
takahashi,m. 01-0267
takahashi,n. 09-0337
takahashi,sei 12-0208
takahashi,sumio 03-0017
takahashi,takyuki 12-0074
takahashi,teiji 11-0279
takahashi,toshio 02-0363
takahashi,tsuneto 11-0205 11-0206
takahashi,yoshiyuki 12-0362
takahashi,yukinori 08-0159 09-0185 12-0195
takai,tsohiyuki 08-0137
takase,kozo 08-0408 08-0410 09-0532
takase,yoshiyuki 10-0182
takashima,i. 09-0358
takashima,ikuo 05-0505
takatori,ichiro 02-0402
takats,c. 07-0501 12-0577
takaya,kenichi 04-0252
takayama,s. 09-0194
takeda,kazuo 05-0061
takeda,naokazu 06-0438
takemoto,fern 03-0306
takeshita,sunao 05-0201
takesue,yoshiki 01-0085
takeuchi,i. k. 07-0213
takeuchi,shotaro 06-0469
takewaki,t. 06-0125
takkar,o. p. 07-0175
takker,o. p. 06-0323
takla,m. 01-0660
takvorian,p. m. 12-0220
talavera,a. 05-0518
taleisnik,s. 02-0026
taliadouros,george s. 05-0037
talic,a. 04-0290 04-0292
talipov,m. s. 03-0141
tallman jun.,richard d. 06-0102
tamarkin,jan 11-0594
tamas,paul m. 01-0615
tamashauskas,m. 09-0357
tamashiro,w. k. 02-0481
tamate,h. 08-0072
tamate,hideo 01-0019
tamblyn,toby m. 09-0180
tamm,v. e. 05-0283
tamplyn,oby m. 02-0037
tams,r. 09-0154
tams,todd r. 01-0501 03-0386 06-0553
tamura,glen s. 04-0253
tamura,masanori 04-0190
tamura,ryoko 01-0085
tamura,yutaka 05-0452
tamzali,y. 04-0605 11-0710
tan,g. y. 11-0032
tan,gregory j. s. 12-0106
tanabe,k. 09-0161
tanaka,gotaro 12-0012
tanaka,makoto 08-0166 10-0189
tanaka,mikio 03-0222
tanaka,shozo 05-0452
tanaka,t. 05-0494 12-0427
tanaka,takumi 07-0136
tanaka,yasuharu 09-0150
tanaka,yoshio 11-0488
tandon,s. k. 04-0650
tanev,ignat 01-0381
tang,f. 04-0146
tang,jordan 12-0074
tang,lih-heng 06-0042
tani,yasuo 12-0636
taniguchi,h. 09-0148
taniguchi,michiko 01-0141
taniguchi,toshiaki 02-0458 02-0461
taniguchi,tosmiaki '02-0457
tanii,hideji 06-0579
tanimoto,s. 10-0418
taniyama,hiroyuki 12-0468
tannock,g. a. 01-0345
tanny,gerald b. 01-0663
tantawi,h. h. 08-0409
tantikov,m. 05-0717
tantikova,g. 08-0641
tanwar,r. k. 10-0623
tanya,v. n. 08-0452
tanyi,j. 01-0341 03-0387 07-0453
taoudi,a. 07-0365
tapia,m. o. 11-0606
tapio,pirta 01-0590
taranenko,v. d. 04-0076
taranin,a. v. 09-0396
tarasenko,t. a. 07-0299 08-0320
tarasiuk,kazimierz 11-0415
tarasova,i. i. 12-0379
tarczynski,stefan 04-0579 07-0512
targowski,p.anislaw 11-0349
targowski,s. p. 12-0293
tarkova,k. r. 02-0092
tarnavsky,g. k. 02-0257
tarrant,p. v. 05-0605
tartour,g. 10-0149
tas,j. 03-0532
tashima,yohtaiou 08-0123 10-0038
tashiro,k. 03-0235
tasi,zsolt 05-0165
tassell,r. 03-0310
tastunova,g. a. 11-0665
tatarov,genadijj 04-0508
tataru,domnica 06-0412 08-0402
tatner,mary 07-0194
tatsuno,takashi 05-0628
tauchi,m. 12-0040
taura,yasuho 10-0627
tavanger,r. 01-0664
tavares,c. a. p. 01-0444
tavassoli,mehdi 07-0047
taverne,m. a. m. 04-0733 06-0353
tawfik,m. a. 02-0609
taylor,a. e. 04-0048
taylor,alan n. 06-0016
taylor,d. e. m. 12-0057
taylor,d. j. 12-0149 12-0428
taylor,e. g. 06-0337
taylor,gib 03-0185
taylor,j. b. 06-0304
taylor,m. g. 11-0540
taylor,n. f. 12-0103
taylor,r. j. 12-0396
taylor,roger b. 03-0242
taylor,s. m. 09-0478
taylor,steve l. 07-0331
taylor,w. p. 01-0354 01-0363 04-0485
taylor,wallace e. 04-0724
taylor, j. e. 12-0142
tazhgaliev,n. m. 03-0422
tazulakhova,eh. b. 03-0464
tazulakhova,z. b. 04-0275
tchacarof,e. l. 02-0114 08-0149
tchoumboue,j. 05-0389
teale,a. j. 08-0254 11-0300
tefny,d. 07-0566
teilmann,anna m. 03-0053
tejnora,jan 09-0586
tekerlekov,pavel 09-0342 11-0468
tekin,n. 01-0127
tektoff,j. 02-0364
telepnev,v. a. 12-0544
temnikhanov,ju. d. 04-0194
tempel,k. 03-0636 11-0680
tencova,a. i. 03-0641
tenhumberg,h. 03-0342 11-0361
tennant,b. c. 06-0575
tennessen,t. 12-0056
teplov,o. v. 11-0550
tepper,s. a. 06-0549
ter-markosjan,a. s. 01-0056
ter-sarkisjan,eh. m. 03-0639
terada,m. 02-0485
terao,kiyoshi 05-0628
terenina,n. b. 09-0451
tereshhenko,t. l. 06-0043
tereszczuk,st. 05-0312
terjukhanov,a. 03-0378
ternova,n. k. 05-0668
terplan,g. 10-0322
terplan,gerhard 01-0280
terpstra,c. 10-0402
terqui,m. 07-0290
terragna,a. 02-0479
terranova,p. f. 05-0136
terry,r. j. 07-0476
tertyshnik,v. i. 04-0270
terui,miyuki 10-0038
terzic,lj. 02-0178 03-0286 08-0552
terzic,vera 02-0178 08-0552
tesarcik,j. 03-0187 03-0192
tesarik,ladislav 01-0493
teske,e. 02-0624
tessler,j. 06-0401 12-0414
tetzlaff,gerhard 06-0336
teunis,g. p. 12-0378
teunissen,g. h. b. 10-0304
teuscher,e. 01-0174
tew,kenneth d. 01-0579
tewari,s. c. 02-0399
thacker,b. j. 12-0357
thacker,h. l. 10-0355
thain,j. a. 06-0432
thakur,d. k. 03-0493
thale,j. 03-0062
thaler,v. 01-0162
thatcher,joseph 06-0151
thatcher,m. j. 06-0147
thatcher,vernon e. 07-0200
thaxton,j. p. 02-0269
theil,rainer 10-0174
theilen,g. h. 09-0354
theilen,gordon h. 01-0329
theilen,u. 05-0401
thein,p. 07-0379

thein,p. 09-0336
thet,lyn a. 06-0033
theys,h. 02-0578
thibaut,j. 05-0657
thibier,m. 02-0290 07-0265 10-0259 12-0356
thie,michael 09-0133
thiebaut,franz 09-0628
thiel,c.-p. 10-0338
thiel,claus-peter 04-0417
thiel,w. 01-0660 03-0227
thiele,o. w. 09-0248
thiele,otto wolfgang 03-0274
thielebeule,u. 08-0549
thielscher,h.-h. 06-0271 11-0597
thieme,d. 05-0722
thienhoven,a. van 04-0297
thienpont,d. 10-0473
thiermann,a. b. 02-0389 12-0424
thigpen,j. 11-0094
thimonier,j. 07-0249
thiry,e. 05-0481 07-0438 07-0621 08-0385
thliveris,j. a. 11-0076
thoegersen,hans chr. 04-0123
tholen,mark 01-0618 02-0551 04-0725
tholen,mark a. 02-0653
thomas,a. n. 03-0176
thomas,david a. 06-0183
thomas,r. j. 11-0555
thomas,william p. 03-0572 12-0535 12-0536
thomashow,michael f. 11-0410
thomassen,m. j. 10-0317
thommasen,h. v. 04-0047
thompson,c. s. 11-0545
thompson,d. j. 05-0616
thompson,f. n. 06-0566
thompson,h. 01-0583 11-0494 12-0456
thompson,h. h. 12-0064
thompson,j. m. 08-0489
thompson,j. r. 12-0345 12-0553
thompson,james r. 01-0626 03-0551
thompson,k. g. 07-0558 12-0035
thompson,michael 12-0313
thompson,n. e. 07-0375
thompson,paul 09-0068
thompson,r. c. a. 08-0459 10-0503
thompson,richard f. 11-0132
thomson,a. b. r. 12-0075
thomson,t. d. 12-0589
thon,k. 04-0629
thor-wiedemann, sabine 11-0020
thorbecke,g. jeanette 09-0230
thorel,marie-francoise 10-0363
thoren,peter 04-0054
thoren-tolling,kerstin 04-0227 04-0628 10-0533
thorn,n. a. 06-0168
thornbury,k. d. 08-0248 10-0062
thorning,david r. 06-0573
thornton,a. m. 09-0313
thornton,d. h. 06-0450
thornton,deborah a. 08-0437
thorpe,gregory j. 11-0235
thorpe,robin 08-0044
thraenhardt,h. 02-0212
thrall,donald e. 05-0247
thrall,m. a. 05-0249 09-0488 11-0288
thrall,mary anna 01-0533 06-0574
threadgold,l. t. 12-0485
thuerung,m. 12-0034
thun,r. 02-0105
thunert,a. 06-0290
thurley,d. c. 02-0505
thurmann,j. d. 01-0568
thurmon,j. c. 01-0621 05-0040 10-0534
thurston,r. j. 07-0173
thurston,robert v. 02-0173 12-0233
thyberg,johan 08-0022 11-0011
thysen,iver 08-0561
tian,wei-xi 12-0162
tiecco,g. 08-0629 09-0300
tiedemann,k. 09-0022
tiefenbach,b. 03-0466
tienhoven,a. van 05-0672
tierney,t. j. 04-0576
tigaud,sylvestre 02-0375
tikhonov,p. m. 04-0440
till,s. 02-0675
tillmann,utz 10-0018
tillon,j. b. 08-0515
tillon,j. p. 02-0535
timchenko,a. a. s. 04-0164
timchenko,n. f. 05-0440
timischl,w. 05-0512
timisjaervi,j. 12-0610 12-0611
timmermans,h. j. f. 05-0266 12-0144
timms,l. l. 04-0668
timofeev,b. a. 05-0676 06-0603
timofeeva,l. n. 07-0225
timoney,j. f. 08-0349
timoney,p. j. 08-0349
timpl,rupert 07-0063
timur,g. 12-0218
timur,m. 12-0218
tinar,r. 10-0512
tindal,j. s. 07-0674
tindall,a. 06-0028
tindall,e. e. 12-0513
tintle,l. m. 07-0655
tischbirek,doris 05-0008
tischner,marian 07-0279
tishhenko,v. p. 02-0409
tishkina,t. e. 09-0561
tishkov,a. i. 09-0516
tisminetzky,sergio g. 07-0385
titarenko,ju. v. 02-0526
titchen,d. a. 12-0049 12-0136
titchener,r. n. 05-0586
titov,v. f. 06-0259
titova,n. v. 02-0583 12-0545
tittes-rittershaus,v. 01-0593
tivchev,georgi 05-0404
tiwari,s. n. 05-0100
tizard,i. 04-0268
tjurin,m. v. 05-0683
tkachuk,n. i. 03-0406
tkachuk,vsacolod a. 06-0190
to,sam c. 01-0554
toal,r. l. 06-0535
toal,robert 11-0236
tober-meyer,b. 07-0328
tobimatsu,takamasa 03-0068
toda,m. 08-0516
toda,noboru 07-0135
todd,d. 07-0428
todd,j. n. 12-0423
todeda,f. 10-0265
todhunter,d. a. 07-0338
todhunter,rory j. 11-0600
todorov,anastas 05-0185
todorov,borislav 12-0465
todorov,borislav n. 02-0001
todorov,i. g. 08-0335
todorov,l. 03-0133
todorov,l. d. 07-0097
todorov,petko 01-0648
todorov,todor kh. 11-0379
todorova,jjonka 04-0327
todorova,maria 04-0034
todorova,valentina 01-0465
toga-piquet,caroline 07-0231
tokarev,a. s. 08-0494
tokos,marian 01-0247
tokuhisa,s. 01-0358
tolan,dean r. 05-0153
tolkunov,ju. a. 03-0621
tolle,a. 09-0305
tolleshaug,helge 02-0031
tolliver,s. c. 02-0566
tomalty,lewis 10-0374
tomasek,v. 06-0303
tomasselli,alfredo g. 07-0153
tomasso,j. r. 12-0231
tomaszewska,barbara 03-0203
tomescu,emilia 08-0033 11-0112 11-0117
tomi,e. 01-0571 04-0431 05-0411
tomida,mikio 09-0356
tomilov,a. s. 09-0594
tomoda,isamu 12-0290
tomsic,m. 12-0185
tong,siu wing 01-0075
tonk,i. p. 06-0253 11-0242
tonkonogy,susan 12-0288
tonkonozhenko,a. p. 07-0648
tontis,a. 05-0492
too,kimehiko 07-0521 02-0670
toole,d. o. 05-0602 08-0610 12-0275
toor,a. j. van 03-0217
toor,h. s. 03-0198
toporova,s. g. 01-0095
toquin,d. 04-0224 10-0354
torbert,b. j. 01-0461
torchilin,v. p. 02-0678
torchy,c. 10-0191
torganova,i. g. 04-0306
tormozova,n. m. 02-0396
torres,suzanne 12-0370
tosev,atanas 02-0052
toshkov,a. s. 05-0671
toshkov,as. s. 06-0430 08-0216
toshkov,i. 09-0338
totev,t. g. 02-0114 08-0149
toth,b. l. 07-0171
toth,j. 09-0611
toth,s. 08-0396
totsuka,m. 05-0456
totsuka,yasuo 07-0163
toubas,paul l. 12-0046
toullec,r. 04-0131
touqui,l. 05-0327
touret,monique 10-0100
toutain,p. l. 08-0272
townsend,y. 10-0536
townsley,m. 11-0094
townsley,mary l. 07-0071
toyota,naoji 08-0017
tozzini,f. 01-0383
tracey,david j. 07-0138
trachmann,christiane 09-0201
trachsel,r. 07-0656
trachte,george j. 10-0127
trafford,kay 02-0232
trah,m. 01-0637 12-0628
trahair,j. f. 12-0042
trahan,luc 04-0400
trail,j. c. m. 04-0541
tramontin,robert r. 04-0026
tranquilli,william 05-0040
tranum-jensen,joergen 12-0319
traore,a. 10-0572
traore-leroux,therese 11-0302
trask,a. 11-0654
trautvetter,e. 03-0570 12-0534
trautwein,g. 10-0458
trautwein,w. 07-0036
trautwein,wolfgang 09-0090 09-0091
travers,andrew 10-0308
traxler,g. s. 07-0184
trayhurn,paul 09-0075
traystman,r. 09-0559
treacher,r. j. 08-0069
trebichavsky,ilja 10-0011
treble,d. h. 06-0605
trechsel,ulrich 07-0535
trees,a. j. 05-0557
trefilov,b. 02-0444
tremblay,roland r. 08-0113
tremethick,d. j. 10-0161
treml. f. 09-0326
trengove,c. l. 09-0125
trenner,p. 10-0292
trent,a. m. 04-0627
trentham,d. r. 09-0139
tret'jakova,t. t. 05-0498
tretjakow,a. d. 07-0243
tribunescu,ruxandra 08-0245
08-0244
trif,r. 08-0220

trifonov,s. 11-0283
trifonov,st. 09-0339
trifonova,t. k. 09-0588
triki,mustapha 06-0519
trilenko,p. a. 02-0357
trilenko,v. a. 05-0220
trim,cynthia m. 10-0618
trinh-trang-tan,marie-marcelle 04-0158
tripathi,s. s. 01-0128
tripp,rolan 02-0248
trippel,s. b. 04-0167
trippenbach,teresa 07-0090
trishkina,a. l. 07-0003
trishkina,e. t. 08-0336
tritt,gavin 12-0023
troeger,klaus 03-0668
trofimova,m. n. 04-0480
trolldenier,h. 02-0607 05-0409 06-0615 09-0558
trombetta,giorgio 11-0137
tron,francois 06-0297
tron'ko,f. s. 04-0353
tron'ko,n. d. 05-0045 09-0216
tropilo,jan 02-0002
trotter,g. w. 06-0633
trotter,gayle w. 11-0600
trout,donald r. 11-0004
trout,j. r. 12-0327
troutt,h. fred 11-0418
troy,gregory c. 06-0562
troyer,andre de 06-0007 06-0218
trube,g. 02-0056 09-0128
trubickijj,a. n. 10-0343
trubnikov,v. i. 04-0690
truffa-bachi,p. 11-0296
truquet,m. 01-0137
trusal,lynn r. 10-0036
truscott,r. b. 06-0595
truszczynski,m. 07-0319
truszczynski,marian 04-0366 04-0368
tsagareli,z. g. 07-0550
tsang,b. k. 03-0113
tsao,s. h. 12-0286
tschaepe,h. 06-0615
tschirn,heiko 08-0276
tscholakova,radka 11-0335
tschudi,p. 01-0479 01-0484 10-0529
tselentis,basil s. 08-0078
tsiang,h. 01-0371 11-0490
tsien,r. w. 09-0175
tsien,richard w. 07-0086 11-0042
tsonis,c. g. 09-0159
tsuchiya,k. 07-0108
tsuchiya,t. 08-0006
tsuchiya,takeshi 01-0019
tsuda,tomoyuki 02-0427
tsugita,akira 05-0147 08-0144
tsuji,hiroshi 05-0122
tsukahara,jun-ichiro 11-0214
tsukamoto,hidekazu 01-0588 02-0641
tsukiyama,k. 07-0397
tsukuda,shoji 11-0271
tsurufuji,susumu 04-0684
tsutsui,toshihiko 05-0372
tuboly,s. 03-0438
tuck,r. r. 01-0054
tucker,philip w. 03-0246
tujakbaeva,b. m. 07-0308
tuji,masayoshi 02-0335
tul'chinskaja,v. p. 02-0341
tuma,samir 12-0078
tuma,wolfgang 07-0432
tumanjan,m. a. 09-0226
tumanova,e. i. 02-0568 02-0574
tumova,b. 01-0339 01-0351
tung,f. k. 03-0279
tung,pierre s. 07-0149
tunkara,abdulajj 03-0457 05-0161
turbide,claire 10-0037
turchenko,a. n. 08-0562 10-0564
turchin,i. s. 02-0039
turchin,v. l. 10-0212
turek,r. 01-0339 01-0351
turk,g. michael 11-0007
turk,j. l. 02-0199
turk,james r. 11-0274
turk,margaret a. m. 11-0274
turkmachi,e. s. a. 12-0057
turley,e. 06-0159
turneer,m. 01-0299 01-0301
turner,a. s. 06-0642
turner,a. simon 09-0596
turner,geoffrey 05-0550
turner,k. 01-0558
turner,k. j. 02-0490 03-0530 03-0531
turner,m. j. 09-0412
turner,r. j. 04-0211
turner,s. r. 03-0100
turner,t. 08-0328
turner,tracy a. 12-0625
turnheim,klaus 04-0108
turnwald,g. h. 10-0431
turrel,jane m. 01-0498 12-0526
turton,j. a. 12-0633
tuttle,patricia a. 10-0425
tuurala,heikki 04-0208
tveit,borghild 06-0525
tvorko,m. s. 02-0630
twedt,david c. 08-0528
twiddy,edda m. 08-0210
tyler,d. e. 06-0474
tyler,k. r. 11-0138
tyndall,chiara 10-0224
tyrell,clemens 05-0606
tyrina,v. s. 08-0580
tzschentke,b. 06-0053
ubios,a. m. 04-0717
uchacz,maria 03-0526
uchida,eiji 09-0379
uchida,kikue 10-0482
uchida,koji 06-0584
uchuyama,yasuo 05-0035
uckert,w. 03-0444 07-0394
uckert,wolfgang 08-0392
udala,jan 02-0122
uddman,r. 01-0092 06-0012
udovichenko,v. i. 10-0084
udovicic,i. 09-0544
ueda,hisashi 06-0469
uehara,james k. 12-0221
uehara,masato 04-0028
uel'danov,r. n. 03-0623
ueno,akemichi 12-0071
ueno,y. 10-0179
ueshima,toshihiko 04-0028
uezato,tadayoshi 03-0146
ughetto,giovanni 12-0592
ugrin,i. n. 05-0578
uhazy,leslie s. 06-0243
uhde,saskia 01-0175
uhde,w.-j. 05-0724 05-0725
uhlig,g. 06-0178
ujhazy,eduard 09-0581
ukbaeva,t. d. 05-0457
ul'janenko,t. v. 09-0490
ul'janov,a. g. 12-0546
ulberth,f. 07-0597
ulbrich,m. 08-0493
ulitzsch,christina 11-0692 11-0695
ullah,arshad 11-0208 11-0212
ullmann,b. 06-0480
ulrich,heidlinde 02-0093
ulrich,j. 07-0108
ulugkhodzhaeva,n. kh. 02-0625
ulvund,martha j. 04-0610 05-0532 05-0645
umbach,j. a. 09-0114
umbach,r. 06-0164
umeda,masaki 03-0501
umeki,fujio 08-0363
umemura,t. 03-0451 04-0702
umemura,yasukiyo 05-0629
umesaki,yoshinori 07-0049
umino,y. 07-0410
umnova,n. s. 02-0598 04-0408
umutbaeva,m. k. 11-0329
underwood,p. a. 10-0157 11-0291 12-0443
une,yumi 05-0260
ungaluch,w. 10-0608
ungemach,f. r. 12-0605
unger,r. h. 08-0108
unkel,m. 06-0309 09-0132 10-0145
unkel,marion 04-0636
unkel,renate 03-0370
uno,katsutoshi 08-0157
uno,kazuko 04-0278
untermann,f. 12-0635
unwin,p. n. t. 03-0085
upadhyaya,t. n. 01-0459
upcott,d. h. 03-0415 08-0382
upton,i. 03-0409
urabe,m. 05-0494
urakawa,norimoto 02-0061
urban jun.,j. f. 03-0529 10-0495
urbaneck,d. 07-0303
urbaneck,dieter 05-0335
urbanova,eva 09-0534
urbanovich,n. a. 11-0715
urbisinov,zh. k. 05-0116
urcelay,s. 12-0578
urlea,g. 07-0018
urquhart,g. m. 11-0523
uryvaev,l. v. 03-0464
usatenko,m. s. 02-0557
ushijima,h. 10-0398
ushijima,t. 01-0267
uski,tore k. 04-0153
uspenskaja,z. i. 06-0288
usui,kazuya 12-0290
usui,t. 02-0228
uvarova,r. n. 03-0418
uvarova,v. i. 02-0334
uwland,j. 05-0168
uzdenov,u. b. 07-0648
v. 04-0201
vaala,w. e. 02-0565
vaarkamp,h. 08-0415
vadeboncoeur, christian 04-0400
vadot,eric 08-0121
vagg,m. j. 06-0207
vagt,matthias 06-0429
vaheri,antti 11-0319
vahl,c. f. 11-0091
vahrbanov,klodi 02-0586
vaissaire,j. 02-0352 02-0353 07-0376 08-0348 09-0528
vajjchekonis,v. i. 09-0560
vajjsman,eh. i. 10-0601 11-0411
vajjsman,i. sh. 02-0226
vakharia,d. d. 02-0206
vala,jean-claude 08-0481
valcu,blazena 02-0677
valder,w.-a. 05-0508
vale,w. g. 07-0270
vale, brian 08-0525
valenta,pavel 10-0640
valenti,gaspare 07-0324 07-0327 07-0333 07-0425 07-0631
valentin,a. 10-0279
valentina,karen a. 12-0157
valentini,francoise 06-0024
valenza,f. 06-0623
valette,jean-pierre 10-0085
valikhov,a. f. 09-0346
valinietse,mudite y. 02-0518
valivullah,h. mohammed 11-0073
valk,p. c. van der 10-0630
valka,j. 04-0473
vallbracht,a. 03-0439
vallotton,m. b. 08-0095
valpreda,m. 08-0280
valzania,c. 09-0285
van de graaff,s. 06-0476
van'ko,l. v. 02-0218 07-0224
vancaillie,t. 12-0634
vancov,vanco n. 10-0007
vandenberg,john d. 11-0262
vandenheede,jackie r. 10-0134
vandeplassche,c. 10-0301
vandeplassche,m. 05-0458
vandergheynst,m.-c. 10-0168
vanderkelen,b. 04-0085
vanderplassche,m. 09-0255

vandevelde,m. 03-0577
vane,john 10-0586
vaneeva,n. p. 05-0436
vanhoutte,paul m. 09-0051
vanmeerwijk,wilbert p. m. 07-0106
vanni-mercier, giovanna 05-0069
vannier,p. 02-0535 10-0400 10-0413 11-0472
vanparijs,o. 10-0473
vantellino,g. 04-0468
vanyi,a. 07-0565
vanzandt,j. 02-0175
varadin,m. 09-0264
vardanjan,a. v. 04-0730 07-0666
varejka,f. 01-0389
varel,v. h. 02-0090
varenichev,a. a. 07-0502
varewyck,h. 10-0594
varfolomeev,s. d. 04-0114
varga,f. 04-0635
varga,z. 07-0363
varganov,a. i. 04-0185
vargas,l. 04-0007
varro,v. 06-0600
vartio,tapio 09-0222
varton,m.ne 10-0502
varvashevich,t. n. 01-0284
vas'kov,n. a. 06-0259 11-0250
vasa,martti 08-0341
vasil,m. 05-0219
vasil'chenko,a. a. 04-0463

02-0597
vasil'ev,a. n. 10-0551
vasil'ev,a. p. 02-0550
vasil'ev,m. f. 08-0314
vasil'eva,l. p. 05-0032
vasil'eva,n. g. 04-0173
vasil'eva,z. a. 04-0198
vasilescu,valeria 03-0672
vasilev,georgi 09-0271
vasileva,lilija 07-0409
vasilishin,a. i. 02-0663
vasilnadi,g. k. 11-0263
vasin,g. n. 01-0641
vasiu,c. 01-0310
vassalle,mario 06-0073
vasseur,p. b. 09-0607
vassilev,lyubomir 04-0034
vassilev,tch. l. 06-0302
vassilev,v. a. 07-0042
vassiliades,g. 09-0447
vaudelet,j. c. 12-0631
vaughan,martha 01-0043
vaughan-williams,e. m. 11-0095
vautherot,j. f. 03-0452
vavilina,i. v. 01-0391
vayreda,m. 10-0391
veale,p. i. 08-0461
vecciotti,g. galizzi 08-0204
vecherkin,a. s. 11-0463
vecht,u. 04-0672
veech,richard l. 04-0126
veenendaal,g. h. 04-0151
veenhoff,e. 05-0316
vegad,j. l. 05-0263
veit,hugo p. 12-0281
veith,leland 06-0224
veitinger,w. 06-0070
vekshin,nikolai l. 08-0132
veksler,kh. m. 06-0306 07-0380
velden,m. a. van der 08-0611 09-0609
veldhuis,johannes d. 06-0184
velichkov,i. v. 09-0434
velichkov,v. 10-0385
velichkova,marijjka 09-0390
velikijj,n. n. 06-0166
velinov,p. 05-0734
veljanov,d. k. 08-0335 12-0402
vemmer,h. 05-0733
venant,annick 01-0602
venera,g. d. 05-0246
vengust,m. 12-0186
vengust,mihael 06-0234
venkataravanappa,n. 02-0669
venkitasubramanian,t. a. 06-0291 10-0359
ventura,carlo 03-0214
verbeke,r. 12-0646
verbeuren,t. j. 12-0150
verbianova,o. m. 03-0031
verco,christopher j. 05-0020 05-0340 07-0065
verdugo,pedro 03-0305
vereecke,j. 01-0046
veremejj,eh. i. 10-0626
vereta,l. e. 05-0572
vergnaud,m.-th. 09-0169
verhaeghe,raymond 02-0057
verhees,i. 02-0578
verheijden,j. h. m. 04-0672
verhey,b. a. 09-0103
verheyen,f. 10-0474
verhoeff,j. 02-0404 03-0449 11-0612
verigina,v. s. 05-0116
verlander,jill w. 06-0528
verma,d. n. 04-0673
verma,inder m. 10-0222
verma,s. r. 06-0253 11-0242
vermeer,cees 02-0234
vermorel,m. 02-0088
vernet,j. 02-0088
verona,o. 05-0531
versteeg,marlies 04-0116
verstegen,m. w. a. 04-0226
verstreate,d. r. 12-0407
vertinskaja,m. k. 07-0511
vertommen,m. 06-0454
verzijlenberg,f. 08-0611
vesanen,mikko 02-0274
veselinovic,s. 01-0256
vesely,keith r. 02-0160
vesonder,r. f. 02-0564
vestal,marvin l. 11-0188
vestergaard,k. 06-0321 07-0289
vestre,w. a. 04-0722
vestweber,g. e. 11-0477
vestweber,j. g. 12-0622
vestweber,j. g. e. 10-0570

vetesi,f. 07-0436
vetlugina,l. a. 04-0676
vetter,h. 03-0376
vetvicka,v. 12-0299
vevcherenko,s. g. 05-0280
viallier,j. 02-0373
viard-drouet,francoise 10-0108 12-0348
vickers,p. j. 09-0173
vickery,ann c. 07-0477
vickovic,d. 04-0291
vidano,carlo 01-0158
videnin,v. n. 01-0565
vidinov,n. k. 07-0042
vigh,sandor 03-0127 12-0294
viglietti-panzica,c. 04-0019 04-0030
vigneron,c. 03-0277
vigouroux,a. 02-0353 09-0528
vik-mo,lars 09-0486 09-0487 11-0579
vikse,arild 06-0093 06-0113
vila,x. 10-0391
vilbois,francis 05-0147
vilcek,s. 02-0215
vilgrain,isabelle 02-0100
villalon,manuel 03-0305
villard,marie-francoise 06-0105
villaudy,j. 01-0338
villemin,p. 04-0527
villiers,jean de 10-0224
vinarova,marija 03-0457 05-0161
vincent,albert l. 07-0477
vincent,d. l. 02-0282
vincent,j. g. 07-0011
vincent,pierre 02-0375
vincenz,e. 12-0441
vining,l. c. 03-0638
vinke,richard 08-0098
vinogradova,i. d. 03-0418
vinokhodov,o. v. 08-0226
vinores,stanley a. 12-0171
vintila,cornelia 08-0642 08-0643
vipond,j. e. 03-0620
virchenko,s. b. 01-0643
visaene,n. 01-0385
visentin,s. 11-0040
vishnevskijj,b. i. 09-0561
vishnjakov,i. f. 01-0367
visser,n. a. p. c. de 08-0560
vitaioli,lucia 09-0147
vitanov,stojan 01-0381
vitellaro-zuccarello, laura 04-0021
vitellozzi,g. 06-0548
vittur,f. 09-0011
vladimirskijj,m. a. 03-0641
vladovic-relja,t. 11-0709
vlasenko,v. m. 10-0375
vlcek,z. 05-0354
vlcek,zdenek 07-0269 07-0581
vleck,c. 10-0019
vleet,john f. van 02-0520
vliet,g. van 09-0166
vlodavec,v. v. 02-0322
voelker,wolfgang 04-0122
voelkl,harald 08-0635 08-0636
voellm,j. 07-0653
voeroes,g. 06-0481
voeroes,k. 05-0604
voet,g. b. van der 01-0203
voeth,monika 10-0018
voge,marietta 08-0466
vogel,c. 07-0406
vogel,h. 03-0055
vogel,inge 07-0165
vogel,kurt 11-0439
vogelweid,c. m. 02-0333
voglmayr,j. k. 02-0025
vogt,d. w. 06-0006
vogt,k. 02-0504 10-0663
vogt,sylvia 07-0677
voican,v. 03-0183
voiculescu,livia 06-0098
voigtlaender,w. 09-0524
voith,v. l. 12-0188 12-0561
voith,victoria l. 04-0221
vojjshvilov,v. 03-0472
vojjtenok,n. n. 03-0251 05-0319
vojtech,cestmir 07-0574
volgarev,a. p. 09-0233
volk,k. 06-0456
volkinsfeld,christiane 09-0243
volkova,n. t. 08-0557 11-0618
vollrath,l. 08-0016
vollset,ivar 12-0530
volodin,v. 04-0331
volont,l. a. 02-0038
volpe,pompeo 06-0067
von dem hagen, dietlind 05-0474
vondruska,james f. 04-0304
vorbrodt,andrzej w. 08-0036
vorob'ev,a. a. 11-0438
vorob'ev,s. 06-0467
voronin,e. s. 02-0416 02-0417
voronin,v. n. 08-0153
voronina,n. p. 05-0133
voronjanskijj,v. p. 01-0401
voronkin,n. i. 05-0301
voronkova,z. g. 11-0559
voronov,a. g. 09-0536
voronov,a. n. 01-0366 12-0390
vorstenbosch,c. j. a. h. v. van 11-0016
vorstenbosch,camillo j . a. h. v. van 07-0057
vortel,vladimir 03-0220
vos,a. j. de 08-0473
vos,d. de 08-0600
vos,j. g. 01-0198
voskobojjnikov,v. m. 12-0354
voss,h. j. 04-0340 08-0308
voss,s. 10-0210
voss. h. j. 05-0049
vozenilkova,j. 05-0396
vrabchev,n. 05-0593 07-0115
vrahbcheva,velichka 09-0138
vrbova,g. 01-0052
vries,h. de 01-0593
vriese,a. de 07-0438
vrijsen,raf 04-0482
vrtel,m. 05-0354
vrtel,milos 07-0269

vrtiak,o. j. 02-0215
vtjurin,b. v. 02-0339
vuento,matti 09-0222
vuitton,d. a. 12-0490
vujic,b. 04-0642
vukovic,d. 03-0322
vulgamott,j. c. 10-0443
vulliemin,pierre 03-0143
vuong,t. m. 05-0302
vyncke,wilfried 01-0656
vysockijj,i. ju. 09-0513 11-0664
vysockijj,v. v. 01-0290
vysokos,n. p. 08-0231 09-0217 11-0104
waage,steinar 02-0517 09-0475 09-0489
waage,steiner 11-0580
waber,susanne 04-0597
wachendoerfer,g. 03-0200 05-0321 06-0262 09-0394
wachtel,a. 11-0277
wachter,j. c. de 10-0337
wachtler,f. 08-0028
wachtler,franz 12-0373
wack,hans-otto 04-0073
wada,m. 01-0138
wada,ryuichi 01-0536 02-0393 02-0429
waddell,i. f. 01-0144
waddington,john 03-0313
waddington,p. 05-0230
wadeson,l. j. 03-0266
wadstroem,torkel 04-0385
waechter,k. 03-0417
waelbroeck,magali 06-0126
wafula,j. s. 07-0417
wagner,aleksander 07-0673
wagner,d. d. 09-0593
wagner,h.-j. 06-0176
wagner,marion j. 10-0480
wagner,r. 09-0248
wagner,w. c. 04-0381
wagner,william c. 05-0421
wahl,geoffrey m. 06-0027
wahl,larry m. 08-0076
wahlberg,jan 09-0096
waibl,h. 12-0017
wajihullah 01-0454
wajihullah,baqui abdul 09-0450
wakabayashi,hisatsugu 08-0162 10-0187 11-0207 11-0209
wakamatsu,hisatsugu 09-0617
wake,kenjiro 12-0148
wakefield,julie m. 11-0103
wakelin,d. 03-0527 09-0429
wakil,salih j. 01-0038
wal,p. g. van der 10-0630
walaas,s. ivar 12-0098
walawski,k. 07-0239
walde,i. 06-0537 10-0532 12-0623
waldeland,h. 04-0528 04-0555
waldman,s. a. 01-0275
waldmann,h. 04-0234
waldmann,herman 03-0245
waldmann,k.-h. 09-0256 12-0624
waldmann,karl-heinz 03-0350
waldrop,tony g. 06-0066
waldvogel,a. 04-0426
wales,n. a. m. 12-0239
wales,r. g. 07-0058
walkenbach,ronald j. 07-0056
walker,a. m. 02-0007
walker,d. c. 01-0016
walker,d. f. 03-0326 05-0370
walker,d. w. 07-0127
walker,david h. 12-0420
walker,graham c. 05-0426
walker,k. h. 08-0489
walker,m. t. 08-0116
walker,richard i. 12-0471
walker,w. 04-0192
wall,e. p. 01-0226
wall,richard t. 05-0564
wallace,carol 03-0100
wallace,d. h. 10-0514
wallach,edward e. 04-0328
waller,p. j. 11-0555
wallick,earl t. 12-0169
wallimann,m. 12-0523
wallin,b. gunnar 05-0091
wallner,k. 06-0260
wallstabe,j. 05-0646
walmsley,bruce 07-0138
walro,jon m. 01-0023
walser,k. 10-0607
walsh,mary 07-0037
walsh,michael p. 12-0157
walsh,michael t. 01-0631
walsh,rosemary m. 05-0022
walski,michal 07-0043
walstijn,th. a. van 03-0637
walsum,j. van 06-0585
walter,p. a. 09-0493 11-0685
walter,r. d. 10-0508
walter,robert j. 08-0255
walters,d. l. 06-0180
walters,e. h. 10-0064
walters,j. r. 11-0273
walther,h. 08-0633
walton,d. k. 11-0516
walton,j. r. 10-0299
walton,j. s. 03-0120
walum,erik 05-0158
walvoort,hendrik christiaan 07-0537
wambeke,g./ de groote 05-0164
wand,p. 03-0082 10-0093
wandurski,andrezej 09-0498
wandurski,andrzej 04-0663 09-0527
wang,andrew h.-j. 12-0592
wang,daniel i. c. 07-0355
wang,george 07-0355
wang,j. c. c. 04-0087
wang,m.-y. 07-0251
wang,yang-sheng 12-0162
wanger,audrey r. 11-0640
wani,m. c. 08-0601
wanke,r. 11-0272
wanless,r. b. 08-0587
wanner,m. 07-0650
wannop,c. c. 05-0490
ward,amy 07-0534
ward,c. j. 02-0626
ward,j. m. 06-0274
ward,p. d. 02-0141
ward,t. a. 10-0059
ward,w. h. 11-0524
ward-bailey,patricia f. 01-0105
wardley,r. c. 06-0442
waring,d. w. 09-0064
wariru,b. n. 12-0351
warnecke,helga 01-0418
warner,a. 02-0565
warner,gregory p. 04-0109
warner,r. g. 04-0259
warnock,d. w. 05-0535
warr,g. w. 08-0180
warrell,w. r. 04-0495
warren,george 08-0235
warren,h. b. 11-0267
warren,j. t. 04-0171
warriss,p. d. 08-0189
wasel,elke 09-0541
waseson,l. j. 12-0330
wasfi,i. a. 10-0149
washington,elizabeth a. 10-0501 10-0502
wasi,safia 07-0150
wasinska,barbara 07-0358
wasinski,konrad 07-0358
wasniewski,arnold 01-0530
wass,carol a. 12-0401
wasserman,r. h. 08-0068
wassmuth,barbara 04-0235
wassmuth,r. 04-0066
wassom,d. l. 03-0527 12-0489
wassom,donald l. 04-0543 05-0560
watanabe,shozo 12-0363
watanabe,t. 05-0456
watanabe,tohru 12-0041
watanabe,yoshiichiro 11-0209
watanabe,yoshikazu 09-0382
watanahe,tohru 08-0015
watase,h. 12-0427
waterfield,michael d. 10-0164
waterman,avril 10-0525
waterman,r. a. 03-0300
watermann,b. 04-0189
wathes,d. c. 08-0025
wathes,d. claire 04-0156 08-0067
watkins,j. c. 06-0135
watkins,j. r. 11-0309
watkins,k. l. 08-0531
watkins,w. b. 03-0309
watrous,barbara j. 01-0623

11-0684
watson,a. d. j. 06-0532
watson,d. l. 07-0233
watson,d.j. 11-0639
watson,david h. 11-0184
watson,e. d. 02-0273 04-0149 09-0067
watson,j. d. 02-0222
watson,john w. 10-0072
watson,p. r. 02-0384
watson,w. a. 02-0251
watt,carl b. 12-0132
watt,f. 10-0160
wawron,wladyslaw 01-0229
wawrzkiewicz,janusz 03-0482
wawrzkiewicz,krystyna 01-0397 03-0482
wayda,elzbieta 07-0174
weatherley,a. 04-0559
weatherley,a. j. 06-0496 12-0487
weaver,a. d. 01-0240
weaver,b. m. q. 07-0632
weaver,e. a. 11-0290
webb,a. i. 10-0617
webber,charles l. 11-0133
webber,j. a. 12-0589
weber,a. 06-0410 07-0369 07-0617
weber,a. f. 01-0334
weber,christian 10-0147
weber,eckard 03-0073
weber,h. 01-0528
wechsler,sally j. 09-0605
wechsung,e. 10-0092
weddell,w. 04-0410
wedemeyer,g. a. 05-0176
weems,charles w. 12-0560
wegner,j. 07-0030
wehner,lothar 05-0012
wehnert,m. 06-0512
wei,enoch p. 06-0072
wei,jinhe 01-0090
weichelt,ute 04-0339
weidmann,v. 03-0315
weidner,w. jeffrey 07-0071
weidtke,claudia 06-0227 11-0111
weigt,ursula 12-0586
weihe,e. 01-0049
weihe,w. h. 03-0424 03-0545
weil,noemi santiago de 04-0572
weiland,f. 06-0417
weiland,frank 03-0446
weiland,g. 01-0476 06-0480 10-0455
weiler,h. 11-0484
weill,cheryl l. 05-0030
weiner,c. 08-0135
weingaertner,e. 03-0227
weingand,k. w. 09-0488
weingart,robert 11-0099
weinhold,kent j. 10-0389
weinmann,gail g. 09-0054 10-0033
weinstein,y. 11-0316
weirowski,f. 02-0152
weis,mathias 05-0704
weisbrode,s.e. 05-0577
weiser,h. 08-0564
weisman,y. 03-0486
weiss,douglas j. 02-0230 02-0231
weiss,h.-e. 04-0370
weiss,j. 04-0700
weiss,karl 04-0213
weiss,r. 03-0391 03-0412 11-0514
weissbach,f. 04-0518
weisser,m. 11-0346
weissman,irving l. 04-0250
weitze,k. f. 10-0284
wekerle,l. 01-0249
welgus,howard g. 02-0042
welke,g. 06-0230
welker,f. h. 05-0615 09-0501
welker,h. a. 08-0016
wellemans,g. 02-0578 07-0441 09-0368

wellemans,g. 10-0561
weller,iris 01-0145
weller,r. e. 01-0181 12-0264
wellner,w. 11-0517
wells,g. a. h. 02-0527 10-0379 11-0449 11-0616
wells,joy g. 09-0296
wells,p. w. 01-0600
wells,u. m. 11-0069
wells,susan 08-0608
welp,k. 04-0324
welshons,wade v. 05-0085
welti,ruth 08-0073
weltzien,h. u. 04-0272
wenderoth,ulrich k. 09-0060
wendt,k. 06-0589 08-0573
wendt,m. 09-0603
wenger,d. a. 11-0288
weniger,j. h. 01-0119
wenisch,h.j.c. 05-0077
wenkoff,m. 05-0675
wensing,c. j. g. 12-0018
wensing,cees j. g. 07-0057
wensing,th. 08-0103
wensvoort,g. 10-0402
wensvoort,p. 07-0569
went,i. 10-0237
wenzel,s. 07-0685 07-0686 11-0330
wenzel,ulf d. 01-0423
weppe,c. 07-0398
werenne,j. 05-0481
werner,b. 07-0578
werner,e. 07-0602 08-0259
werner,j. 10-0537
werner,linda l. 07-0546
werner,o. 07-0450
werner,ortrud 05-0521
werner,p. 05-0521 07-0450
wernicke,r. 07-0244
wesemeier,h. 03-0554
wessman,g. e. 05-0437
west,r. d. 07-0113
west,stephen c. 06-0283
west,t. b. 03-0164
westbrook,gary l. 05-0089
westbury,d. r. 03-0124
westbury,h. a. 04-0471 05-0496 07-0414 09-0365
westermarck,e. 01-0497
weston,k. m. 05-0561
westphal,manfred 01-0189
wettermark,g. 12-0120
wettig,w. 03-0337
wetzel,h. 01-0476 04-0591 07-0419 08-0549
wetzel,randall c. 06-0144
wever,r. 01-0110
weyden,gijsbert cornelis van der 09-0088
weyne,j. 12-0043
weyrauch,k. d. 04-0005 07-0048
weyreter,heidrun 10-0456
wezel,a. l. van 08-0603
whaley,s. 03-0510
wheeler,robert 10-0318
wheeler,s. l. 09-0488
whetstone,c. a. 09-0213
whipp,s. c. 12-0425
whitaker,s. j. 12-0558
whitbeck,virginia 01-0327
whitby,g. elliott 12-0194
white,d. g. 01-0507
white,david a. 12-0128
white,david m. 05-0272
white,declan s. 02-0629
white,francis c. 07-0064
white,g. 01-0594
white,l. r. 08-0273
white,m. e. 04-0704
white,maurice e. 06-0334
white,nathaniel a. 12-0625
white,r. a. s. 08-0530
white,s. d. 10-0546
white,sharon 03-0056
whitelaw,a. 09-0483
whitely,justin l. 02-0235
whitfield,james f. 11-0451
whithear,k. g. 07-0366
whitley,g. st. j. 11-0058
whitley,r. d. 08-0373
whitlock,robert h. 03-0578
whitney,marlyn s. 01-0399
whittaker,paul 08-0106
whitten,r. d. 12-0500
whitteridge,d. 12-0082
whitteridge,david 11-0131
whittlestone,p. 08-0432
whitworth,neil s. 02-0103
whorton,a.r. 04-0110
whyard,t. c. 04-0503
wichmann,j. 03-0042
wickenden,r. p. 04-0704
wicomb,w. n. 03-0064 03-0129
widdicombe,j. g. 09-0018
widdicombe,j. h. 06-0117
widmer,william r. 03-0590
wiebelitz,ina 10-0410
wiecek,lucyna 03-0384
wiechmann,p. 03-0337
wieczorek,h. 05-0732 05-0733
wieczorkiewicz, wieslaw 03-0112
wiedemann,ernst 09-0038
wiegand,christine 06-0050 11-0591
wiegang,d. 05-0486
wiel,d. f. m. van de 05-0148 09-0471 12-0374
wiela,a. 08-0596
wieland,barbara 07-0153
wielen,n. j. g. j. van der 08-0294
wiener,gerald 05-0271
wiener-kronish,j. p. 06-0213
wienhus,m. 06-0402 07-0365
wiepkema,p. r. 12-0570
wier,w. gil- 02-0045 02-0044
wiercinski,janusz 02-0395 09-0472
wiersma,a. 08-0026
wierzbowski,stefan 07-0174 10-0277
wierzchos,edward 10-0277
wiesenfeld-hallin,z. 03-0631
wieser,j. 11-0693
wiesner,h. 10-0645
wiesner,h.-u. 07-0168 08-0148
wiesner,r. 06-0170
wiggs,b. r. 01-0016 04-0047
wight,thomas n. 06-0032
wijk,c. van 05-0548
wikland,m. 02-0261
wiktorsson,hans 07-0169 08-0147
wiland,ewa 05-0278
wilbur,d. l. 03-0162
wilcox,g. 01-0332 01-0333
wilcox,g. e. 04-0489
wild,p. 10-0510
wilde,colin j. 04-0177
wilde,r. de 10-0249
wildgoose,w. h. 09-0153
wilding,k. 05-0724
wiles,m. 07-0199
wilesmith,j. w. 04-0443
wilhelm,j. 03-0315 06-0324 07-0660
wilhelm,j. 07-0255
wilk,dennis 05-0120
wilke,k. 08-0632
wilkes,steven d. 12-0491
wilkins,brian 04-0271
wilkins,john f. 06-0352
wilkinson,anthony j. 05-0123
wilkinson,j. michael 10-0164
wilkinson,j. s. 01-0531
wilkinson,p. c. 02-0213
wilkinson,r. s. 05-0379
wilkinson,s. g. 11-0400
wilks,c. r. 06-0449
will,heike 03-0145
willadsen,p. 04-0592
willard,m. d. 06-0535 12-0541
willcox,david l. 02-0235
wille,hans 12-0255
wille,k.-h. 07-0021
willems,j. l. 07-0633
willemse,a. 07-0549
willemse,antonie 07-0560
willemse,j. j. 07-0182
willer,heidtraut 05-0269
willer,s. 02-0519 05-0269
willetts,neil 04-0271
williams,alan f. 04-0266
williams,d. j. l. 01-0435
williams,david a. 10-0544
williams,e. m. vaughan 10-0076
williams,e. s. 10-0644
williams,gareth t. 12-0303
williams,h. ll. 11-0144
williams,i. c. 04-0203
williams,j. d. 11-0412
williams,j. t. 01-0475 12-0514
williams,jeffrey f. 04-0533
williams,lesley 04-0031
williams,m. 11-0633
williams,p. a. 01-0178
williams,r. b. 01-0560 01-0594
williams,r. o. 02-0470
williams,r. s. 09-0164
williams,ray l. 02-0589
williams,richard s. 04-0424
williams,s. 03-0592
williams jun.,c. l. 03-0162
williams jun.,e. h. 02-0169
williams jun.,ernest h. 01-0151
williamson,p. e. 08-0282
willinger,h. 01-0272
willoughby,l. g. 08-0176
wills,j. 02-0366
willson,p. j. 12-0394
wilman,s. 09-0261
wilms-schulze,a. 06-0552
wilmut,i. 10-0244
wilsberg,f.-j. 05-0401
wilsdorf,g. 05-0666
wilsman,n. j. 05-0709
wilsmore,a. j. 08-0367 11-0423
wilson,catriona a. 04-0130
wilson,darcy b. 08-0228
wilson,g. w. c. 06-0432
wilson,h. 11-0066
wilson,j. 02-0028
wilson,j. r. 08-0093
wilson,j. s. 09-0098
wilson,jean d. 09-0060
wilson,n. 04-0036
wilson,o. b. 06-0169
wilson,p. r. 07-0370
wilson,r. a. 10-0509
wilson,r. l. 08-0071
wilson,s. c. 04-0083
wilson,s. m. 09-0092
wilson,samuel h. 09-0027
wilson,susan c. 02-0104
wilson,thomas a. 09-0066
wilson,w. d 12-0603
wilt,g. r. 05-0449
wiltbank,milo 03-0306
wilusz,jeffrey 07-0433
winblad,bengt 12-0176
windischbauer,g. 12-0627
windon,r. g. 10-0488
windsor,r. s. 04-0437
wingfield,wayne e. 08-0528
winkelmann,arndt 01-0551
winkler,c. e. 06-0446
winlove,c. peter 06-0017
winn,r. 04-0057
winnie,g. b. 10-0317
winston,r. m. l. 07-0120
winter,peter j. 10-0345
winterer,h. 09-0212
winterhalder,k. 02-0310
winterhalter,m. 03-0282 03-0284
wintzer,h.-j. 01-0520
wirght,h. 12-0528
wirth,f. 09-0636 10-0653 10-0661
wirth,j. j. 01-0408

wise,c. m. 02-0569
wise,j. karl 03-0292
wise,t. 08-0221
wishart,g. j. 01-0123
wisniewski,eugeniusz 08-0356
wisniewski,henry m. 04-0632
wissdorf,h. 04-0007
wissler,k. 01-0230 01-0627
wistinghausen,walter 08-0184
withe,g. 01-0560
witkin,steven s. 07-0381
witte,k. h. 02-0423
witte,w. 06-0615 08-0346 09-0562
wittenberger,c. 06-0112
wittenborg,k. 07-0222
wittenbrink,m.m. 10-0567
wittenbrink,max-michael 05-0643
witter,richard l. 12-0463
witters,lee a. 05-0114
wittig,w. 03-0392
wittkowski,g. 03-0420 07-0430
wittmann,g. 03-0471 03-0476 04-0509
wittmann,w. 06-0418 07-0395 07-0400 12-0440
wittner,moinika 11-0111
wittner,murray 09-0422
wittrock,darwin d. 08-0464
wittwer,f. 05-0657
witzig,p. 01-0562 03-0602 07-0595
witzig,paul 04-0664
witzleb,e. 11-0046
woernle,h. 03-0430 05-0460 08-0598
woerpel,r. w. 08-0576
woggon,h. 03-0662
wohanka,k. 11-0351
wohlgemuth,evzen 03-0184
wohlhueter,robert m. 09-0227
wohlt,j. e. 12-0327
woicke,j. 07-0332 11-0473
woike,j. 12-0624
wojciechwoski, boguslaw 05-0255
woldemariam,k. 05-0200
wolf,alice m. 08-0539
wolf,bryan 06-0509
wolf,d. f. 05-0370
wolf,f. 08-0586 10-0597
wolf,giesela 05-0324
wolf,werner 03-0037
wolfe,h. j. 04-0238
wolfe,robert r. 08-0051
wolff,k. 10-0475 10-0510 11-0546
wolff,w. a. 06-0526
wolinska-witort,e. 05-0362
wolke,r. e. 05-0221
wollen,t. s. 02-0262
wollen,terry s. 02-0287 12-0361
wollenhaupt,k. 06-0322 11-0079
wolliams,j. a. 08-0059
wollinger,f. 01-0234
wollman,seymour h. 05-0042
woloszyn,stanislaw 02-0395
wolter,hans 02-0351
wolvekamp,w. th. c. 04-0737
womack,james e. 06-0517
wong,c. c. 05-0098
wong,e. 01-0059
wong,j. c. s. 01-0278 02-0415
wong,p. y. d. 04-0146
wong,w. t. 08-0613
wood,a. k. w. 06-0414 12-0136
wood,chris m. 06-0254
wood,j. c. 03-0539
wood,l. d. h. 08-0053 10-0028 11-0602
wood,r. l. 04-0429
wood,thomas m. 04-0130
woode,g. n. 07-0462
woodward,bill 11-0239
woodward,michael g. 11-0437
woolcock,j. b. 02-0314
woolcock,p. r. 12-0311
woolford,m. k. 01-0258
woortmeyer,r. 03-0437
worden,a. n. (ed.) 05-0687
worley,gordon 12-0496
worlund,donald d. 03-0185
worobec,stephen w. 06-0103
worthington,r. w. 04-0410
wotton,s. b. 10-0658
woyke,stanislaw 03-0544
wraith,d. 05-0311
wray,c. 12-0384
wray,clifford 04-0382
wrieg,h.-h. 01-0637 12-0628
wright,a. l. 10-0494
wright,c. l. 05-0586
wright,catherine t. 03-0488
wright,edna 01-0115
wright,fred c. 10-0516
wright,h. jonathan 02-0546
wright,i. g. 01-0414 04-0531 07-0480
wright,i. m. 05-0490
wright,j. a. 11-0310
wright,jayne a. 01-0624 01-0642
wright,mary j. 09-0322
wright,p. j. 03-0345 04-0305 08-0297
wright,r. d. 09-0151
wright,roy p. 02-0546 11-0708
wright jun.,raymond w. 01-0251 01-0254
wrigley,r. h. 01-0526
wrobel,andrzej 06-0081
wrobel,karl-heinz 08-0142
wrona,zygmunt 01-0229
wronska-nofer,t. 08-0596
wu,w. 12-0341
wu,ying-jye 04-0582
wuijckhuise-sjouke,l. a. 11-0328
wuijckhuise-sjouke,l. a. van 01-0516
wujanz,g. 05-0626 06-0539 06-0541 06-0543
wulf,h. ch. 12-0120
wunder,w. 07-0212
wunder,wilhelm 11-0241
wunderlich,v. 03-0444 05-0611
wunderlich,volker 08-0392
wurm,w. 08-0274
wurpel,john n. d. 01-0041
wustinger,j. 11-0033
wuthier,roy e. 04-0109
wuttke,w. 02-0016
wyk,j. j. van 04-0167
wykes,p. m. 01-0526
wyler,r. 06-0416 12-0441
wyman,milton 05-0619
wyn-jones,g. 11-0696
wyrzykowski,zygmunt 07-0683
wzhitnickaja,eh. a. 05-0567
xiao,h.-m. 10-0047
yaari,y. 05-0079
yagi,yukio 12-0329
yagihashi,takeshi 12-0418
yagil,r. 07-0072
yajima,t. 06-0132
yamada,harudo 11-0704
yamada,junzo 08-0015 12-0031
yamada,takatsugu 12-0290
yamada,yichi 04-0160
yamada,youichi 05-0372
yamada,yutaka 12-0363
yamaga,yoshinori 02-0670
yamaga,yoshiri 07-0521
yamaguchi,nozomi 01-0172
yamaguchi,shumpei 08-0024
yamaguchi,yu 05-0309
yamaki,tetsuya 05-0523
yamakoshi,jun 06-0435
yamamoto,hiroyuki 08-0158
yamamoto,ken-ichi 09-0323
yamamoto,kenji 08-0175
yamamoto,koshi 02-0392
yamamoto,richard 06-0403
yamamoto,takeshi 12-0432
yamamoto,torao 02-0009
yamamoto,toshihiko 01-0043
yamamoto-yamaguchi, yuri 09-0356
yamamura,takaaki 08-0395
yamano,shuji 02-0019
yamanoi,hideo 08-0165
yamashiro,stanley m. 04-0055
yamashita,hideyuki 02-0580
yamashita,toshiharu 05-0526
yamauchi,manabu 07-0445
yamauchi,shoji 02-0099
yamazaki,fumio 12-0240
yamazaki,toshiyuki 09-0334
yan,chen 03-0149
yanagawa,r. 02-0408
yanagida,toshio 04-0002
yanagihara,yasutake 10-0181 10-0182
yang,hsiu-ying t. 02-0012
yang,shun-kai 08-0219
yang,t. j. 11-0277
yaniv,a. 01-0331
yano,h. 10-0041
yanohara,yoshitami 10-0198
yao,kam-ling 07-0149
yasoshima,akira 10-0552
yasuda,a. 04-0093
yasuda,jun 12-0549
yasuda,masami 05-0519
yasuda,n. 12-0135
yasuda,naoki 06-0195
yasuda,tsuneo 12-0189
yasuda,y. 12-0135
yasuda,yuko 06-0195
yasuhara,t. 08-0647
yasunaga,norio 11-0214
yasutake,w. t. 05-0176
yates,r. w. 12-0264
yates,w. d. g. 08-0344
yeats,j. a. 06-0532
yellen,gary 09-0043
yen,samues s. c. 03-0097
yeo,c. h. 07-0132
ykachorovskijj,b. v. 10-0212
ymer,s. 05-0323
yndestad,magne 04-0713
yochim,j. m. 08-0114 08-0115
yokoki,yuitsu 12-0360
yokota,sadaki 05-0122
yokota,takashi 12-0080
yokoyama,hideko 11-0175
yonamine,hisao 09-0424
yonemoto,junzo 02-0634
yonger,marie-odile elisabeth 02-0361
yonkov,d. i. 01-0035
york,j. j. 03-0475
yoshida,hiroo 05-0260
yoshida,k. 05-0434
yoshida,t. 11-0464
yoshida,terutoyo 08-0154
yoshida,yoshimitsu 10-0356
yoshihara,koichiro 09-0150
yoshihara,michiou nakagawa 11-0547
yoshihara,shinovu 11-0548
yoshikawa,hiroyasu 08-0395
yoshikawa,takashi 08-0395
yoshikawa,y. 06-0293
yoshimizu,m. 01-0138
yoshimizu,mamoru 08-0158 08-0164 08-0166 10-0184 10-0189
yoshimura,fujio 08-0024
yoshimura,kentaro 10-0482
yoshino,haruo 02-0192
yoshino,tomoo 12-0421
yoshitomi,k. 06-0276
young,a. s. 12-0509
young,b. a. 12-0070
young,c. s. h. 08-0416
young,g. w. 10-0340
young,l. m. 10-0267
young,j. w. 11-0581
young,l. g. 11-0239

young,m. c. 12-0525
young,ronald b.
04-0082
young,s. 08-0610
younger,r. l. 07-0529
younglai,e. v. 12-0175
yousef,a. a. 03-0287
03-0290 03-0291
youssef,y. i. 08-0409
youssif,r. h. 02-0281
yoxall,a. t. 01-0572
yturraspe,daniel j.
02-0659
yu,h. k. 06-0196
yuasa,noboru 02-0457
02-0458 02-0460
02-0461
yudelevich,d. l.
02-0043
yudilevich,d. l.
09-0092
yudillevich,d. l.
03-0079
yurewicz,edward c.
03-0307
zaar,kurt 03-0021
zabke,j. 11-0386
zablockijj,v. t.
11-0531
zaborniak,a. 02-0674
zachau,hans g.
12-0302
zacur,howard a.
06-0144
zaehres,volkher
09-0590
zagrodnik,g. 08-0318
11-0332
zagulska,a. 11-0642
zagulski,t. 11-0642
zaharieva,s. 03-0155
zahoory,k. 03-0605
zahor,z. 03-0519
zajac,j. 04-0269
04-0510
zajcev,e. a. 03-0565
zajicek,dalibor
02-0576
zajjko,n. n. 05-0095
zajjnutdinov,b. r.
02-0512
zajjonc,v. i. 08-0434
zak,v. i. 04-0696
zakharenko,d. f.
06-0490
zakharov,v. i. 10-0638
zakhidov,s. t. 03-0177
zakian,virginia a.
05-0018
zakomyrdin,a. a.
08-0324
zakopal,josef 09-0510
zakova,m. 10-0576
zakrzewski,edward
10-0667
zalevskijj,d. i. 09-0345
zalewski,andrew a.
12-0165
zalucki,crzegorz
03-0137
zamesnik,bretislav
04-0316
zamir,nadav 03-0073
zamoyska,rose
03-0245
zander,enoch (begr.)
11-0264
zanesco,s. 03-0553
zangger,peter 03-0081
zanichelli,s. 10-0251
zapf,j. 03-0548
zara,g. p. 12-0064
zarco,l. 05-0367
zare,richard n.
11-0189
zaremba,maria
03-0411 07-0346
zaremba,w. 04-0318
10-0254 12-0353
zaripov,g. g. 12-0377
zaroza,v. g. 07-0583
zastrow,h.-j. 07-0533
zavgorodnijj,a. i.
06-0407
zavodska,e. 08-0398
zavojjkin,v. d.
11-0541
zawadzki,wojciech
03-0137
zawadzki,zdzislaw
03-0137
zbiniewicz,wlodzimierz
05-0298
zbrikhina,v. i. 06-0489
zdarska,z. 01-0458
zech,wolfgang
06-0209
zefirov,l. n. 07-0055
zehavi-willner,tova
07-0330
zelena,jirna 11-0022
zelenevskijj,n. v.
01-0004 01-0009
zeller,r. 01-0523
zelter,marc 06-0111
06-0220
zeman,michal 10-0260
zemjanis,r. 09-0372
zemskov,v. m.
05-0291
zemskova,z. s.
05-0463
zenian,a. 01-0408
zenin,g. v. 01-0321
07-0316
zentralvorstanc vksk
04-0218
zepperitz,h. 02-0610
zerobin,k. 03-0343
08-0293
zetner,k. 06-0636
zhakov,m. s. 01-0555
zhalgasbaeva,g. t.
03-0219
zharhary,d. 11-0297
zharikova,t. i. 03-0193
11-0227
zharkov,i. i. 05-0533
zhavoronkov,l. p.
07-0095
zhavoronkov,n. i.
11-0420
zhelev,vladimir
03-0288
zheljazkov,slavi
03-0559
zherebcova,eh. n.
09-0400
zhesterev,v. i.
02-0425 08-0420
09-0386
zhigunova,e. t.
01-0103
zhil'cova,l. s. 10-0175
zhivotovskijj,b. d.
12-0001
zhovanik,p. n.
04-0412 04-0413
zhukhovickijj,v. g.
01-0281
zhukova,g. f. 01-0657
zhuravec,a. k.
09-0446
zhuravleva,n. i.
05-0101
zhurina,t. a. 05-0567
zicarelli,l. 09-0269
ziedler,k. 02-0453
03-0456 08-0232
zielinski,jan 03-0123
zietze,h.-j. 01-0645
zigmond,richard e.
09-0093
zijderveld,f. g. van
02-0326
zillmann,u. 05-0554
zima,stanislav 09-0510
zima,v. l. 01-0079
zimber,a. 03-0431
zimin,ju. m. 01-0460
zimmerhackel,gunda
03-0294
zimmerhackel,w.
02-0243
zimmermann,eva-
maria 10-0331
zimmermann,h.
03-0373
zimmermann,horst
01-0302
zimmermann,u.
10-0216
zimmermann,w.
05-0383
zimmermeyer-
rennerich,wiltrud
11-0387
zimmhackel,gunda
02-0243
zin,w. a. 10-0034
zinat,h. aly 10-0609
zinchenko,t. a.
03-0404
zindel,s. 01-0627
02-0529
zini,i. 10-0102
zinman,raezelle
08-0061
zinn,j. l. 02-0161
zinner,p. 02-0647
ziolkowska,grazyna
01-0397
ziomok,irena 10-0511
zipperle jun.,gene f.
10-0232
zips,ursula 06-0531
ziskoven,r. 09-0171
zissis,g. 02-0430
ziswiler,v. 03-0016
zitka,josef 09-0520
zitnan,r. 02-0149
06-0242
ziv,g. 06-0590
zivanov,d. 09-0574
zjuman,b. v. 12-0256
zlatev,dimitahr
02-0200
zlatin,r. s. 05-0068
zmarlicki,stanislaw
10-0667
zmudzinski,jan
05-0520
zocchi,l. 10-0034
zocchi,luciano
04-0046
zodda,deni m.
02-0491
zomer,g. 05-0684
zon,g. a. 02-0328
zorawski,cezariusz
02-0309 07-0298
zotova,r. n. 04-0273
zraly,vlastimil 07-0262
zsak,l. 03-0470
zsigray,r. m. 09-0352
zubairov,m. m.
07-0604
zucker,h. 08-0564
zuckerman,evelyn e.
02-0406 02-0459
zudilin,v. a. 11-0403
zudilina,z. f. 11-0463
zueva,v.s. 04-0679
zuffa,a. 02-0451
04-0510
zuffa,t. 02-0451
04-0506 04-0510
zuideveld,rika 01-0001
zukal,e. 01-0665
zukanova,l. b.
03-0404
zukowska-grojec,z.
03-0130
zuloaga,g. palma
10-0381
zumdegni,k. c.
01-0186
zumpe,doris 07-0161
zutter,l. de 12-0405
zuzumanski,w.
01-0336 05-0488
zwahlen,r. 05-0492
12-0271
zwalmen,p. van der
11-0366
zwart,p. 03-0217
04-0447
zweers,anneke
04-0116
zwicker,b. 12-0201
zyambo,g. c. n.
04-0459
zygraich,n. 02-0447
12-0598
zytnicki,d. 12-0083

Prophylaxe und Bekämpfung von Infektionskrankheiten der landwirtschaftlichen Nutztiere

(Vorträge der IV. Dessauer Wissenschaftlichen Tagung mit internationaler Beteiligung, veranstaltet vom Institut für Impfstoffe Dessau der Akademie der Landwirtschaftswissenschaften der DDR am 21. und 22. Mai 1984 in Dessau anläßlich des 30jährigen Bestehens des Institutes für Impfstoffe Dessau)

Tagungsbericht Nr. 228, Akademie der Landwirtschaftswissenschaften der DDR, 1984

Die in diesem Tagungsbericht veröffentlichten Beiträge vermitteln einen Überblick über neue Erkenntnisse bei der Bekämpfung bedeutender Infektionskrankheiten der landwirtschaftlichen Nutztiere. Sie spiegeln gleichzeitig die Komplexität der Maßnahmen wider, die notwendig sind, um weitere Erfolge bei der Senkung der Tierverluste und bei der Leistungssteigerung unserer Nutztierbestände zu erzielen. – Im einzelnen wird im Abschnitt über Diagnostika und diagnostische Verfahren vor allem auf die Bekämpfung der enzootischen Rinderleukose und auf virusbedingte Durchfallerkrankungen beim Schwein (Transmissible Gastroenteritis, Rotavirus-Infektion, Enzootische Virusdiarrhoe) eingegangen. Großen Raum nehmen auch die Impfprogramme in der Rinder-, Schweine- und Geflügelproduktion ein. Den Abschluß des Berichtes bilden Arbeiten zur Prüfung von Impfstoffen und zur volkswirtschaftlichen Bedeutung des Impfstoffeinsatzes.